■作業療法ケースブック

作業療法評価のエッセンス

澤 俊二
鈴木孝治 編

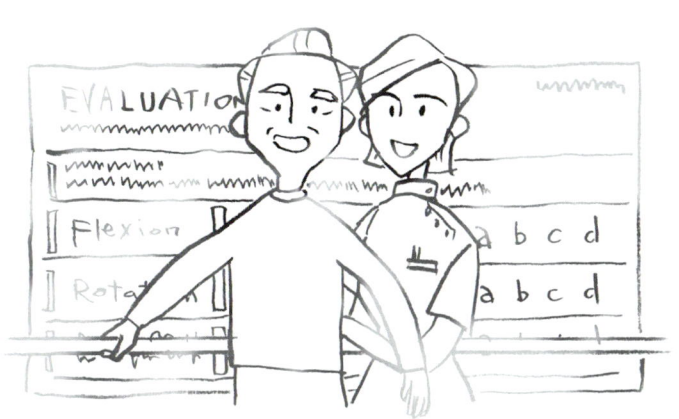

医歯薬出版株式会社

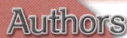

執筆者一覧 （執筆順）

●編集

| 澤　俊二 | 金城大学医療健康学部作業療法学科 |
| 鈴木　孝治 | 藤田医科大学保健衛生学部リハビリテーション学科 |

●執筆

鈴木　孝治	藤田医科大学保健衛生学部リハビリテーション学科
澤　俊二	金城大学医療健康学部作業療法学科
根本　浩則	茨城西南医療センター病院
百田　貴洋	株式会社　縁
松本　琢磨	神奈川県総合リハビリテーションセンター
伊藤　真樹	総合相模更生病院
矢﨑　潔	目白大学保健医療学部作業療法学科
米岡　沙織	医療法人竜仁会　介護老人保健施設けやきの郷
梅木　由佳	元総合病院土浦協同病院
山本　直美	元総合病院土浦協同病院
坂本　安令	横浜市立大学附属病院
田中勇次郎	一般財団法人在宅ケアもの・こと・思い研究所
濱田　賢一	武蔵野中央病院
石川　恵子	武蔵野中央病院
長雄眞一郎	東京家政大学健康科学部リハビリテーション学科
大嶋　陽子	新阿武山病院
小林　正義	信州大学医学部保健学科
田中佐千恵	信州大学医学部保健学科
村井　早苗	JA長野厚生連北アルプス医療センターあづみ病院
岸本　光夫	ソレイユ川崎
横田　晶代	元・やすらぎの丘温泉病院
岩崎也生子	杏林大学作業療法学科
日向寺妙子	茨城県立リハビリテーションセンター
大川沙緒里	茨城県立医療大学付属病院
小谷　美鳥	志村大宮病院
石崎　侑里	志村大宮病院
中村　美圭	志村大宮病院
目良　幸子	医療法人緑会　たなかクリニック
来間　寿史	株式会社つむぎ
太田　篤志	株式会社アニマシオンプレイジム
三浦　香織	カラムンの森こどもクリニック
滝川　友子	元埼玉県立小児医療センター
渡邊　基子	介護老人保健施設ゆうゆう
村木　敏明	リハビリテーションコンサルタント
市川　祥子	介護老人保健施設ゆうゆう
浅野　有子	非営利一般社団法人あっとほーむいなしき
村井　千賀	石川県立高松病院
田島　道江	元・渡辺病院
吉田　隆幸	元介護老人保健施設やすらぎデイケアセンター
野々垣睦美	クラブハウスすてっぷなな
齋藤さわ子	茨城県立医療大学保健医療学部作業療法学科

This book was originally published in Japanese
under the title of :

Sagyō Ryōhō Kēsubukku：Sagyō Ryōhō Hyōka No Essensu

(A Casebook of Occupational Therapy：The Essence of Evaluation for Occupational Therapy)

Editors :
Sawa, Shunji
　Professor, Department of Occupational Therapy, Faculty of Rehabilitation,
　School of Health Sciences, Fujita Health University
Suzuki, Takaji
　Professor, Department of Occupational Therapy, School of Nursing and Rehabilitation Sciences at Odawara,
　International University of Health and Welfare

© 2010　1st ed

ISHIYAKU PUBLISHERS, INC.
　7-10, Honkomagome 1 chome, Bunkyo-ku
　Tokyo 113-8612, Japan

序

　作業療法．この言葉は，どのような仕事をイメージするのか，大変わかりにくいと思う．職業，仕事，労働，作業，活動……，いろいろな状況を考えてみるが，なかなかピンと来るものがない．当初は Occupation を日本語に翻訳したから，日本だけが社会に通用する用語として成立しないと思っていた．確かに翻訳上の問題もあり，日本では一層通じにくいのかもしれないが，日本の社会制度の問題も大きいと思う．実際，海外，特に英語圏の国々のホテルで朝食をとっている時や飛行機や電車内での会話で，Occupational Therapist というとすぐに「知っている」という反応はある．しかし，どこまでこの職業を理解しているかは別問題で，そこまで詳しく突っ込んだ質問ができる英語力を私は持ち合わせていなかったため，勝手に英語圏では作業療法の知名度は高いと思い込んでいたのである．最近，海外の作業療法士と交流する機会が増えてきて，徐々に日本以外の状況を知ってくると，作業療法の社会における認識の度合いという問題は，日本固有の問題ではないと考えるようになった．やはり作業の意味するところの守備範囲の広大さが大きな要因であり，カナダやアメリカ合衆国の作業療法士たちが着実に，人が作業をする際に関連する環境や人そのもの，ひいては作業そのものの評価，作業遂行について真剣に検討し始めてきている．

　ここで大切なことは，なんらかの治療・介入を実践するサービスという職業では，まず「評価」というプロセスがあり，これは作業療法をめざす学生の時からしっかりと認識しておいてほしい．どのようなサービスを提供するのかを社会に認識してもらうためにも，「評価」がしっかりとできていなければ，国民には理解できない．まずは，実践の中で，きちんとした評価を行ってほしいものである．

　「評価」という枠組みを考える際，理論と実践をほどよく調和させ，熟成させてゆくことで現場に適した評価ができると考えるが，理論から考えてゆく立場の作業療法士，実践から考えてゆく立場の作業療法士，またはこれらをほどよくミックスした立場の作業療法士がいると思う．本書では，とことん実践，つまり現場の状況を十分に理解しつくした作業療法士に，実践から考えてゆく立場で執筆をお願いした．

　以上のような観点から，作業療法学生や新人作業療法士にとって，現場ですぐに活用できる「評価」の手引きとなるような書籍をめざし，具体的な臨床例を豊富に掲載した．検査やチェックリストの羅列や紹介ではなく，必要最低限の評価方法をいかに活用し，介入に必要な情報やヒントを得ていくかを基本にしている．このプロセスには，患者・利用者さんや家族，スタッフなどとのコミュニケーションが必要であり，このために前書「作業療法ケースブック　コミュニケーションスキルの磨き方」（医歯薬出版，2007）をすでに発刊している．

　つまり本書はこの書籍の続編ととらえて編纂した．編者は，前書と同じく，東京都立府中リハビリテーション学院（専門学校）の同窓で先輩・後輩の関係である澤

と鈴木である．現在は2人とも大学の教員という仕事に就いているが，長年臨床で患者・利用者さんとじっくり向き合って作業療法を実践してきた人間である．今回の出版までには，さまざまな理由で少々時間がかかってしまった．これはひとえに編者の責任である．兎にも角にも，今回も上梓までこぎつけることができ，前回と同じく嬉しさは隠せないが，編集の難しさをさらに感じている．これから読者諸氏の厳しいご意見をいただき，完成度を高めていきたい．

なお，本書の著者であり作業療法を九州の地から全国に広めた吉田隆幸先生が本年ご逝去された．先生の遺作となった本書には，貴重なアドバイスが記述されている．読者諸氏には，是非これを噛みしめていただきたい．

本書は，医歯薬出版株式会社の素晴らしい編集者の助言，協力の上に成り立っている．心から謝辞を述べたい．

作業療法を志す若き学生諸氏，すでに社会の荒波で「作業療法」というこのわかりにくい仕事に日々挑戦している若き作業療法士のみなさんに本書を捧げる．

2010年11月吉日

澤　俊二
鈴木孝治

作業療法評価のエッセンス 目次

作業療法ケースブック Contents

執筆者一覧 …………………………………………………………………………………… ii
序 ……………………………………………………………………………………………… iii

Chapter 1 総論編

作業療法評価の意義

Section 1　作業療法における評価 ………………………………………… 鈴木孝治・2
　　1. どうすれば，ベテランの作業療法士になれるのか？
　　2. リハビリテーション理念の基に行われる作業療法
　　3. 評価とは何か
　　4. 作業療法評価の目的
　　5. 脳機能障害と作業療法介入
　　6. 根拠
　　7. 何を評価するのか
　　8. 評価の手段
　　9. 測定値について
　　10. 作業療法の成果（Outcomes）
　　11. 評価の手順
　　・おわりに～再び，何のために評価をするのか

Section 2　社会システムと作業療法評価 ……………………………………… 澤 俊二・17
　　・はじめに
　　1. 個の生きざま，主体性に影響を及ぼす社会システム，社会問題
　　2. 作業療法士を取り巻く社会制度と社会問題
　　3. クライエントの生きざまを左右する社会システム
　　4. クライエントのニーズを実現する作業療法士の評価とは
　　・おわりに

Chapter 2 事例編

Ⅰ．身体機能に問題を抱えた事例

Section 1　脳血管障害（片麻痺）－姿勢および活動の評価を中心に－
　　　　　　　　　　　　　　　　　　　　　　　　　　　　　根本浩則・28

Section 2　呼吸循環障害
　　　　　　－慢性閉塞性肺疾患（chronic obstructive pulmonary disease；COPD）により日常生活の低下をきたした事例－
　　　　　　　　　　　　　　　　　　　　　　　　　　　　　百田貴洋・35

Section 3　頸髄損傷－重度の四肢麻痺と合併症により日常生活が自立していない事例－
　　　　　　　　　　　　　　　　　　　　　　　　松本琢麿・小野寺真樹・43

Section 4　手の機能障害：手のリハビリテーション
　　　　　　－橈骨遠位端骨折後のリハビリテーション－
　　　　　　　　　　　　　　矢﨑 潔・米岡沙織・岡安由佳・山本直美・52

Section 5　関節リウマチ　－早期リウマチに対する自己管理法を検討した事例－
　　　　　　　　　　　　　　　　　　　　　　　　　　　　　坂本安令・62

Section 6　難病　－パソコン操作方法の改善で学習が継続できた脊髄性筋萎縮症Ⅱ型の事例－
　　　　　　　　　　　　　　　　　　　　　　　　　　　　　田中勇次郎・71

Ⅱ．認知・精神面に問題を抱えた事例

Section 1　統合失調症　………………………………　濱田賢一・石川恵子・82

Section 2　気分障害　…………………………………　濱田賢一・石川恵子・91

Section 3　アルコール依存症　－長い会社生活でアルコール問題が表面化した事例－
　　　　　　　　　　　　　　　　　　　　　　　　長雄眞一郎・大嶋陽子・100

Section 4　摂食障害　－神経性大食症（Bulimia nervosa；BN）の事例－
　　　　　　　　　　　　　　　　　　　　　　　　小林正義・田中佐千恵・107

Section 5　パーソナリティー障害
　　　　　　－境界性人格障害（Borderline personality disorder；BPD）の事例－
　　　　　　　　　　　　　　　　　　　　　　　　　小林正義・村田早苗・114

Section 6　脳血管障害による高次脳機能障害
　　　　　　－空間認知障害により日常生活に混乱をきたした事例－
　　　　　　　　　　　　　　　　　　　　鈴木孝治・岸本光夫・横田晶代・122

Section 7　クモ膜下出血により意識障害を呈した事例　－情動の重要性－
　　　　　　　　　　　　　　　　　　　　鈴木孝治・岩崎也生子・日向寺妙子・130

Section 8　意識障害と失語症を呈した事例　－把握しづらい生活能力－
　　　　　　　　　　　　　　　　　　　　鈴木孝治・岩崎也生子・白井沙緒里・141

Section 9　右半球損傷による高次脳機能障害　−「着衣」という日常活動への影響−
　　　　　　……………………………………………鈴木孝治・桑野美鳥・石崎侑里・151
Section 10　脳梗塞による失行症の疑い
　　　　　　−感覚障害も併発しセルフケアが困難であった事例−
　　　　　　……………………………………………鈴木孝治・桑野美鳥・中村美圭・159
Section 11　ターミナルケア……………………………………………………目良幸子・167

Ⅲ．発達に障害のある事例

Section 1　髄膜炎後遺症による重症心身障害児
　　　　　　−容易に驚愕反応を引きおこす特徴をもった事例−
　　　　　　……………………………………………………………………………岸本光夫・176
Section 2　孔脳症により右片麻痺を呈した脳性麻痺児
　　　　　　−典型的な片麻痺と異なった臨床像を示した事例−
　　　　　　……………………………………………………………………………岸本光夫・184
Section 3　広汎性発達障害（自閉性障害）−注意散漫で机上課題が困難である事例−
　　　　　　………………………………………………………………来間寿史・太田篤志・192
Section 4　子どもの不安障害　−場面緘黙により幼稚園生活に支障をきたした事例−
　　　　　　………………………………………………………………三浦香織・滝川友子・200

Ⅳ．高齢障害者の事例

Section 1　認知症高齢者
　　　　　　−認知機能低下によりトイレ動作に混乱をきたした老健入所女性−
　　　　　　……………………………………………渡邊基子・村木敏明・市川祥子・210
Section 2　高齢者の不安障害
　　　　　　−不安神経症により対応・介入が難しい対象者をどう支援できるか−
　　　　　　……………………………………………………………………………浅野有子・219
Section 3　虚弱高齢者の事例……………………………………………………村井千賀・228

Ⅴ．社会的問題を抱えた事例

Section 1　施設　……………………………………………………澤　俊二・田島道江・238
Section 2　在宅（訪問）　−家族関係に問題をもつ事例−
　　　　　　……………………………………………………………………………吉田隆幸・250
Section 3　高次脳機能障害者の就労
　　　　　　−社会的行動障害などにより復職が困難となった事例−
　　　　　　……………………………………………………………………………野々垣睦美・260
Section 4　物理的環境　−坂・階段の多い地域に居住する事例−
　　　　　　……………………………………………………………………………吉田隆幸・268

Chapter 3 展望編

現場に活かす評価とは

Section 1　客観的評価をいかに作業療法の現場に取り入れるか　−今後の展望−
　………………………………………………………………………… 齋藤さわ子・280
　・はじめに
　1．現場で標準化された評価法を使用する意義・重要性
　2．必要最小限の標準化された評価法の選択
　3．実践の枠組みによる評価法選択の違い
　・おわりに

索引………………………………………………………………………………………289

総論編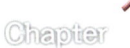

作業療法評価の意義

1. 作業療法における評価
2. 社会システムと作業療法評価

総論編

Chapter 1
Section 1

作業療法における評価

鈴木 孝治

● KEY WORD　観察，評定尺度，解釈，EBOT，成果

1．どうすれば，ベテランの作業療法士になれるのか？

　作業療法の現場で実習生や新人作業療法士に同席すると，ずいぶんとみているポイントが違うものだなあと感じることがある．また逆に，彼らからは，「どうして，そんなに多くのことがわかるのですか？」とか，「なぜ，そのように考え，介入したのですか？」と質問されることがある．同一の対象（患者さん）の現象を違った目線でみた結果であるが，状況の理解がかなり異なっているといえる．これが医師の場合は，異なった診断を下したり，別の治療法を選択するということになりかねない．作業療法士の場合も同様で，担当した人によって見方が異なる，つまり現状の捉え方が異なり，対象者や家族などに対して評価や介入について説明に差が出てしまってはならないであろう．また，作業療法は，いかに生活上の障害に介入（治療）したか，つまり変化させられたかが，プロとしての勝敗の分かれ目である．これも学生や新人と熟練者との間では当然，差があるであろう．では，どうすれば経験の差を少なくすることができるのであろうか？

　まず，観察と情報収集の能力を鍛えることである．次に，介入前後の変化を見出す一定の基準を持ち，活用できることである．そして，これら2つのバランスをほどよく保つことが何より重要なのである．つまり，対象者の動作・行為をみるだけでそのときの状態や以前との違い，変化を判断することも可能であるが，客観的なデータを基に説明しなければならない．検査を多数実施することで客観的データを集積し，観察を蔑（ないがしろ）にしてもならない．ポイントは，①得られた情報と観察を基に，②変化が客観的にわかる程度に対象者に負担のかからない最低限の検査を実施することである．

　医学では，診断と治療，すなわち医師の行動を基本にマニュアル化したプロセスが採用されやすいと思われる．一方，作業療法では，全人間的側面を捉えることを目指しており，この実現には，マニュアル化したプロセスだけでは難しいことが想像できるであろう．しかしながら，経験の浅い作業療法士や作業療法学生には，こうしたマニュアル化しにくい評価の側面はなかなか習得しにくく，往々にして，対象者の状態についてできるだけ多く検査・測定し，その羅列した結果を眺めれば問題点や利点が見出せると思いこんでいるようである．これでは，対象者の全体像を理解することは困難で，評価を介入計画の立案に適切に結びつけることもできないと思われる．熟練者の熟練たる所以は，この全人間的側面を捉えるさじ加減が利い

ているといえよう．そのさじ加減には，何よりも観察の能力が利いているのである．面接や検査の場面でも，対象者を観察することで，十分な情報がえられる．観察に基づいて何について調べようか，「あたり」をつけて，検査・測定を実施し，解釈を加える．これらの評価というプロセスについて以下に解説したい．

2. リハビリテーション理念の基に行われる作業療法

　人は病気や怪我をすると，必ず元通りに戻りたいと願うものであるが，近年の救急医学の進歩により救命率が格段に上昇し，複雑・重度な病気や怪我に見舞われても，障害が残存する確率が高まっている．そのためリハビリテーションが関与する場面も増加し，日常生活や職業生活への復帰に向け，完全回復を目指す訓練のみならず，本人の残存能力を最大限に発揮することや周りの人の障害理解や支援が重要となっている．

　リハビリテーションとは，「身体的，精神的，社会的，経済的にできるだけ十分に，できるだけ早く回復させる措置のすべて」と定義されることが一般的である．障害を最小限にとどめ，一時的に機能が失われた場合はその回復を図り，できるだけ完全に以前の生活が維持されるようにする．また，永久的な障害となる場合は，最大限に身体的・精神的機能を回復させ，さらに残存能力の最大限の利用を図り，円滑な日常生活や職業生活が送れるように，種々の援助活動を行うことが，その理念として受け入れられている[1]．われわれ作業療法士は，リハビリテーション医学の範疇にとどまらず，このようなリハビリテーション理念を基に，作業療法を実践していることを再確認したい．

3. 評価とは何か

　怪我や病気で病院を受診すると医師から必ず聞く言葉のひとつが，「診断（Diagnosis）」である．その意味を広辞苑[2]で調べてみると，「医師が患者を診察して病状を判断すること．転じて，物事の欠陥の有無を調べて判断すること」とあり，医療以外でも「企業診断」などと使い，企業の経営状態の現状について話題にする際に用いられることがある．しかし，狭義には医療で医師が行う行為ということになる．確かに，筆者がかつて勤めた病院の整形外科カンファレンスで，「この患者の現状について報告します．作業療法の**診断**としては……」と話したところ，整形外科部長から「診断は，医師がするものだ」と注意されたことがある．診断は，症状を基に疾患を分類することに興味の中心があると考えてよい．

　また，「評価」という言葉も，医療以外の日常生活でもよく用いられる．言葉の印象として，高く評されるときに用いられる感があるが，辞書的にも評価とは，「品物の価値を定めること．また，評定した価格．善悪・美醜・優劣などの価値を判じ定めること．特に高く価値を定めること[2]」とある．また，「査定」などという，似たような言葉もあるが，これも自家用車の下取りなどの際に耳にすることがある．

査定とは，「(金額・等級などを) とりしらべて決定すること[2]」とある．どちらも，金額やグレードを定めることといえる．英語では，これらを意味する単語として，

① evaluate（1 to form an opinion of the amount, value or quality of sth after thinking about it carefully）

② assess（1 to make a judgement about the nature or quality of sb/sth : 2 to calculate the amount or value of sth）

③ estimate（1 to form an idea of the cost, size, value etc. of sth, but without calculating it exactly）

④ appraise（1 to consider or examine sb/sth and form an opinion about them or it : 2 to make a formal judgement about the value of a person's work, usually after a discussion with them about it）[3]

などがあるが，どれも同様の意味をもつようである．作業療法の分野では，これまで① evaluate と② assess の用語が頻用されているが，その違いは正確には明らかにされていない[4,5]．なお，リハビリテーション医学の成書[6]では，評価 (assessment) とは，「測定結果に意味づけをすることである．ある規準に照らして，測定対象の優劣，価値を定めることである．たとえば，測定された数値から重症度を判断し，経時的な測定結果から治療の適否を判断することである」とされている．医学の分野ではこの定義かもしれないが，われわれとしては，これで本当によいのであろうか？

さて，話を作業療法の場面に移そう．ここには，必ず作業療法士と対象者が存在する．作業療法士が対象者を理解しなくては，作業療法は始まらない．そして，作業療法の評価は，対象者の理解，介入計画立案のための資料，経過のモニター，介入成果の確認，研究のためのデータ，さらには，他職種・他機関との連絡調整のために用いられる．その最大の目的は，単に障害の定量的判断を行うことではなく，対象者の全人間的側面をみることで一人の人間の全体像を理解することにあるといってよい．障害された側面のみではなく，評価の定義にもあったように，「高く価値を定めること」，つまり，残された健康的な側面をきちんと捉え，対象者を解釈することなのである．この点が，医師の行う，疾患の分類に主眼をおいた「診断」とは大きく異なると考える．既存の特定の評価表を用い，一定の手順に則って検査を進めれば，正しい評価結果が導き出せるというマニュアル化人間が陥りやすいプロセスがクローズアップされてはならないのである．

4. 作業療法評価の目的

リハビリテーション医学では，評価 (assessment) の目的は，①判別 (弁別)，②予測，③ (狭義の) 評価，とされている[6]．①の判別 (弁別) とは，個人間や集団をある特性によって判別すること．外的基準や至適な規範がない場合に行われる．時間が経過しても真の値は確定しない．知能検査により，学習能力を知ることなどが該当する．②の予測とは，対象を外的基準，至適基準に基づいて，あらかじめ定

義されたカテゴリーに分類（予測）し，その経過を追跡する．外的基準がすでに存在する場合と将来明らかになる場合とがある．ECG所見で，心不全を予測する場合などが該当する．医学では従来は外的基準に病理学的所見が用いられていた．③の（狭義の）評価とは，個人や集団におけるある特性の経時的変化を評価する．薬効の臨床試験などが該当する．

作業療法での評価の目的は，上記の目的に，④記述が加わる．これには，ⅰ）対象者個人の現況や環境の状況を記述して情報提供をすること，ⅱ）対象者のもつ強みと弱さを明らかにすること，ⅲ）一時的な評価結果の提供，ⅳ）治療計画と臨床的意思決定のための基礎データの提供，ⅴ）妥当性を得るための内容と構造を確立すること，が含まれる[4]．

5．脳機能障害と作業療法介入

作業療法の対象は，種々の疾患や年齢に及ぶ．そのなかでも，中枢神経系の障害の場合は，この障害のために生活障害が複雑になるといえる．手の外傷だけの対象者でも，その人の行動は，脳に出入力される情報を基に規定されているのだから，作業療法での評価は，脳の情報処理過程を理解していなければならない．無論，中枢神経系障害を対象とした場合では，この情報処理過程の理解は避けては通れない．

人間と環境との相互作用は，脳への情報の出入力を基礎に考えるとよい．図1の中央に示した四角が脳である．環境からの刺激が脳に入力され，脳内で何らかの情報処理をした後，環境への働きかけとして，出力される．これが基本的な情報処理のシステムである．この情報処理システムは，認知心理学で扱うことが多く，人間の脳を限りなく複雑な情報処理システムにたとえ，心を情報処理系のソフトウェア，つまりプログラムのようなものと考えている[8]．そこでは，脳の働き，換言すれば人間の身体内部や外界からの情報を処理する心の働きを，環境から入力される情報

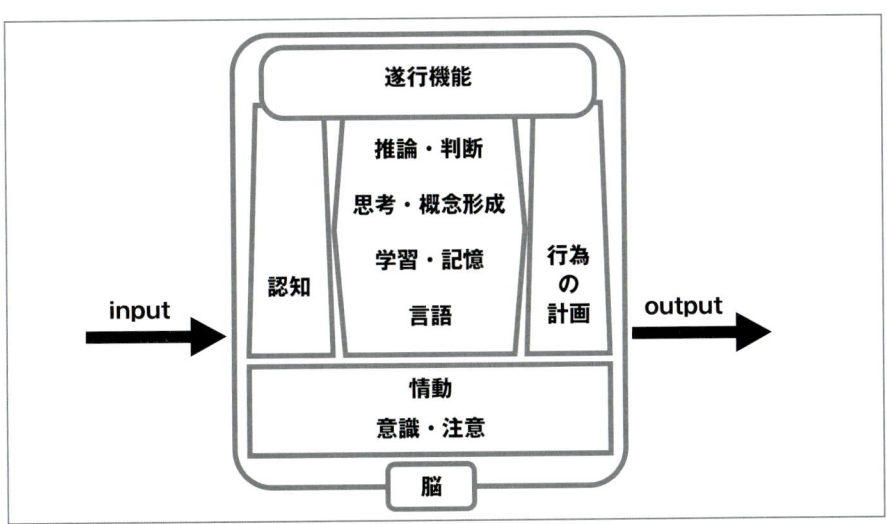

図1　情報処理過程としての心的過程[7]

と環境に働きかける人間の行動との関係から，人間の心的過程を推測することが主眼となる．その心的過程には，意識，注意，情動，認知，言語，学習・記憶，思考・概念形成，推論・判断，行為，遂行機能をはじめとした統合的能力が想定される．このような情報処理の流れとして理解する認知心理学的解釈は，作業行動を評価する上で有益である．まず，情報処理の初期の段階で，感覚レベルの情報入力には，覚醒を中心とする意識や注意，さらには情動が適切に働かなければ情報を入力することが困難である．このため，脳内の最下層に意識・注意，情動を根本的な機能と位置づけている．次に，中段の層に移る．感覚レベルの情報を「わかる，理解できる」レベルに処理するのが認知であり，これが障害されると失認となる．さらに，情報処理過程の中盤では，認知レベルの情報を，図形などの非言語機能で処理することもあるが，言語を用いて記憶し，概念を形成し，推論し判断を下すという，より高次の思考を行う．言語機能の障害は失語である．情報処理の最終の段階では，反応としての行為を組み立てるためのプログラムづくりがあるが，この機能が障害されると，失行などの高次の動作性障害が出現する．最後に，最上段の層であるが，これらの心的過程にまとまりをもたせ，認知・行為の統合を図る最高次の統合的機能として，遂行機能が考えられる．この心的過程には，入力から出力方向に向けての一方向だけではなく，双方向のよりダイナミックなつながり[9]，さらには，最下段，中段，最上段の間での双方向のつながりのなかで情報の流れが考えられる．脳損傷者の特異な行為には，知覚と運動との統合過程での障害を思わせる現象が多く，人の知覚−運動機能は双方向のよりダイナミックなつながりを詳細に検討する必要がある．

6．根拠

　根拠に基づいた作業療法（Evidence Based Occupational Therapy；EBOT）が盛んに唱えられているが，確かに現象を裏づける確たる証拠は重要である．しかし，数値的なデータを過信するのには賛成しかねる．観察から得られた「たぶんこの対象者の状況は……である」というような確信もとても重要である．このなかには，いわゆる臨床的な勘なども含まれる．長年，臨床に携わっていると，管理業務が多くなり，この勘も含めた観察で得られた所見を基に介入を進め，対象者の測定や検査が疎かになることがある．これもマンネリ化に陥ってしまうので，勧められることではない．施設や対象者の特性により違いはあるが，状態が変化した場合や一定期間経過するごとに，測定や検査を実施し，介入効果を示さねばならない．研究の結果，その効果が検証されれば，臨床家は採用したいと考える．つまり，その対象者個人に対する介入効果はもちろん，ほかの対象者へ適用できることになる．きちんと示された根拠は臨床応用に必要なのである．

　臨床家の特性について，整理し分類したものが表1である．初心者とベテランの違いが，技術，知識，実践で，明らかにされている．この特性から，根拠に裏打ちされた作業療法の臨床家になるためには，根拠を見出す時間をつくり，知識・技

表1 臨床家の分類と特性[10]

特性	初心者	見習い	有能な非専門家
技術	初歩的	発展的	堪能
知識	有限	発展的	広範囲
行動	まれ（低頻度）	不規則	規則的
態度	悲観的	やや楽観的	楽観的

表2 根拠のレベル[5]

	Holm（2000）が使用したレベル	米国作業療法協会が使用しているレベル
I	ランダム化比較試験のシステマティック・レビューやメタ・アナリシス	ランダム化比較試験
II	結果が明確なランダム化比較試験	ランダム化されていない比較試験で、複数群間の比較
III	ランダム化されていない比較試験	単一集団の介入前後比較
IV	複数施設で行われた実験的研究	シングルサブジェクトデザイン
V	権威者の意見、記述的研究	記述的研究や事例研究

術を発展させ，臨床実践に専心し永続することが必要であると述べている[10]．常に，新しい確かな研究結果を知り，情報を更新し，実践に取り入れてゆくことである．

根拠のレベルは，分類方法として数種類あるが，吉川[5]によると表2のように5段階にまとめている．このうち，最も確かな根拠とは，ランダム化比較試験によって実験群とコントロール群との有意差が確認されているものである．この根拠のレベルを決定する要因は，統計学的推論であり，記述的研究や事例研究は根拠の最も低いレベルとされている．このことがすなわち，ベテラン作業療法士の経験や症例報告を否定することではなく，これらの経験的事実を基礎に，今後，証明力のより高い根拠を提供できる研究へと積み重ねてゆくことが求められている．作業療法の未来は，作業療法学生や新人作業療法士の方々の双肩にかかっているのである．

EBOTの実践を容易にするには，標準化された評価法を用いるとよい．標準化された評価法では，対象者1人の変化を，介入前・介入中・介入後の時期に分けて効果を検討することができるだけではなく，他の対象者との比較が容易にできることが最大のメリットといえる．さて，標準化された評価法については，心理学が最も進んでいるが，残念ながら作業療法では，少しずつ開発されているという現状である．標準化とは，標準テストを作成する一連の手続きのことで，施行手順・信頼性や妥当性などに関し，マニュアルやそれに準じた文書に明記することである．明記されるべき内容としては，さらに評価対象者の適切な標本抽出・環境・機材・道具・採点基準・評価者の資質が挙げられる．標準テストの作成手順は，以下の通りである．①テストの目的の明確な規定，②調べる対象（母集団）の資質・条件の決定，③目的に合う課題の設定（数・材料・道具・時間・形式），④予備実験による項目の選択（各項目の正答率・分散，項目間の相関，対象者群間の各項目の比較などで検討），⑤母集団を代表するような対象者（標本）を一定の手続き（無作為抽出や層化抽出など）で選定，⑥その母集団にテストを実施し，結果（困難性・弁別性など）の検討・修正，⑦標本から得た結果を統計的に処理して，決定した課題の基準の作成（平均・標準偏差・分布・下位検査や項目の重みづけなど），⑧実施手引を作成し，整

理法・採点基準・解釈や利用方法を示す，である[11]．テストの良し悪しを左右する主な条件は，妥当性と信頼性がある．妥当性とは，そのテストが何を測定し，何を予測しうるかに関することで，測定しようとしている特性を正しく測っていることである．テスト結果とそれ以外の方法による結果との一致度を検討することが多い．信頼性とは，テストが一貫して同一の特性を測定しているか否かの問題である[11]．同一の対象に，2回実施（検査－再検査信頼性）したり，異なった2人の検者が並行して実施（検者間信頼性）して両測定値間の相関を検討することである．

7．何を評価するのか

　作業療法士が行う評価は，対象者や家族など周囲の人々にとって，よい作業療法，つまり介入を進めるために情報を得るプロセスである．対象者の有する障害が，生活の中のどの作業に問題となるのかを評価する．つまり，障害がその作業に与える影響や作業が遂行できない理由を考えるのである．

　2001年に，International Classification of Functioning, Disability and Health（ICF：生活機能・障害・健康の国際分類，略して国際生活機能分類）がWHO総会で採択され，国際障害分類（ICIDH，1980年）の改訂版の位置づけとなったが，ICIDHの第2版ではなく，新しい健康観・障害観を提起した新しい国際分類とされている（図2）[12]．

　この流れを受け，米国作業療法協会が2002年に示した「作業療法実践のフレームワーク：領域とプロセス」（図3）では，「参加の基盤としての作業実践」が中心で，作業療法の関与領域であると同時に到達目標でもあるとみなされている[13]．ICFでいう活動・参加が作業療法の特に注目する領域である．この作業療法の領域に示されている「作業遂行区分」には，日常生活活動（ADL），手段的日常生活活動（IADL），教育，仕事，遊び，余暇活動，社会交流が挙げられている．ICFの活動と参加にほぼ該当すると思われる．そして，この作業遂行の説明概念が，以下の5つである．「遂行技能」（運動技能，処理技能，コミュニケーション・相互作用技能）と「遂行パターン」（習慣，決まり，役割）は，作業遂行の観察可能な2側面であ

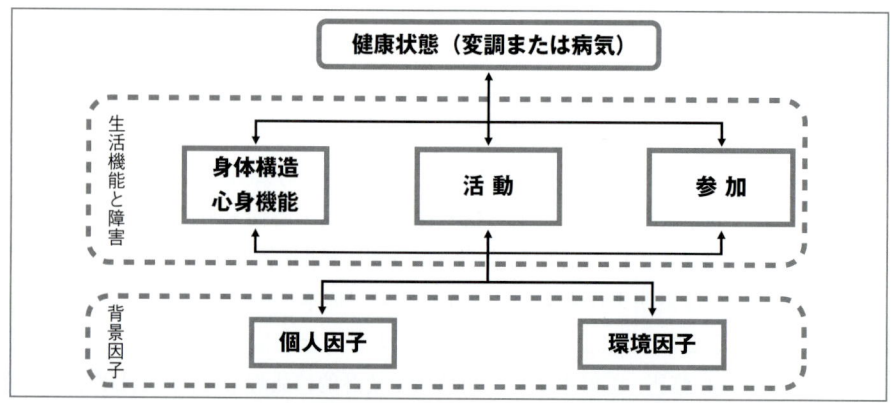

図2　国際生活機能分類（ICF）[12]

```
┌─────────────────────────────────────────────────────────────┐
│ 作業遂行区分 Performance in Areas of Occupation              │
│ 日常生活活動    Activities of Daily Living（ADL）             │
│ 手段的日常生活活動 Instrumental Activities of Daily Living（IADL）│
│ 教育          Education                                      │
│ 仕事          Work                                           │
│ 遊び          Play                                           │
│ 余暇活動       Leisure                                       │
│ 社会交流       Social Participation                          │
└─────────────────────────────────────────────────────────────┘

┌──────────────────────────────────┐ ┌────────────────────────────┐
│ 遂行技能 Performance Skills      │ │ 遂行パターン Performance Patterns │
│ 運動技能  Motor Skills           │ │ 習慣    Habits             │
│ 処理技能  Process Skills         │ │ 決まり  Routines           │
│ コミュニケーション/相互作用技能  │ │ 役割    Rolls              │
│   Communication/Interaction Skills│ │                            │
└──────────────────────────────────┘ └────────────────────────────┘

┌──────────────────┐ ┌──────────────────────────────┐ ┌──────────────────────────┐
│ 文脈 Context     │ │ 作業要件 Activity Demands    │ │ 個人因子 Client Factors  │
│ 文化的  Cultural │ │ 使用物品と諸特性             │ │ 心身機能 Body Functions  │
│ 物理的  Physical │ │   Objects Used and Their Properties│ │ 身体構造 Body Structures│
│ 社会的  Social   │ │ 空間要件 Space Demands       │ └──────────────────────────┘
│ 個人的  Personal │ │ 社会要件 Social Demands      │
│ 霊(魂)的 Spiritual│ │ 順序と時間要因               │
│ 時間的  Temporal │ │   Sequencing and Timing      │
│ 仮想的  Virtual  │ │ 動作要件 Required Action     │
└──────────────────┘ │ 心身機能要件                 │
                     │   Required Body Functions    │
                     │ 身体構造要件                 │
                     │   Required Body Structures   │
                     └──────────────────────────────┘
```

図3　米国作業療法協会：作業療法の領域
Domain of Occupational Therapy（AOTA, 2002）[13]

るとされており，この2つは人間作業モデルの影響を受けている．さらに，「文脈」，「作業要件」，「個人因子」が挙げられている．「作業要件」には，活動それ自体が活動をする主体者に要請してくる事柄が盛り込まれており，ICFの背景因子に影響を受けたと考えられる．「個人因子」は，ほぼ完全にICFの心身機能と身体構造を踏襲している[13]．注意すべきは，ICFの個人因子は背景因子のひとつという位置づけであり，このフレームワークでの「個人因子」とはまったく意味するところが異なることである．

このように，ICFや人間作業モデルの影響を受けつつ，作業療法の方向性が示されているが，われわれ作業療法士が評価すべき内容は，あくまでも作業に関連することについてである．

8．評価の手段

評価の手段には，一般的に，面接・観察・検査・測定があるとされている．

1）面接（interview）

面接とは，「おおむね2人以上の人間が，ある目的をもって，その目的達成のために対話をする一定の状況」である[14]．面接の形式としては，質問項目が厳密に

決まっている構造化面接，決められた以外の質問もする半構造化面接，質問項目がまったく決まっていない非構造化面接がある．面接室を利用して1対1で行う場合と，作業療法室の静かな落ち着いたコーナーで行う場合など，場面の設定はさまざまである．また，作業療法ならではの作業遂行を活用して行う面接があり，基本的にはこちらを推奨する．対象者の作業が十分に行えない理由や，その程度を見極めるためには有効で，介入方法のヒントが得られる場合が多いからである．実際の臨床では，最初から情報を入手しようと質問攻めにする学生が見受けられるが，逆効果である．まず，人間関係を築くことから始め，対象者を理解することに努めなければならない．情報の入手はそれからである．受容的態度で傾聴し，対象者の生活状況を想像することが重要である．また，対象者の行う作業活動に寄り添い，注意の的・視点を共有し，一緒に動き行動してみるなど，対象者の身になる技法も必要である[15]．

2）観察（observation）

評価のなかで最も基礎的な手段である．目の前でおこっている現象を自然のまま客観的にみる，つまりみる者の判断を交えずにありのままにみることである[4]．また，観察対象は対象者本人，対象者を取り巻く環境，周りの関与する人，など限りない．観察の形態としては，実際の生活場面で行う自然観察，作業している対象者に関与しながらの参与観察がある．面接，検査・測定，介入や設定された実験的場面など，いかなるところでも実施でき，重要で多くの情報が入手できる．作業療法のすべての分野に共通する観察のポイントは，対象者の視線，表情，姿勢・姿位，態度，などである．障害の種類や個々の状態によって，これらにさらなる観察ポイントが加わるので，詳細は成書を参照されたい．面接と同様，対象者が作業を十分に行えない理由や，その程度を見極めるためには有効である．意識障害や重篤な運動障害，まったく疎通性のない状態など，検査や測定ができない場合などは，特に有益な情報が得られる．観察が評価のすべてであると言っても過言ではない．

3）検査（test）

広辞苑[2]によれば，「（基準に照らして）適不適や異状・不正の有無などをしらべること」とある．判定基準を設定して対象者の心身機能や動作能力を判定することをいう．ある一定の基準を設定して判定する方法が検査であるが，対象者のすべてではなく一部のみを捉えた情報でしかないことに注意したい．判定基準には，尺度（「好き－嫌い」，「できる－できない」，「陽性－陰性」など）で判定するものと数量化（筋力検査，ADL検査（BIやFIMなど），カナダ作業遂行測定（COPM），運動技能とプロセス技能の評価（AMPS），片麻痺機能検査など）して判定するものがある[4]．これらには絶対値がなく，順位の判定となるため，順序尺度が用いられる．作業療法の臨床では，ADLの評価法や質問紙によるチェックシートなど無数の評定尺度があるが，この検査の範疇に入る．先に述べた標準化のプロセスを解決したものはごく少数で，統計学的には問題も多いが，対象者の作業が十分に行

えない理由や，その程度を見極めるためには有効である．

4）測定（measurement）

広辞苑[2]によれば，「はかり定めること．ある量の大きさを，装置・器機を用い，ある単位を基準として直接はかること．また，理論を媒介として間接的に決定すること」とある．絶対的な（0）があって，対象者の身体機能や形態変化を数量化して判定することである[4]．身長・体重・血圧・心拍数・握力・関節可動域など，身体の計測が中心である．尺度としては，比例尺度が該当する．

9．測定値について

検査・測定で得られた数値は，尺度の性質により，それぞれ持つ意味が異なる．尺度には，名義尺度，順序尺度，間隔尺度，比例尺度があり，それぞれ統計学的な処理の段階では手法が異なる．

名義尺度は，男女の分類や障害別の分類など，単なる群分けで，順序や量による関係はない．群に所属する例数（度数），頻度などで処理することは可能である．

順序尺度は，競争による1位・2位・3位や障害の重症度，介助量など順序性を表すもので，作業療法で用いられる評定尺度はほとんどがこの順序尺度である．数値間，例えば，重症度の1（軽度），2（中等度），3（重度）の1と2，2と3との間隔は一定ではないため，平均値を求める意味はなく，中央値などの代表値を用いる．群間の相関を求める際には，順位相関を用いる．

間隔尺度および比例尺度は，数値間の順序性に加え，間隔が一定であるという特徴をもつ尺度である．温度のように絶対的な（0）が存在しない場合の尺度が間隔尺度，重さ・長さ・時間などの絶対的な（0）が存在する場合が比例尺度である．間隔尺度では，加減計算ができ，平均値・標準偏差などは意味をもち，相関を求める場合は積率相関係数が用いられる．比例尺度では，これらに加え，乗除計算ができ，割合（％）を求められる．

近年，順序尺度を間隔尺度に換算するラッシュモデル（Rasch Model）が考案されており，これを用いたADL評価が，AMPSである．

10．作業療法の成果（Outcomes）

リハビリテーション医学では，医師が行う治療の成果は，患者の訴え，症状・徴候，検査などを繰り返すことによって判断される．このような医療行為の科学的基礎は，病気，病人の心身の解剖学的，生理学的，心理学的，行動学的状態を測定し，その測定結果を意味付け（評価）することによって成り立っている[6]．作業療法では，前述の2002年に米国作業療法協会が公表した「作業療法実践のフレームワーク（枠組み）における協業過程のモデル」（図4）のなかに，作業療法の実施者と対象者の協業のもと，「参加の基盤としての作業実践」を中心に据え，評価・介入・

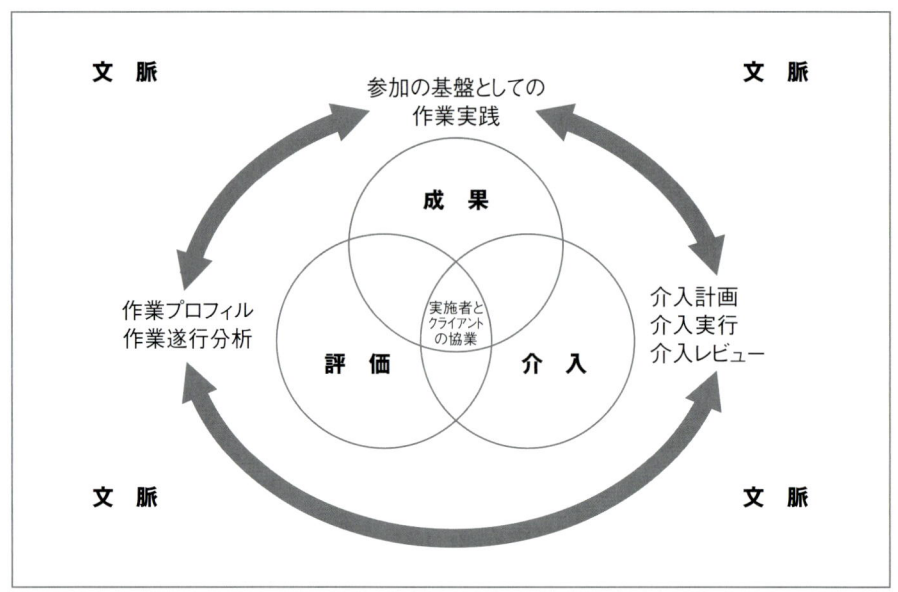

図4　米国作業療法協会：作業療法実践のフレームワーク（枠組み）における協業過程のモデル[13)]

成果の一連の流れについて提示している[13)]．作業療法士が一方的に評価・介入を決めつけるのではなく，対象者の参加を前提に，ともに考えてゆく協業の姿勢で評価・介入した結果，望んでいた目標をどれくらい達成したかを再評価し，成功の程度を判定する．これが成果であるが，この判定には，数値で表現したほうがわかりやすいので，できるだけ介入前後の数値を並べて比較するとよい．しかし，それだけに終わらず，評価や介入時の観察で得られた情報をきちんと整理して比較することが重要なのである．そこから，次の目標がみえてくるし，対象者の希望も明らかとなることが多い．

11．評価の手順

　対象者を評価するということは，その人の全体像を捉えることであるから，個々の疾患や障害を捉えればそれで終わりというわけではない．その人を理解するために，まずはさまざまな情報を入手し，その人がどんな人であるのかイメージをつくることが優先されるであろう．そして，面接や観察を行いつつ，検査・測定を実施する．この際に，たくさんの検査をすれば問題点がみつけ出せるのであろうか？不必要な検査は実施していないであろうか？　一般的には，通常の観察やスクリーニング検査では問題が発見できない軽度の障害の場合を除き，観察や面接の結果，生活上の問題にあたりをつけて，限定された検査を実施するのである．決してパターン化されたルーティン検査を実施することで何かみつけ出せるだろうなどとは思わないでほしい．

1)まず信頼関係の構築を

　作業療法士と対象者との信頼ある人間関係ができてはじめて評価が成立すると考えてほしい．そのためには，詳細に関連する情報を聞き出そう，問題点や障害をみつけよう，とする態度ではなく，困っていることを一緒に明らかにし，共感できる態度をもちつづけることが大切である．初対面のときから信頼ある人間関係を成立させるのは難しいことが多く，初期から信頼関係が成り立つことはまれであるので注意する必要がある[7]．

2)評価手順の流れ〜検査に頼りすぎず，観察から解釈までの手順を踏むこと

　一般的には，対象者に直面した際に最初に選ぶべき評価手段は，インタビューと観察であり，そこから得られる情報は計り知れないものである．また，家族などを含めた各種関連部門からの情報収集も大切な評価手段である．

　基本的な評価手順の流れを示す（図5）[7]．まず，①家族などを含めた各種関連部門からの情報収集・整理，②面接と観察による状態像の理解をすべきである．なお，この①と②は，前後しても構わない．実際の臨床場面でも前後していることが多い．これらの次に，各種の情報や面接と観察によって，ある程度「あたり」をつけ，それまでに理解された状態像の確認の意味で，③検査・測定を実施する．このなかにある「診断的介入」とは，医師が薬への反応を確認して確定診断を下すように，一例を示せば，視覚失認患者が示す体性感覚刺激に対する反応によってその状

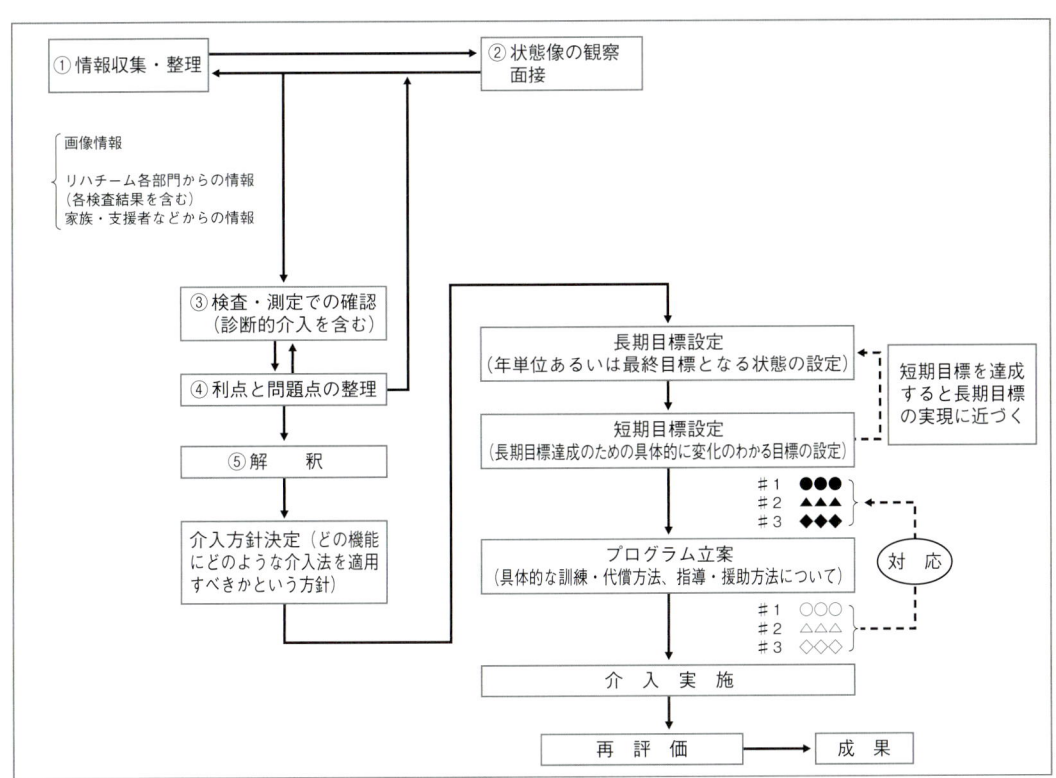

図5　評価から介入プログラム立案・実施までの流れ[7]

態を判断するという試み的な取り組みを意味する．ここまでの段階でほぼ情報が出揃い，状態像ができかかってきたら，情報を分析することによって，④対象者の呈する利点と問題点を整理する．整理した段階で不充分な点やさらなる疑問点が生じれば，これまでの過程を繰り返す．最後に，後述する⑤「解釈」という過程を通し，⑥介入方針を決め，介入計画を立案し，その計画を実施する[7]．介入の結果，再評価によって一定の成果を対象者とともに確認することで，さらなる方針がみえてくる．

3)「解釈」するということ

「解釈」とは広辞苑[2]によれば，「文章や物事の意味を，受け手の側から理解すること．また，それを説明すること」とある．作業療法評価の過程では，最後に「解釈」の段階がくると思われる．つまり，情報収集，面接，観察，検査・測定などの結果を整理し対象者の現状を分析し，今後の方針を見極めることができれば，まずは「解釈」できたと安心するであろう．さらに，このことを対象者本人や家族に伝えることまでを含めると考えてほしい．

具体的には，①対象者の問題についての理解，②その原因となる機能の低下，③残存している機能（健康な部分），④現状を改善するための価値ある試み，を対象者・家族に平易なことばで伝え，評価を締めくくることである[16]．この「解釈」という評価の締めくくりによって，対象者自身の現状に対する「気づき」(awareness) を高められる．つまり解釈の過程は，自分の置かれている状況や自身の状態について，対象者自身の意識を高めることになるのである．

結局，作業療法での「評価」とは，症状や障害を見出すことだけに終わることなく，対象者が日常や職業での生活において，どのような場面で困り，いかなる対処をすれば困難を解決できそうか，といった現状を分析・整理して理解し，対象者・家族に説明することであるといえる．対象者の全体像を把握するということは，機能から社会的参加の状況にいたるまで，身体・精神・心理社会的側面全体を把握することである．

4) 結果を介入につなげること

症状や障害を見出すことだけに終始せず，対象者の現状を理解し解釈することが評価であると述べたが，原則的には評価のみに終わることはありえず，対象者の現状をいかに変化させ生活の質を向上させるかに作業療法士の志向性はあるものである．したがって，評価では，対象者の現状を理解した上で，将来の生活の質を向上させるべく介入してゆくための根拠となる「見積もり」を下すところまでを視野に入れて考えることが必要である．

介入には図6に示す通り，大きくは，①診断的介入，②訓練，③支援の3つがあると考えられる．診断的介入は前述した通り，評価の一部に組み入れられることが多い．訓練には，不全に陥ったが一部残存している機能を強化し回復を目指す訓練，障害されずに残存している機能を活用することで代償を試みる訓練，人的・物

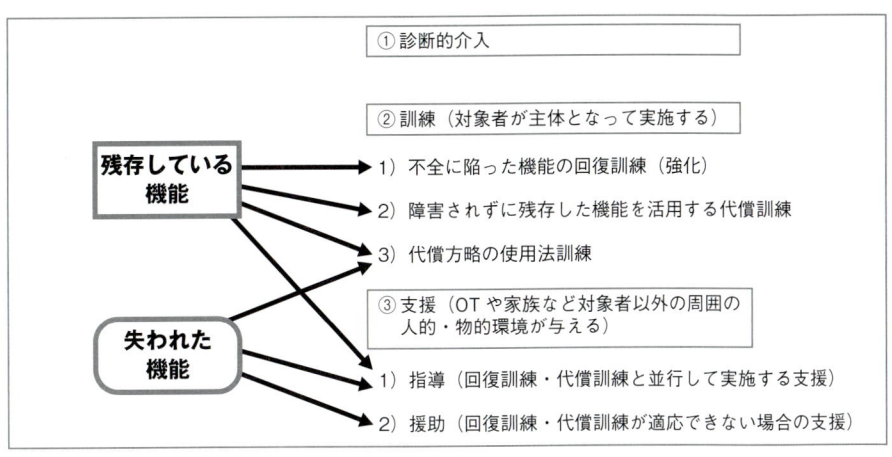

図6 介入の種類[7]

理的な環境を利用し，生活上の工夫を試みる代償方略を導入する際の使用法の訓練が考えられる[7]．

支援には，指導と援助がある．「指導」とは，機能回復および代償の訓練や代償方略の使用法の訓練を作業療法士が教え導くこと，「援助」とは，訓練・代償が適応できない場合に，利用可能な道具，設備，対象者を取り巻く人々などにより環境調整を行うことである．また，日々の臨床場面では，これらの介入方法を組み合わせて用いることも念頭に置く必要がある[7]．

おわりに～再び，何のために評価をするのか

まず，対象者を理解するために評価をする[16]ということを肝に銘じてほしい．決して障害を発見するために評価をするのではない．障害が多様で複雑という特性から，対象者本人が自覚しづらく周囲の人に対しても理解されにくい場合は，なおさらきちんと結果を出して整理し説明することが必要である．

次に，障害されてしまった機能と，残存している健康な機能とを見極めないと，作業療法を進める上では効率性が悪い．何がどの程度残っているのかを見極めることが大切で，もしこれが不十分であると，効率性だけではなく介入の方針までをも左右することとなる．対象者に介入して生活の質を向上させることが大きな目的であり，そのための第一歩は評価にある．その評価が正しいかどうかは，評価に基づく介入が成果として教えてくれる[7]．

参考文献
1) 岩倉博光：リハビリテーション医学概論．リハビリテーション医学講座第1巻，医歯薬出版，1981．
2) 新村 出編：広辞苑 第6版．岩波書店，2008．

3) Hornby, AS：オックスフォード現代英英辞典　第7版．オックスフォード大学出版局，2005．
4) 岩﨑テル子：評価の意義と目的．標準作業療法学　専門分野　作業療法評価学（岩﨑テル子・他編）．医学書院，2005，pp14-17．
5) 吉川ひろみ：評価の意味と目的．OTジャーナル，38：506-515，2004．
6) 赤居正美・岩谷　力：測定と評価とは．障害と活動の測定・評価ハンドブック─機能からQOLまで（岩谷　力・飛松好子編）．南江堂，2005，pp1-2．
7) 鈴木孝治・他：高次脳機能障害マエストロシリーズ3　リハビリテーション評価．医歯薬出版，2006．
8) 御領　謙・菊地　正・江草浩幸：最新認知心理学への招待　心の働きとしくみを探る．サイエンス社，1993．
9) 下條信輔：認知神経科学の基礎と動向─理学療法への応用を探る．理学療法学，29：273-279，2002．
10) Law M, MacDermid J（ed）：Evidence-Based Rehabilitation-A Guide to Practice（2nd edition）．Slack, Thorofare, 2007．
11) 土肥信之・他編：精神機能評価　増補版．医歯薬出版，1992．
12) 世界保健機関：ICF 国際生活機能分類─国際障害分類改訂版．中央法規出版，2002．
13) 鎌倉矩子：作業療法の世界　第2版．三輪書店，2004．
14) 冨岡詔子：面接（1）作業面接の意義と構造（上）．OTジャーナル，23：664-672，1989．
15) 鈴木孝治・他：コミュニケーションスキルの磨き方．医歯薬出版，2007．
16) 鎌倉矩子：高次神経障害の作業療法評価─総論．作業療法特別号，19：50，2000．

Section 2　社会システムと作業療法評価

Chapter 1

澤 俊二

● KEY WORD　社会システム，作業ニーズ，作業療法評価

はじめに

　作業療法（Occupational Therapy；OT）は，子ども・成人・高齢者が，障害や加齢などによって，日常生活から意味のある作業をはぎ取られてしまっている，世界中のさまざまな場所に生まれた[1]．そこで，作業療法は，その人にとって意味のある作業を協業により獲得することを目的とする．

　人は，環境と作業を通して相互交流を重ね，その人の核となる価値観を育て，自己実現に向けて歳を重ねてゆく．そして，個固有の作業の姿，思想，自己実現した姿を次の世代に遺し，逝く．地球のあらゆる生き物に生の姿を示す．あらゆる生き物の存続に貢献する．そのために存在する．また，個の作業は，環境のなかに社会システムをつくり出し，また，社会システムの影響を受ける．

　作業療法の評価は，個の心身の作業評価に留まらず，個の作業に影響を与える社会システムの評価もまた，重要になってくる．クライアント[注1]の目的とする作業を獲得するために，社会システムがどのように支えとなるのか，また，何が必要なのかを明らかにすることである．社会システムがどのようにつくられ，そのつくられた経緯を知り，分析し，評価し，さらに，人のネットワークから生きた情報を集め，活かすことが求められる．

　時流のなかで，社会システムは刻々と変化をしてゆく．クライアントを取り巻く社会システムに常に関心を寄せ，環境を変容させる主体者にクライアントがなるよう援助することが，作業療法士に期待される．

　ここでは，社会システムに囲まれて仕事をしている作業療法士がどのような視点で評価をするのかについて概説する．

注1　**クライエント**：医学的状況，移行期の困難，または環境の障壁によって生じる作業上の問題をもつ個人，あるいはクライエントは特定の集団または特定住民の作業遂行に影響を与える組織[1]．

1. 個の生きざま，主体性に影響を及ぼす社会システム，社会問題

　ここでいう社会システムとは，その国が体現したい主体的な国のあり方を具体化するために憲法を基にした法体系社会のすべてであり，生活をするにあたってのさまざまな社会の仕組み（システム）をいう．

　また，社会問題とは，人の生死および生活にかかわる夫婦・家族の抱える病理と問題，速攻性のない疲弊した経済，国家・社会・宗教・思想・性・世代間格差問題など多層にして時と空間にまたがる問題，地球温暖化など地球規模の問題などをいう．

その根底には，時代層の大きな思想的な流れがあり，生命観があり，人間観があり，経済観があり，また，個々人の思想や哲学，人生観，価値観が横たわる．個は時代思想と激しく競い，もまれる．経済至上主義は，常に社会と個の葛藤をおこし，個が社会と拮抗できることはまれであり，圧倒的に個が弱いという側面をもっている．すなわち，個は，社会の影響を常に強く受けることになる．

逃れても，逃れても，そこに生まれ，生活をする以上，逃れることはできない．どこの国に生まれ，どの地に住むかで，その人の命運が決まることもありうる．作業療法士は，その人の命運を，指をくわえてみているだけでよいのかという重い課題を突きつけられる．

また，社会問題とは，2つの側面がある．1つは，個人が起因になって社会問題化する場合がある．たとえば，75歳以上の後期高齢者は，加齢そのものが心身に影響を与え，認知症になったり，独歩ができなくなったりと，多くの人が独りで自立的な生活が送れなくなる可能性がある．支える家族にとっては，住居が遠方であり，どう介護体制をとるのか自身の生活基盤が揺さぶられることになる．また，脳卒中の左片麻痺となり，FIM40点（全介助），暴言や暴力が日常的になれば，使える介護保険も制限を受けることになるかもしれない．病院や施設でも受け入れ拒否となるかもしれない．支える家族は，人格変化による暴言と暴力により心身に大きなトラウマを受けながら必死で行うも，介護の限界に達するかもしれない．これらは，個人に起因しておこる社会問題化である．個人が問題を抱え，それが，社会に波及し，どう社会が解決に尽くしてよいのか困惑するところに問題が発生する場合である．

一方，社会そのものにさまざまな病理を抱えており，個人がマイナスの影響，場合によっては生存にかかわる影響を受けるという，社会問題のもう1つの側面がある．1950年代，60年代は，米ソの冷戦時代の厳しい政治体制により，個人の自由の制限は顕著なものがあった．米ソとも亡命は珍しいことではなかった．現在は，その米ソ冷戦体制が崩れ，民族・宗教ナショナリズムとテロの時代，グローバル経済体制に世界が突き動かされるという凄惨な時代状況のなかで，日本は，世界に類のない少子高齢化時代に突入した．2015年には，人口の1/4が，65歳以上の高齢者になり，世代間の負担感が大きく変わる分岐点になる．また，地球の存続が危ぶまれるという地球温暖化に，世界の多くの人たちが目覚め，国家間，民族間，宗教界の熾烈な争いのなかで，地球はひとつという一体意識が育ってきている．こうした社会病理を分析し，解決の方途を作業療法士として思索し，現場と社会を常に見通せるようにする姿勢が，重要になってきたのである．

2. 作業療法士を取り巻く社会制度と社会問題

まず，作業療法士は，法という社会制度に大きく影響を受けることをしっかり自覚する必要がある．

「理学療法士・作業療法士法」（1965（昭和40）年）により，作業療法士は，業

務独占は許されず，名称独占と規定された．また，医師の指示のもとに，作業療法を行うことを業とする者と定められ，医療の世界に軸足を置くことが前提条件となった．作業療法士がどんなに望んでも，開業はできない．しかし，2000（平成12）年4月施行の介護保険制度は，作業療法士に大きな活路を広げたと同時に，リハビリテーション（以下，リハ）医療の世界にどっぷりとつかっていた作業療法士たちには，開業に近い道が開けた．居宅介護支援事業所の経営者という道である．また，2005（平成17）年改正により，老人保健施設における個別短期集中リハが加速し，作業療法士の役割が増大した．茨の道ではあっても，社会貢献の道が開けたことは事実である．

しかし，介護保険法は，関連法の王者として君臨しており，サービスの選択制を導入したにもかかわらず，実際は他の法を介護保険法に従わせ，従来のきちんと介護予防に貢献してきた諸制度を破壊した面はいなめない．

代表的なものは，老人保健法に基づく機能訓練事業（1983（昭和58）年施行）である．多くの作業療法士がかかわってきた事業で，知っている方も多いだろう．大田仁史氏や矢谷礼子氏ら多くの先輩諸氏が行ってきた，ボランティアでの在宅障害者のリハ集団訓練会が大きな後押しになって生まれた事業である[2]．病院リハしかなかった当時，全国3,300近い市区町村で，「リハビリ教室」として，40歳以上の心身の障害を負う人たちの参加できる社会的リハを展開できる貴重な場になった．全国民に社会的リハ，介護予防が保証され，また閉じこもりの人には社会参加の場であり，ピア・サポート（仲間との相互交流）の場ともなった．

しかし，2000（平成12）年3月31日の厚生省（当時）の通達は，介護保険のサービスを受ける者は，原則として機能訓練事業への参加を禁止する，という内容であった．筆者は，大田仁史氏の指導を受けながら学生たちと全国調査を3回にわたって行った．通達をまともに受け早々に機能訓練事業を廃止したところと，一方で，介護保険サービス（保険事業，申請主義）と機能訓練事業（保健事業，行政・利用者の相互主義）とは役割が異なると，逆に増やした自主性に富む自治体の相違が明らかになった[3]．

だが，医療費の抑制を背景に，新たな高齢者医療制度が2008（平成20）年4月に施行され，老人保健法は廃法となり，機能訓練事業もなくなった．作業療法士は，地域に根ざした社会的リハの場を失うことになり，これはたいへんに重い出来事といえる．

機能訓練事業において，作業療法士の先達の努力と貢献は大きいものがある．1982（昭和57）年，第2代日本作業療法士協会会長であった矢谷礼子氏と日本理学療法士協会会長であった松村秩氏が，第5代厚生省老人課長の古市氏を訪れ，機能訓練事業に作業療法士，理学療法士の参加を直訴しており，その熱意に押されて作業療法士，理学療法士の名が入った[2]．その事実を思うと，時代の潮流を背景とした新法の制定や通達は，一気に先達の貢献をひっくり返し，またクライエントをどん底に落とすことになる．その怖さを知らなければならないだろう．

新法の制定や通達は，現実の利用者の生活様態を一気に変化させており，困惑は

大きい．しかし，作業療法士はそれに応えなければならない．事実は事実として受け入れ，培ってきた考え方，ノウハウを新しい制度のなかにどう生かすかという，社会への提案と運動をおこすことが求められている．

　また，医療費を抑制するために，2005（平成17）年のリハの診療報酬改定には，利用者やリハの関係者に大きな衝撃を与えた．総合リハが否定され，4疾患別のリハ医療が設定され，しかも，期間が一律制限された．作業療法士，理学療法士，言語聴覚士の名がレセプトから消えた．

　さらに，「集団療法」が消された．「集団療法」は，1974（昭和49）年，診療報酬がリハに適用された当時からの設定である．現場の戸惑いは大きく，とくに作業療法士と言語聴覚士は困惑した．個別と集団を両輪のごとく使い効果をあげてきた作業療法の方法論は，ばっさりと否定された．筆者は，集団療法は作業療法にとってなくてはならないものであると評価を下し，世に問うために，新聞に投稿をした．朝日新聞の「私の視点」に掲載され[4]，多くの意見を当事者からいただいた．

　いま，集団療法の復活が求められている．当事者からも声があがっている．大きな声が，協会からも，多くの団体からもあがっている．社会システムを作業療法の視点から評価する目は，常に当事者の視点に立ち，動くための分析力と総括力，企画運動力が求められる．そして，2年毎の診療報酬改訂に対しても，座視をするのではなく，意見を言い，声をあげることが，評価の次にくるものであると考える．

　多くの作業療法士は，社会システムの変化についていけず，座して黙している．なぜならば，病院という温室のなかにいれば，関係のないことのように思えるからだ．筆者もそうであった．しかし，現に入院期間の短縮の流れのなかで，退院後の生活は厳しさを増していることは感じていると思う．病院でも施設でも，常に退院・退所後のその人の生活を思い描き，終末期までかかわる覚悟で，次の作業療法士や他職種に評価の情報を伝える努力が必要である．

3. クライエントの生きざまを左右する社会システム

　医療費を抑制する2005（平成17）年のリハの診療報酬改定には，リハ関係者も困惑しながらも，4月1日より，リハ対象者に期間がきたことを告げ，外来を断った．当事者の怒りは強かった．2006（平成18）年4月17日の朝日新聞朝刊「私の視点」に著者はショックを受けた．執筆者の世界的な疫学者である多田富雄氏は，6年前に脳梗塞となり，重度右片麻痺，失語症，嚥下障害，歩行障害と多くの障害を負いながら，外来リハで身体機能や歩行能力を維持し，自身の生きざまをつぶさに思索しぬき，評論等をパソコンで執筆することに命をかけておられた[5]．

　多田氏は，「リハ医療を受けることで，私は生きることができていた．しかし，日数制限で，リハ中止は死を意味するのではないか」と，日数制限等の施策の白紙撤回を迫られた[6]．全国での署名活動を展開され，2カ月で44万人署名を集め，厚生労働大臣へ提出している．筆者は，わずかだが350名の署名を集めた．世論も沸騰した．新聞の社説で，テレビで継続的に報じられた．結果は，わずかの変更し

か得られなかったかもしれないが，当事者のパワーのすごさを，厚生労働省も，リハ関連団体も，そして，リハ関係者も驚きをもって感じた．当事者をないがしろにする改定は，誰のためかという目的を逸脱する．「闘いは続く」と多田氏は宣言された通り闘われ，2010（平成22）年死去された．

　国のさじ加減如何で，当事者は刻苦する．生活の変容を余儀なくさせられ，その生活の破壊力は強烈であり，生存をも脅かす．一片の文言だと無視してはいけない．十分な威力を永くもち続ける．

　著者は，1999（平成11）年から茨城県をフィールドに，茨城県立医療大学附属病院に入院されてリハ医療を受け，そして退院された，脳血管障害者の心身機能の追跡調査を立ちあげて11年になる．外来リハを受けてきたのに，打ち切られてショックを受けた人．デイケアを楽しみにされている人．機能訓練事業に参加意義を感じていたのに，65歳となり打ち切られた人．3時間の散歩ができることに意味をもっている人．ハローワークをとおして仕事に就けた感激を語った人．徳島の阿波踊りへ「寝たきりになら連」に夫婦で参加され，感激してきた人．障害者自立支援法の成立により，授産施設への自己負担が増え，食事制限で対抗している人など，さまざまな方がいる．急変する医療，介護の制度に翻弄されている姿を目の当たりにし，怒りを隠さない彼らに，返事もできないいらだたしさを常に感じる．

　そこで，クライエントに影響を与える社会システムそのものを，住民運動からつくっていくことを評価するという，逆もまた真なりの発想も必要とされてくる．たとえば，茨城県で大田仁史氏らが推進する，「高齢者リハビリ体操指導士」の育成事業などはその好例であろう．事業を県の施策にして，住民が学び，住民がその地域の介護予防事業の一部を担うという壮大な運動である[7]．2015年までに1万人を養成し，学んだ人が，次にくる人を教育するシステムであり，まさに住民による住民のための社会システムづくりである．国の法律や制度とは無関係であるが，しっかりと連携する仕組みをもっている．

　すなわち，法をつくり，法を改定させることだけが，社会システムの評価ではないことを，この事例は示しているのである．

4．クライエントのニーズを実現する作業療法士の評価とは

　社会と密接にかかわる作業療法は，社会システムを無視して行うことがあってはならない．社会，すなわち環境を包含した作業遂行モデルを知れば，社会で生活するクライエントとして作業療法士の評価が可能である．そういう意味で，「カナダ作業遂行モデル（CMOP）」は，われわれ作業療法士にしっかりした評価基盤を提供してくれる．そして，クライエントのニーズを取り出す「カナダ作業遂行測定（以下，COPM）」は，社会に生きるクライエントに自身のニーズを認識させるのに適した評価である．ここでは，その「CMOP」と「COPM」を概括したい．

　作業療法士がクライエントを評価をする上で，作業療法の人間観について言及する必要がある．なぜならば，その職業団体がもつ人間観は即，クライエントの利益・

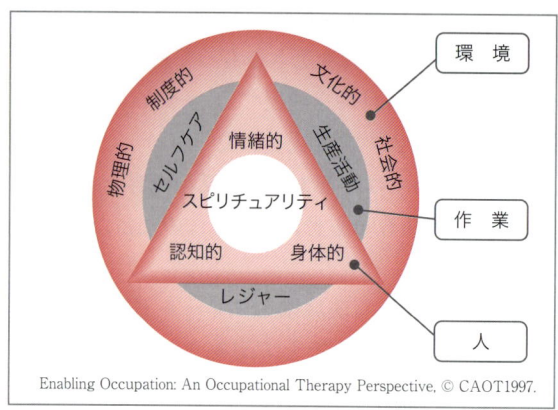

図1 カナダ作業遂行モデル CMOP
(Canadian Model of Occupational Performance)

不利益に直接影響するし,その治療法が普遍的になりうるかどうかの鍵を握り,その後の発展の重要な要因になるからである.

ここで述べるカナダ作業遂行モデル（CMOP）は,作業遂行の視点からみた人のあり方を捉える新しい枠組みである（図1）[1].人は環境のなかにあって作業を行っている.人は,魂（spirituality）[注2]を中核にもつ存在で,情緒的（affective）,認知的（cognitive）,身体的（physical）側面がある.環境には文化的（cultural）,社会的（人間関係）（social）,物理的（physical）,制度的（institutional）側面がある.人がセルフケア（self-care）や仕事（productivity）やレジャー（leisure）といった作業を行うことは,人の魂・情緒・認知・身体が,文化的・社会的,物理的・制度的環境とふれあい,相互に影響しあうということである.

人は生涯を通じて,年齢,時代,環境との兼ねあいでさまざまな作業をして生活を深め,変化させてゆく.手足を力いっぱい動かさないとできない作業もあれば（身体的）,推理小説の謎解きやパズルなど頭で考える作業もある（認知的）.懐かしさがこみあげたり,どうしようもなく不安や心配が募る作業もある（情緒的）.自己の存在や自分らしさを感じられる作業もある（魂）.そして,人は常に環境のなかに存在している.人や作業は,国家や地域,民族や人種や性によって規定される規範（文化）に影響を受けることもあるし,家族や友人,隣人やサービス提供者（社会）によって影響を受ける.建物や地形や気候など（物理）にも影響されるし,法律や規則など行政や組織が決めたルール（制度）にも影響されるのである[8].

一方,クライエントは,作業遂行により,本来あるその人の能動的活動が増し,その人らしい価値的な生活を再構築し,かかわる人や環境を変え,その波は万波となって社会や国や文化,そして巨視的にみれば地球や宇宙までを変えうることになる.相互に影響を与える事実とロマンとを作業遂行は包含している[9].

作業療法の基本的役割は,「作業をするために必要なすべてをそなえ作業をできるようにすること,すなわち作業の可能化（enabling occupation）」であるといえる.そのため,作業療法の目的は,クライエントが自分にとって意味のある作業ができるようにすること（作業の可能化）である[1].与えられた環境のなかで,クライエントが有用で意味のあるとみなす作業を,クライエント自身が能動的に選択し,生活に合わせて作業を構造化し,実際に行うということを,クライエントとともに行うこと（協業）をいう[1,8,10].意味のある作業は,生活のスピリチュアリティ（魂）な側面に重要である.作業は日常生活を意味のあるものにすることを援助しつつ,

注2 スピリチュアリティ:人は誰でもかけがえのない唯一無二の個人である.それぞれの個人をその本人たらしめているものがある.それをスピリチュアリティとする.人はスピリチュアリティをもった存在であって,自分の環境のなかで作業を認識し,選択し,従事することができる潜在能力をもつ主体的な存在である.

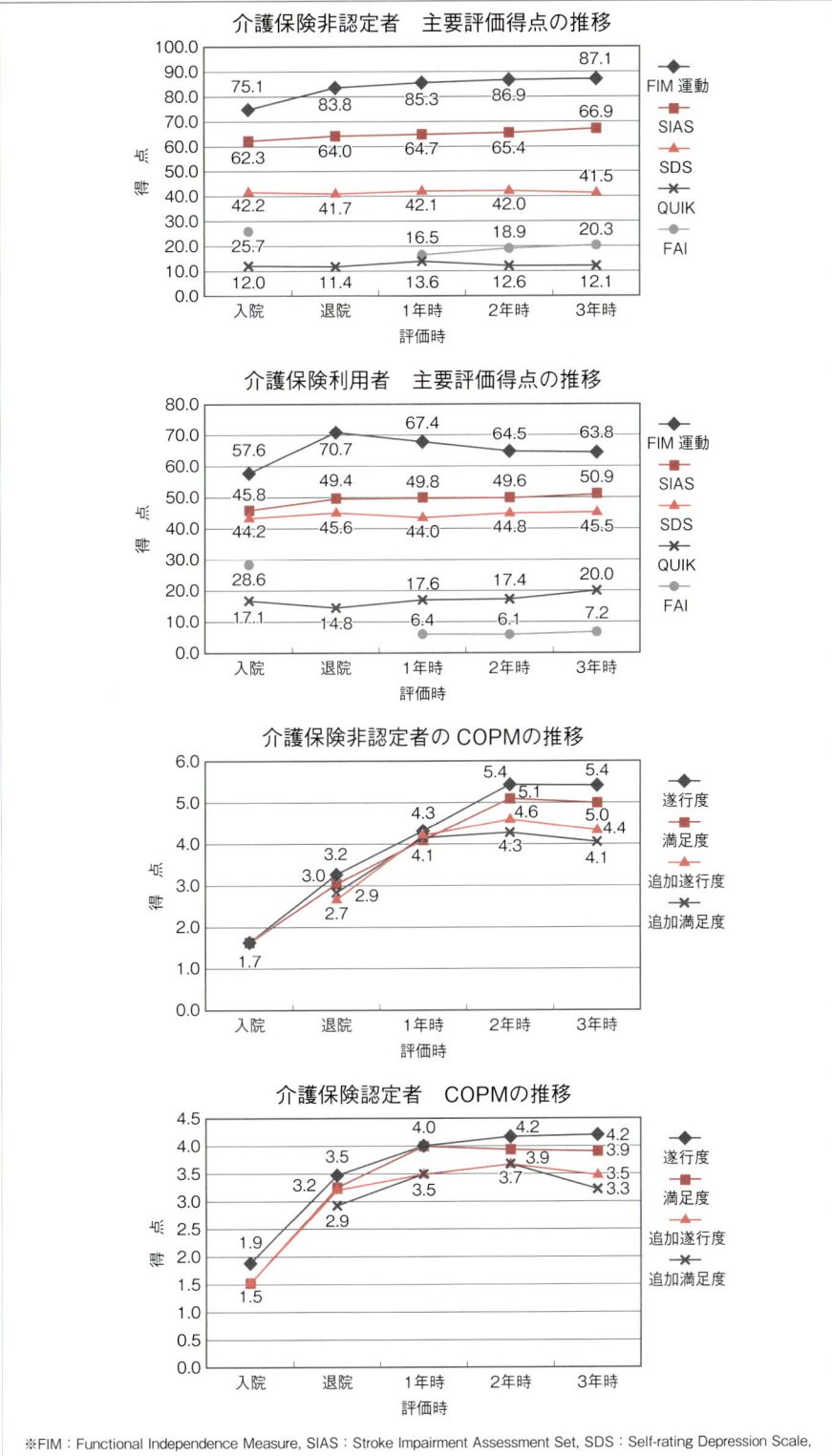

図2 介護保険認定・非認定者のCOPM

自己表現や人との関係を可能にするからである．

　作業療法士はクライエント中心の実践を最重要においている．クライエント中心の実践とは，個人，集団，機関，行政府，法人といったクライエントの作業の可能化をめざした協業的アプローチであると言える．作業療法士はクライエントを尊重し，意志決定においてクライエントに関与し，クライエントのニードを満たすようにクライエントとともに，そして，クライエントのために擁護し，また一方でクライエントの経験と知識に理解を示す[1,8,10]．

　クライエント中心の作業療法は，7段階の作業遂行プロセスモデルで説明されている．第1段階で作業に関する問題についてクライエントとともに目を向け，何が重要な問題かを探ることからはじめることになる（COPMの利用）．すなわち，クライエントの作業遂行の問題に名前をつけ，優先順位を決定するのである．

　この第1段階をみるCOPMについて，筆者が行った調査結果について述べよう．一人の方について，入院から在宅での生活を追うことで，その人の意味のある作業が獲得されたのか，諦めたのかがわかる．病院で「こうなったら」という希望が実現されたとき，作業療法士として，リハスタッフの一員として，これにまさる喜びはない．

　調査は，慢性脳血管障害者の心身機能等の経年的変化とそれぞれの関係性を調べるための調査の発病3年時の調査結果をもとに，COPMの推移についてみたものである[11]．慢性期脳血管障害者で，発病3年時に在宅調査が可能であった61名を対象とした．34名が介護保険で要支援以上の認定者であった．調査では，入院時，退院時，発病1年，2年，3年時にCOPMで評価し，発病3年目までの推移をみた．

　COPMの結果から，3年間で，遂行度，満足度とも伸びが少なく，低いままであったことから，ニーズの実現度は低いことがわかった（図2）．また，「諦め」て，断念することが，介護保険認定者に多くみられたことに注目をする必要がある．さらに，ニーズの追加項目に余暇作業が多数を占めているが，これは生活の幅を広げよ

表1　COPM追加項目の内容

no.	n=26 セルフケア 項目	n=22 仕事 項目	n=66 レジャー 項目	n=2 その他 項目
1	車の運転	新しい仕事	教会に行く	手術（形成）
2	バスに乗りたい	仕事を一日中したい	両手で手芸をしたい	指先を動かしたい
3	上手に歩くこと	ビール箱を持つこと	電車で旅行に行きたい	
4	車に乗りたい	新しい仕事	パソコン	
5	自転車に乗りたい	復職	宝くじで当てること	
6	走りたい	講座の担当	デジカメ	
7	電車通勤	パソコン	墨絵を始めたい	
8	普通免許を取ること	社会教育講座の担当	温泉に女房と行きたい	
9	自転車	筆字	元気になって旅行に行きたい	
10	運転	竹細工、副収入を作る	鳥の箱を作りたい	

うとするクライエントの意識の高さを示すもので，その実現に向け，作業療法士の果たす役割は大きいと考える（**表 1**）．

　ニーズの自己認識の高さが，生活上の獲得目標作業になる．意欲を引き出し，社会生活の道を拓く．孤立をさせることなく，協業で，その人にとって意味のある作業を獲得してゆく作業療法士．社会とクライエントを結び，作業療法評価の入り口に COPM があることは，作業療法士にとって心強い．

おわりに

　クライエントの作業療法評価は，常に社会システム（環境）のなかで生きるクライエントのためにあることを忘れてはならない．多くの社会的問題が渦巻き，クライエントを取り巻く状況はいつの時代でも厳しい．それを突破するのが作業療法士の協業者としてのプロの意識であり，洞察力であり，技術力である．そのための作業療法評価であることを自覚して歩んでいただきたい．

参考文献

1) カナダ作業療法士協会：作業療法の視点―作業ができるということ（吉川ひろみ監訳）．大学教育出版，2000．
2) 澤 俊二編著：地域リハビリテーションの源流―大田仁史と勇者たちの軌跡．三輪書店，2006．
3) 澤 俊二，秋永瑞穂，大田仁史・他：老人保健法に基づく機能訓練事業の危機―全国調査から明らかになった介護保険制度の影響．茨城県立医療大学紀要，9：197-207，2004．
4) 澤 俊二：私の視点　リハビリ医療 集団療法廃止は時代に逆行．朝日新聞朝刊，2006.8.13．
5) 多田富雄，鶴見和子：邂逅．藤原書店，2003．
6) 多田富雄：私の視点　診療報酬改定リハビリ医療中止は死を意味する．朝日新聞朝刊，2006.4.17．
7) 茨城県立健康プラザ：シルバーリハビリ体操とは．2008．
　　http://www.hsc-i.jp/04_kaigo/rehabili/top.htm
8) Law M et al：COPM カナダ作業遂行測定　第 4 版（吉川ひろみ訳）．大学教育出版，2006．
9) 澤 俊二：私の考える作業療法― OT の人間観．作業療法，1：71-75，1982．
10) 吉川ひろみ：日本の作業療法における COPM（カナダ作業遂行測定）の有用性．1998・1999 年度科学研究費補助金研究成果報告書，2000.3．
11) 澤 俊二，吉田和恵，川崎倫子・他：慢性脳血管障害者における総合的追跡調査（第 5 報）カナダ作業遂行測定（COPM）の推移と OT の役割．第 40 回日本作業療法学会，2005.7．

Chapter 2

事例編

I. 身体機能に問題を抱えた事例

1. 脳血管障害（片麻痺）
2. 呼吸循環障害
3. 頸髄損傷
4. 手の機能障害：手のリハビリテーション
5. 関節リウマチ
6. 難病

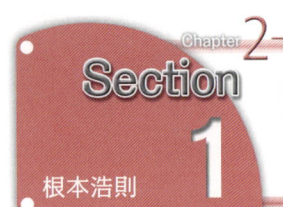

Section 1 脳血管障害（片麻痺）
Chapter 2-I
－姿勢および活動の評価を中心に－

根本浩則

● KEY WORD　片麻痺，姿勢，活動

1. 障害の特徴と評価

1）障害の特徴

　片麻痺者の身体は，突然の発症と同時にそれまでとはまったく異なる状況に陥る．身体各部は整合性を失い，思うように動けないどころか姿勢を保持することでさえ困難になる．そうした状況下における身体の過剰反応として，柏木は以下の2点に注目している．1つは，身体の各部位を強く連結しておこうとする傾向である．もう1つは，外部との接触抵抗に固執して，なるべく強くかつ変化しない抵抗を求めようとする傾向である[1]．

　急性期の片麻痺者は，非麻痺側で支持面を一方的に押しつけてしまい，姿勢を保持できないことが多い．そのため，身体内部に安定の基準をつくることができず，介助者や車いすのバックレストなど外部との接触抵抗に依存することになる．

　急性期を過ぎると，非麻痺側からの押しつけに対し，身体内部を固定することによって安定の基準をつくり，何とか姿勢を保持できるようになる．しかし，非麻痺側を姿勢保持から解放して機能的に使用することは困難である．

　回復期から維持期になると，麻痺側の腰背部を中心とした支持構造により姿勢を保持できるようになり，非麻痺側は比較的自由に使用できる．しかし，麻痺側は常に後退しており，左右の非対称性はさらに目立つようになる．

　このように，時間の経過とともに外観は刻々と変化していくが，支持面から受ける反力と身体内部における過剰固定を拮抗させるという基本戦略は共通しており，このような戦略下でADLにおける課題遂行を余儀なくされるため，片麻痺者特有の姿勢および運動パターンが形成される．

2）用いる評価

　心身機能の評価としては，Br.stage，反射検査，筋緊張検査，ROM検査，感覚検査，脳神経検査，各種高次脳機能検査が用いられ，活動・参加の評価としては，Barthel IndexやFIMが用いられることが多い．これらの評価は，セラピストの間で広く普及しているとともに，定量化できるという利点がある．

　しかし，それだけでは片麻痺者が抱える困難性を明確にすることはできない．多くの片麻痺者は努力的で非効率的な活動を強いられている．それは，身体のみの問題ではなく，環境や課題との相互関係によって生じている．こうしたなかで，片麻

痺者がどのように姿勢を制御し，どのように活動を遂行しているか，すなわち姿勢や活動の質的側面を検討することによって問題の本質に迫ることができる．

(1) 姿勢の評価

健常者の姿勢をよく観察すると，片麻痺者と同じように左右の非対称性を認める．また，端座位にて両上肢の挙上を比較すると，姿勢の非対称性を反映して相対的に挙上しにくい側がある．こうした左右差は，姿勢を制御する上でそれぞれの半身が担う役割によって生じている．つまり，相対的に運動制限を認める側（片麻痺者の麻痺側）は，主に身体を支持する役割を担っており，反対側の運動を保障していると考えられる．しかし，両者の大きな違いは，健常者は状況に応じて左右の役割を変えられるのに対し，片麻痺者は常に麻痺側が支持の役割を強いられていることである．片麻痺者の歩行において，非麻痺側下肢の筋力が十分であるにもかかわらず，非麻痺側の立脚期が難しいのもこのためである．

左右の半身が担う役割から筋緊張の分布をみていくと，健常者も片麻痺者も共通した傾向を認める．さらに，片麻痺者の筋緊張の分布は，健常者の筋緊張の分布を誇張したような状態にある．つまり，片麻痺者の姿勢は単なる脳損傷の結果ではなく，重力下における身体と支持面との相互関係によって生じていると考えられる．

したがって，姿勢を評価するにあたっては，アライメントや筋緊張を観察するだけでなく，身体と支持面との関係からどのように姿勢を保持しているのかを分析することが重要である．

(2) 活動の評価

片麻痺者の活動から受ける印象は，努力的かつ非効率的である．たとえば，寝返りや起き上がりでは，支持面を押しつけて身体を反り返らせるように行うため，運動方向とは反対のベクトルが生じてしまう．食事では，非麻痺側上肢であっても過緊張となりやすく，操作が拙劣で食べこぼしが目立つ．更衣動作は，非麻痺側上肢による一方的な動作になりやすく，衣服が身体に引っかかっていても強引に動作を遂行することが多い．

これらの活動に共通しているのは，課題を遂行するために必要な感覚情報が自律的な過程に組み込まれず，ほとんどが随意的なコントロールに依存しているということである．本来であれば，寝返りや起き上がりでは支持面の変化にともなう触圧覚および全身の固有受容覚の変化が重要な情報である．また，食事動作ではスプーンを介して捉える食物の抵抗感，更衣動作では衣服の通過にともなう皮膚感覚を基に課題が遂行されるべきである．

したがって，活動を評価するにあたっては，単に運動パターンを観察するだけでなく，どのような感覚情報を基に課題を遂行しているかを分析することが重要である．

2．事例提示

1）基本情報

対 象 者：60歳代前半，男性，右利き
診 断 名：脳梗塞
障 害 名：左片麻痺
既 往 歴：高血圧
現 病 歴：平成 X 年10月中旬発症．当院に救急搬送され，保存的治療を施行
担当者の経験年数：7カ月（評価時点における免許取得からの経過月数を記載）

2）担当者の評価・解釈（発症後 2 週間）

(1) ICF に基づく生活機能（表 1）

ICF に基づく生活機能を**表 1**に示した．

(2) 座位姿勢の評価

麻痺側腹部筋の低緊張により体幹は麻痺側に崩れている．また，麻痺側股関節周囲筋の低緊張により股関節は外転・外旋している．麻痺側上肢については，大胸筋の高緊張により肩関節が内旋しているとともに，上腕二頭筋や上腕筋の高緊張により肘関節は屈曲している．

(3) 更衣動作の評価

非麻痺側上肢にて麻痺側の袖を通そうとするが，麻痺側上肢の随意性はほとんどみられず，なかなか通すことができない．また，麻痺側の袖が肩甲帯まで十分に通せないまま背中を強引に通そうとする．最終的には何とか非麻痺側の袖まで通し終えるが，ボタンを掛け違えてしまう．

表 1　ICF に基づく生活機能

心身機能		活動・参加	
意識レベル：clear		座位：監視	
コミュニケーション：問題ない		立位：中等度介助	
高次脳機能：問題ない		起居：中等度介助	
脳神経：問題ない		移乗：中等度介助	
Br.stage：上肢Ⅱ・手指Ⅱ・下肢Ⅱ		歩行：全介助	
感覚：表在・深部とも軽度鈍麻		食事：自立	
バランス：立ち直り反応低下		上衣更衣：中等度介助	
腱反射：麻痺側にて一部亢進		下衣更衣：全介助	
ROM：麻痺側肩関節に軽度制限		排泄：全介助	
非麻痺側筋力：MMT5		入浴：全介助	

3）アドバイザーから担当者へのコメントとアドバイザーの評価

（1）担当者の評価に対して

　座位姿勢の評価では，対象者のアライメントや筋緊張についてはおおむね観察できている．しかし，それらの結果が何を意味しているのかについては分析できていない．そのため，身体と支持面との相互関係から，対象者がどのように姿勢を保持しているのかを分析する必要がある．

　また，更衣動作の評価では，一連の作業工程のなかで問題となっている箇所は指摘できている．しかし，その原因を麻痺側の随意性や非麻痺側の操作性としており，更衣動作を遂行するために必要な感覚情報との関係については分析できていない．したがって，どのような感覚情報を基に課題を遂行しているかを分析する必要がある．

（2）座位姿勢の評価（図1）

　非麻痺側からの床反力に対し，体幹を麻痺側後方に崩し，麻痺側腰背部の固さとそれに拮抗する腹部や股関節周囲筋群の過剰収縮によってつりあいを保っている．この際，麻痺側腰背部の固さは座位における支持構造の要となっており，僧帽筋や広背筋，脊柱起立筋などが伸張されることによって形成されている．麻痺側上肢もこうした支持構造の一翼を担っており，大胸筋などの過剰収縮によって上腕骨を前内側に巻き込み，同時に肩甲帯も挙上・外転方向に巻き込んでいる．前面では烏口突起を起点に小胸筋と上腕二頭筋短頭が緊張を高めており，屈筋群の高緊張につながっている．また，前面筋の緊張に拮抗するようにカフ筋群から上腕三頭筋にかけての固さが生じている．麻痺側下肢については，腰背部の緊張を大殿筋膜，腸脛靱帯，さらには前脛骨筋までつなぐことによって，支持構造を構築している．

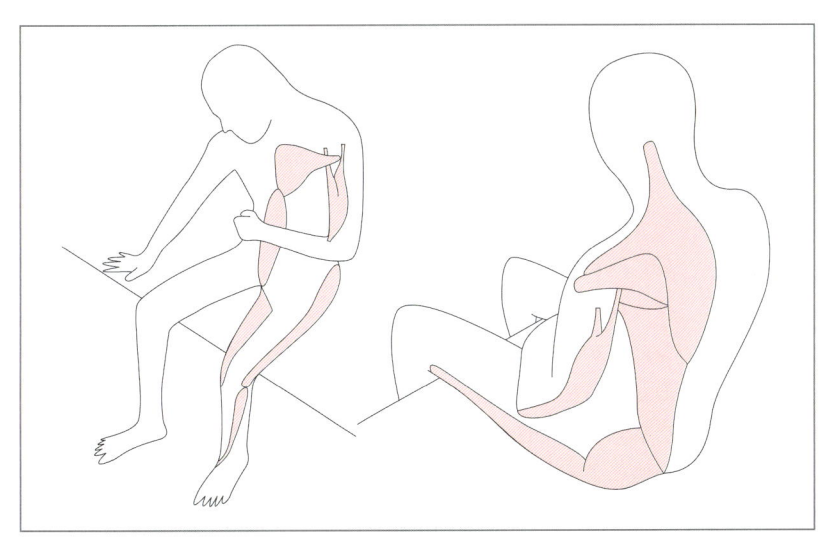

図1　座位姿勢の評価　身体の支持構造に関与する主な筋

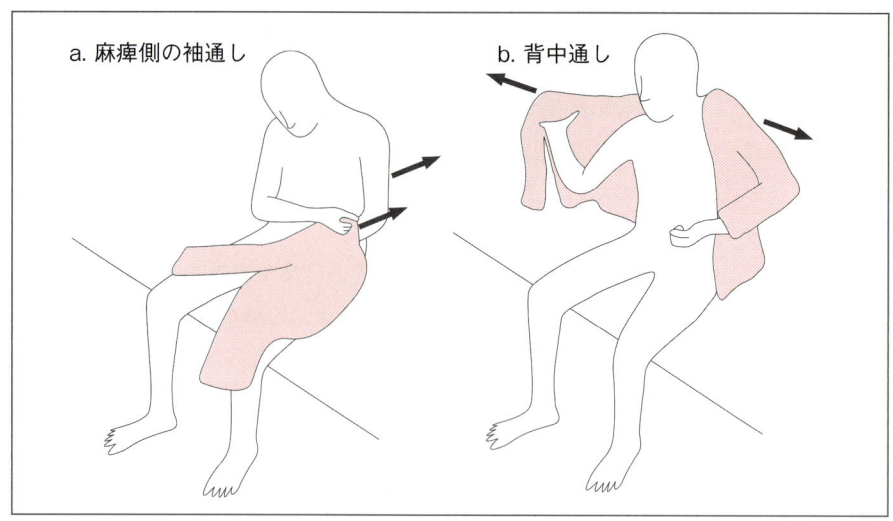

図2 更衣動作の評価
a. 麻痺側上肢が袖口に向かう反応はみられない
b. 衣服が引っかかっている部位から得られる抵抗感を基に引っ張る

(3) 更衣動作の評価（図2）

　非麻痺側上肢にて麻痺側の袖を通そうとするが，麻痺側上肢が袖口に向かう反応はみられず，逆に遠ざかってしまう．そのまま強引に動作を遂行するが，体幹は麻痺側にねじれるとともに，麻痺側上肢は屈筋群の緊張を高めてしまうため，袖を通すことができない．麻痺側肩甲帯においても衣服の通過を助けるような皮膚反応はみられず，むしろ衣服が引っかかっている部位から得られる抵抗感を基に引っ張るため，麻痺側へのねじれは強まる．最終的には何とか非麻痺側の袖まで通し終えるも，衣服がずれている違和感に気づかず，ボタンを掛け違えてしまう．

4）解釈と介入計画

(1) 生活機能の整理

　左片麻痺，感覚障害，バランス反応の低下などにより，座位や立位における姿勢が不安定となっている．そのため，起居・移乗動作，更衣動作，排泄動作などADL全般において介助を要している．

(2) 解釈

　身体に作用する力を拮抗させることによって支持構造を構築し，姿勢を保持している．しかし，動作時にはこのような力関係に変化が生じるため，容易にバランスを崩してしまう．また，更衣動作や排泄動作においては，課題を遂行するために必要な感覚情報が探索できていない．そのため，麻痺側の自律的な反応は欠如し，非麻痺側による一方的な動作となっている．このように，姿勢および活動における質的な側面を検討した上で，以下の介入計画を立案した．

(3) 介入計画

【長期目標】1カ月
　①移乗動作および車いす駆動の自立
　②排泄動作の向上（手すりを使用して軽介助）

【短期目標】2週間
　①座位バランスの安定
　②更衣動作の向上（上衣は自立，下衣は軽介助）
　③起居・移乗動作の向上（起居は自立，移乗は軽介助）

【プログラム】
　①座位バランスへのアプローチ：身体の支持構造の一部を担っている麻痺側肩甲帯のアライメントを修正しつつ，麻痺側殿筋群の活動を促通する．さらに，麻痺側股関節周囲筋群の活動を保持しつつ，非麻痺側下肢を姿勢保持から解放し，座位バランスの安定を図る．
　②更衣動作へのアプローチ：衣服が皮膚の上を通過する際の感覚が，姿勢を安定させる情報になるよう援助する．その際，衣服ではなくロープを用いることで，更衣動作に必要な感覚情報を強調していく．姿勢反応が得られるようになってきたら，実際に衣服を用いて行う．

5）経過

　当院は急性期病院であるため，本ケースにおいては1カ月前後での転院が予測された．そのため，1カ月後の生活を想定して長期目標を設定し，まずは短期目標の達成を目指して作業療法を開始した．介入初期の座位バランスは不安定で，監視を要していた．また，更衣動作においても介助を要していた．その後，徐々に座位バランスは安定し，更衣動作も自立することができた．転院時には，移乗動作および車いす駆動が自立することができた．

3．事例に学ぶ評価のエッセンス

1）状態像の捉え方と評価のポイント

(1) 片麻痺者の姿勢戦略

　片麻痺者は，身体各部が整合性を失った不安定な身体で姿勢を保持するために，発症直後から安定の拠り所を探している．そうした状況において，身体に作用する力を拮抗させる基本戦略により，身体の支持構造に依存することで安定を得ている．その結果，力の拮抗関係が変化することを避けるかのように，身体内部を固定しつつ，外部環境との交流を遮断しており，環境に適応した合理的な課題遂行を困難にしている．したがって，片麻痺者が示す困難の背景には，こうした代償的な姿勢戦略があることを考慮する必要がある．

(2) 姿勢戦略と筋緊張の関係

筋の起始・停止が近づいていれば高緊張，離れていれば低緊張とは限らない．起始・停止が近づくことで筋が緩んで低緊張を呈したり，離れることで筋が伸張されて高緊張を呈したりすることもある．これらは，身体と支持面との相互関係に基づく姿勢戦略の中で，それぞれの筋がどのような役割を担っているかによって決まってくる．そのため，筋緊張を正確に評価するためには，身体に作用する力の関係を分析する必要がある．

(3) 代償的な姿勢戦略がADLへ及ぼす影響

片麻痺者は，代償的な姿勢戦略に基づいて課題遂行を余儀なくされる．そのため，本来であれば自律的な過程に組み込まれるべきはずの感覚情報が欠如しており，努力的で非効率的な動作になってしまう．したがって，運動パターンや作業工程に対してアプローチするだけでなく，課題遂行に必要な感覚情報を明確にするとともに，それを受容できるような形で提供することが求められる．

2) 評価にあたって心がけたいこと

作業療法士が生活を支援する専門職であるならば，単にできる・できないだけではなく，活動の背後に広がる質的な問題を明確にする必要がある．そこに作業療法士の存在意義があるといえる．

参考文献

1) 柏木正好：環境適応 中枢神経系障害への治療的アプローチ 第2版．青海社，2007, p14.
2) 柏木正好：柏塾ノート．柏塾，山梨，2010.
3) Myers TW：アナトミー・トレイン 徒手運動療法のための筋筋膜経線（松下松雄訳）．医学書院，2009.
4) Neumann DA：筋骨格系のキネシオロジー（嶋田智明・平田総一郎監訳）．医歯薬出版，2005.
5) Cook AS, Woollacott MH：モーターコントロール 運動制御の理論と臨床応用（田中 繁・高橋 明監訳） 原著第2版．医歯薬出版，2004.
6) Stoffregen TA, Riccio GE：定位の生態学理論と前庭システム（伊藤精英訳）．アフォーダンスの構想（佐々木正人・三嶋博之編訳）．東京大学出版会，2001.

Section 2　Chapter 2-I　呼吸循環障害
－慢性閉塞性肺疾患（chronic obstructive pulmonary disease；COPD）により日常生活の低下をきたした事例－

百田貴洋

● KEY WORD　　運動耐用能，呼吸困難感，抑うつ

1. 障害の特徴と評価

1）障害の特徴と基礎知識

　慢性閉塞性肺疾患（以下，COPD）は，慢性気管支炎あるいは肺気腫などによる気流閉塞を特徴とし，呼吸不全をきたす疾患である．呼吸不全（すなわち低酸素血症）による活動の制限のみならず，呼吸困難感は患者の不安やストレス，感情と直接結びつきQOLの低下をきたす．心身機能，ADL，QOLを含め，包括的な評価が必要とされる．

（1）閉塞性換気障害と酸素化能

　まず呼吸（respiration）と換気（ventilation）の違いを押さえておきたい．換気は空気の動き（大気⇔肺の間の空気の出し入れ）であり，呼吸（外呼吸）とは肺胞と血液との間のガス（O_2とCO_2）交換を指し示す言葉である．呼吸器の障害は大きく呼吸機能（すなわちガス交換能力，酸素化能）と換気の障害に分類され，このどちらか，もしくはその両方が障害される．
　COPDは，慢性に進行する気管支や肺胞の変性による気道の弾性（変形しても元に戻ろうとする力）低下や各種の要因により末梢気道の狭小化にともなう気流閉塞を生じる閉塞性換気障害の代表である（進行したCOPDでは混合性となる）．また，肺胞の破壊による拡散面積の減少や，慢性の炎症による多量の気道内分泌物貯留による酸素化能低下もこの疾患の特徴である．

（2）呼吸不全と呼吸困難感

　間違えやすいが，呼吸不全と呼吸困難では意味が異なる．呼吸不全はあくまでも動脈血中のガス異常の状態を示す言葉であり，具体的には次の通りである．
　① PaO_2（動脈血酸素分圧）が60torr以下の状態をⅠ型呼吸不全
　② ①に加え$PaCO_2$（動脈血二酸化炭素分圧）が45torr以上の状態をⅡ型呼吸不全
　③ ①・②の状態が1カ月以上，持続する状態を慢性呼吸不全
　これに対して呼吸困難とは，自覚的な呼吸困難感（息苦しさ）を示す言葉であるが，息切れや呼吸パターンの異常など，身体所見を指す場合もある．
　COPDは（1）で述べた原因により慢性の呼吸不全もしくは準呼吸不全と呼吸困

難感を特徴とする（**表1**もあわせて参照）．

2）用いる評価

はじめに現病歴，医学的所見，血液ガス検査，血液・生化学検査などカルテ情報と画像所見（胸部X線，CT）などの所見を十分にチェックする．特に本疾患の場合は，これらの情報はダイレクトに病態像と関連し，リハビリテーションの効果判定にも使用されるため抜かりなく情報を吟味しておく．また，カルテでよくその他の項目に位置する嗜好品や生活歴に関しても，COPDのリスクファクターと関連が深く予後に強く作用するため，しっかりと情報収集をしておく必要がある．必要に応じた一般的な作業療法評価を適時行うとともに，視診・聴診・触診によるアセスメント，エルゴメータや6分間歩行試験などの運動負荷時の身体応答は治療や効果判定の指針となるのでみておく（**表2**）．

表1 動脈血液ガス検査の主な基準値

PaO_2	：80～100torr
$PaCO_2$	：35～45torr
pH	：7.35～7.45
HCO_3	：24～26mEq/l

表2 作業療法初期評価時にみておきたいポイント

- 問診：喫煙歴，喀痰の有無（量，色，性状），呼吸困難感（表3も参照）など
- 表情や声の大きさ（呼吸困難や呼吸機能の参考として）
- 血圧，心拍数などのバイタルサイン
- 安静時および会話・動作中などの呼吸状態：呼吸回数，呼吸パターンなど
- 斜角筋など呼吸補助筋の緊張
- 握力，四肢周径，体重，身長（筋力・栄養状態の参考として）
- 浮腫の有無と頸静脈怒張の程度（栄養状態や心機能の参考として）
- （一定の習熟が必要であるが，できれば胸部の聴診や打診なども行なうべきである）
- （時間，患者の体力などにより各種運動負荷試験）

表3 知っておきたい検査・指標

肺機能検査	スパイロメーターを使用し，1秒量（FEV_1）や肺活量（VC）などを測定する．特にVC，FEV_1，FEV_1%，フローボリューム曲線は押さえておく．
SpO_2（経皮的酸素飽和度）	パルスオキシメーターを使用し簡易に測定可能．環境や個人差によって異なるが90％を下限に設定することが多い．実際のPaO_2とは異なるため参考値として使用する．他の検査やADLアセスメント時にも使用できる．
6分間歩行試験（6MWT）	6分間の歩行距離を測定．できればパルスオキシメーターを使用しSpO_2やHR（pulse）も測定しておく．
F-H-J（Fletcher-Hugh-Jones）分類	日常動作による大まかな呼吸困難感の重症度を5段階に分類．
修正Borgスケール	自覚的運動強度を12段階に分類．運動負荷試験時やADLアセスメント時にも使用できる．
VAS（visual anologue scale）	10cmの水平線上に呼吸困難感の度合いを直接マーキングする．運動負荷試験時やADLアセスメント時にも使用できる．
目標心拍数	Karvoneの式，安静時心拍数＋（最大心拍数＊－安静時心拍数）×運動強度＊＊ で求められる．心拍数から割り出す運動強度の目安．ADLアセスメント時の比較参考値としても使用できる． ＊最大心拍数＝220－年齢，＊＊最大運動強度の60％の負荷を目標にする場合には0.6を係数として使用
生化学・血液検査	最低限，炎症や感染に関係する項目（CRP, WBC），栄養状態に関係する項目（TP, ALB, A/G），横隔膜機能とも関係の深い電解質（K, Mg, P, Ca）を押さえておく．

作業療法室や病棟などでの動作やADLアセスメントは，呼吸困難感，SpO₂や心拍数（以下，HR）所要時間にも留意し記載する．酸素療法や各種人工呼吸器を使用している場合は，酸素流量やモードを記載しておく．

また，ストレス，恐怖，パニックなど認知・心理面のアセスメントは実際の生活制限になりやすいため，呼吸困難感とあわせて評価しておく必要があるが，特に患者の病気に対する知識や姿勢は予後に大きな影響を与えるので留意する．

2. 事例表示

1）基本情報（図1，表4）

対象者：60歳代後半，男性

診断名：COPD（肺気腫），表4参照

現病歴と経緯：5年前より階段昇降時に息ぎれをするようになった．ここ1年は徐々に平地歩行時でも息ぎれが出現するようになった．1カ月前，発熱・喀痰・呼吸困難にて受診，肺炎を併発した肺気腫と診断され当院入院となる．

社会歴：中学校卒業後，職を転々とする．広大な土地を所有しており，現在は家賃収入などで生活し収入には困っていない．30歳代で結婚するが離婚．現在は一軒家に一人暮らし．喫煙歴は15～67歳まで40本/1日．日中は自宅でテレビをみながら過ごすことが多い．身の回りにすべてのものを置いている．

主訴：労作時の呼吸困難，特に入浴時と川釣りなどの屋外歩行時の息ぎれを訴える．

画像所見：図1参照

担当者の経験年数：3カ月．これまでベテラン作業療法士がベッドサイドにてリハを施行していたが，全身状態落ち着いたため作業療法室でのリハに移行，新人作業療法士が担当することとなる．

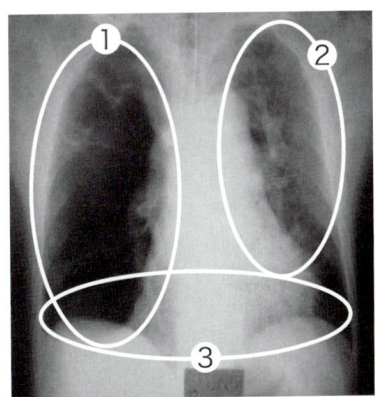

図1　胸部レントゲン写真（入院1週目）
①肺野の透過性亢進
②左肺野の透過性低下
③横隔膜の定位・平坦化

表4　検査・評価結果

身体所見	身長：158（cm），体重：61（kg）安静時呼吸回数：18回/分
握力	右 25.0（kg），左 24.0（kg）
動脈血液ガス検査	pH：7.43，PaO₂：76.8torr，PaCO₂：39.2torr
肺機能検査 （正常予測値に対する割合で記載）	%VC：90（%），%FVC：81（%），%FEV₁.₀：60（%）
FHJ分類	3
6MWT （Room Air）	歩行距離：322（m），SpO₂：96→89（%）， Pulse：87→122（bpm），修正Borg Scale：8
FIM	116点，減点項目は入浴，階段，歩行の項目

表5　COPDの病期分類（日本呼吸器学会）[1]

0期：COPDリスク群	スパイロメトリーは正常
	慢性症状（咳嗽，喀痰）
Ⅰ期：軽症COPD (Mild COPD)	$FEV_{1.0}/FVC < 70\%$
	$50\% \geqq 80\%$ predicted
	慢性症状(咳嗽，喀痰)の有無は問わない
Ⅱ期：中等度COPD (Moderate COPD)	$FEV_{1.0}/FVC < 70\%$
	$50\% \leqq FEV_{1.0} < 80\%$ predicted
	慢性症状(咳嗽，喀痰)の有無は問わない
Ⅲ期：重症COPD (Severe COPD)	$FEV_{1.0}/FVC < 70\%$
	$30\% \leqq FEV_{1.0} < 50\%$ predicted
	慢性症状(咳嗽，喀痰)の有無は問わない
Ⅳ期：最重症COPD (Very Severe COPD)	$FEV_{1.0}/FVC < 70\%$
	$FEV_{1.0} < 30\%$ predicted あるいは
	$FEV_{1.0} < 30\%$ predicted かつ慢性呼吸不全あるいは右心不全合併

2) 担当者の評価・解釈

(1) 収集し得た情報

　趣味は川釣り，絵画鑑賞・描画，カメラ，旅行などであるが，ここ1年ほどは行っていない．キーパーソンは近隣に住む知人（女性，50歳代）で，食事や掃除は毎日訪問し行う．家屋状況は平屋であるが，庭や自宅周辺は砂利道で凹凸が多い．カルテ情報によると煙草はやめたはずであるが，病院の喫煙所での喫煙を目撃されたことがある．

(2) 心身機能

　肺機能検査の結果から患者は中等度のCOPDであり（表5），運動機能検査の結果から，持久力，体力ともに低下している．現在，肺炎症状は落ち着いており，CRPなどの炎症所見もみられない．触診においては斜角筋群等の呼吸補助筋で過緊張がみられる(表4参照．動脈血液ガス検査を除き，医師とともに担当者が施行)．

(3) 活動・参加

　減点項目では息ぎれのため，休憩が必要である．それ以外ではおおむね自立している．日中はテレビをみて過ごしていることが多い．

3) アドバイザーからのコメントと評価

(1) 情報の収集

　基本事項は押さえているように思うが，疾患の特性や個人因子を考慮した上での掘り下げが浅い．家屋状況に関しては，寝室や普段過ごしている部屋，トイレ，風呂との位置関係や動線を捉えておく．症例は現在の状況でも喫煙を継続していることを考えると，疾患に対する知識や病前性格なども予後を大きく左右する因子なので押さえておくべきである．また，バイタルサインの把握は評価のみならずリスク

管理の側面からも重要である．とくに，本疾患では心機能にも影響が大きいため，リハおよび評価開始前のバイタルサインを測定し，記載しておく．

(2) 心身機能

呼吸機能に関する直接的，代表的な検査はできているが，全体像の把握や予後の予測に関して必要と思われる基本的な評価が行なわれていない．たとえば，面接や観察時の会話は声の大きさや質，呼吸パターンや姿勢，表情は，肺活量や呼吸筋筋力，疲労を推し量る指針となりうる．また，四肢周径や筋力などの一般的な検査は，廃用や栄養状態を知るための非常に大事な情報である．症例では，握力は右 25.0 kg，左 24.0 kg であり，同年代の平均と比較し著明に低下しており，廃用もしくは栄養状態を含め筋のディコンディショニングがうかがえる．6MWT においては，運動誘発性の呼吸困難と低酸素血症が出現しているが，SpO_2 や Pulse の変化に比較すると非常に強い呼吸困難感を訴えている．呼吸困難感は必ずしも身体の客観的な数値と合致するとは限らず，今回の場合も ADL など活動レベルへの影響も考えられる．

担当者が呼吸補助筋群の過緊張を指摘しているが，これは日常的な呼吸困難つまり呼吸主動作筋の筋力低下もしくは主動作筋の働きでは呼吸の維持が不十分な状態であり，補助筋群が過剰に使用されているというサインであるので重要である．

(3) ADL の評価が不十分

担当者は ADL の評価に FIM を使用している．FIM が優れた評価であることはいうまでもないが，本疾患においては呼吸困難による影響が点数に反映されづらい．ADL の評価では呼吸器疾患の特異性を加味した評価尺度が開発されたものを使うのも手であるが，FIM などを使用する場合ではパルスオキシメーターを使用し，SpO_2 や Pulse を測定するとともに呼吸困難の状態を評価し，環境や動作と呼吸状態との関係を考慮する．具体的には，酸素流量，所要時間，休憩の程度，どのような動作で息ぎれがおこるのか，パルスオキシメーターの測定値を見比べながら記載しておく．症例では洗髪や上衣の更衣動作時に上肢を使用するため呼吸パターンが崩れ呼吸困難と SpO_2 の低下が出現していた．

また，担当者は ADL 項目の評価を行っているが，日常生活の評価し把握したわけではないことを知るべきである．呼吸不全や呼吸困難は日常生活の制限に大きな影響を与え，できる活動能力の割には廃用症候群に陥りやすい．実際に起床から就寝までのスケジュールや活動を細かく把握しておくことにより，予防や筋力低下の原因等の評価として，効果的なアプローチの指標として活かすことができる大切な情報源である．

(4) 心理面の評価が不十分

特に症例は呼吸困難感が強いため，心理面や QOL の評価は必須である．追加して SDS（自己評価式抑うつ性尺度）を施行した．症例の日頃の会話内容なども踏

まえて軽度の抑うつ傾向があると考える．

4）アドバイザーの解釈・介入計画
（1）利点と問題点の整理
利点は，経済的に裕福であること，退院後の介護力，リハと退院へのモチベーションが強いこと．問題点は，① 病気やリスク管理に対する知識や認識が低い，② 呼吸困難感が強いこと，③ 廃用による全身の筋力低下，④ ADL能力，活動性の低下が考えられた．

（2）解釈
上記の4つの問題は互いに影響し合い，現在の状況を生み出していると考えるが，特に筋力の問題はエネルギー効率や末梢での酸素利用を考えても呼吸困難感を増強し，ADLや活動の低下につながっている．さらにCOPD，運動の必要性や動作の工夫などの知識の不足も影響し，さらなる廃用を招く結果につながっていると捉え，以下のプログラムを立案した．

（3）介入計画
【長期目標】
① 廃用に陥らないレベル以上での活動レベルの獲得と維持
② 趣味である釣りやカメラ，旅行に無理なく行くことができる

【短期目標】
① 病棟ADLを負担に感じず行うことができる
② 病院内外の散歩を習慣化する
③ 禁煙と疾患に対する必要な知識と意識を身につける

【プログラム】
① コンディショニング：呼吸補助筋群，胸郭に対するストレッチング，自主的な全身のストレッチング，口すぼめ呼吸の獲得
② 筋力トレーニング：自主的な下肢を主とする筋力トレーニング
③ 持久力トレーニング：自転車エルゴメータと散歩
④ ADL動作訓練：安楽な呼吸パターンやタイミング，必要な運動訓練など
⑤ 疾患や生活に関する教育・指導：疾患の特徴・予後，禁煙，栄養，呼吸・動作パターンの工夫など

5）その後の経過
1カ月で完全禁煙に成功し，ADLでの呼吸困難感も低下した．2カ月後に退院となった．退院時，肺機能検査においては若干の向上がみられたのみであるが，6MWTにおける距離，呼吸困難感，Pulseなどについては著明な改善がみられた．ADL動作においても自分のペースで効率よく行うことが可能で呼吸困難感は著明に低下し，活動レベルも拡大した．

3. 事例に学ぶ評価のエッセンス

1) 状態の捉え方と評価のポイントと心がけ

(1) 何をみるのか？

検査項目以外の情報やそこから導かれる情報が驚くほど少ないが，麻痺やバランス障害のように動作単体の障害ではないため，不慣れであると何を評価してよいかわからない．また，必須の評価・検査にしても点数のみに目がいきがちである．私見になるが，不慣れなうちは最低限必要だといわれている評価・検査を行い，そこからミドルアップダウン的につなげていくと，全体像やさらに必要な検査と結果が示す意味が明らかになりやすいように思う．

たとえば，6MWT における歩行距離，SpO2，呼吸困難感→（なぜか？）→呼吸機能？ or 換気機能？ or 筋力？→さらに必要な検査施行や医学情報の再確認→（原因は？）→廃用？ or 過用？ or 疾患，というミドルダウン的に考えたり，ADL や QOL にどのように影響を与えているのかなどミドルアップ的に考えたりを繰り返すと理解しやすい．

(2) 筋力・栄養状態に注意

筋力低下は動作効率に影響を与えるのみならず，末梢への酸素運搬状態の悪化，乳酸蓄積の増加，筋ポンプ作用など内呼吸，末梢循環を阻害し，人体への負担を増加する．同時にトレーニングや日常生活において改善が可能な要素でもあるので，筋力検査や四肢周径などをとおして押さえておく．

(3) 精神・心理・認知機能面への配慮

呼吸不全の状態は主に視床下部などをとおして，呼吸困難は大脳から間脳などをとおして，情動や感情に影響を与える．呼吸困難に対する恐怖や不安や活動レベルの制限を考えても，容易に心理面への影響が考えられよう．また，呼吸不全は脳への酸素供給の低下に通じ，高次脳機能などにも影響を与えるので，場合によっては評価しておく．無論，QOL の評価は必須であり，関連も考慮し評価が必要である．

(4) ADL 評価

しつこいようであるが呼吸機能，呼吸困難感を考え，質的に評価する．

(5) 疾患に対する知識・認識と人間像の把握

臨床場面においては見落としやすい，気づいてはいても，評価として把握しづらいところであるが，特に喫煙，栄養や動作パターンに関しては，予後を左右する重大な因子であることを作業療法士自身が認識する．

参考文献

1) 宮本顕二：楽しく学ぶ肺の検査と酸素療法 改訂版．メジカルビュー社，2007．
2) Connors G, Hilling L 編：呼吸リハビリテーション・プログラムのガイドライン（日本呼吸管理学会監訳）．ライフサイエンス出版，1995．
3) 泉 孝英監修：COPD（慢性閉塞性肺疾患）の診断・管理基準— ATS（米国胸部学会）COPD ガイドライン．ライフサイエンス出版，1996．
4) 日本呼吸管理学会呼吸リハビリテーションガイドライン作成委員会，日本呼吸器学会ガイドライン施行管理委員会，日本理学療法士協会呼吸リハビリテーションガイドライン作成委員会編：呼吸リハビリテーションマニュアル—運動療法．照林社，2003．

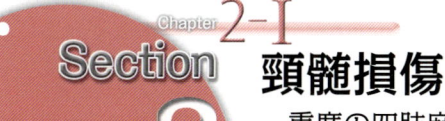

Chapter 2-I
Section 3 頸髄損傷
－重度の四肢麻痺と合併症により日常生活が自立していない事例－

松本琢麿　小野寺真樹

● KEY WORD　　姿勢動作，徒手的誘導，合併症管理

1. 障害の特徴と評価

1）障害の特徴

　頸髄損傷者は全身の広範囲に，感覚の消失と運動麻痺が生じてしまう．そのため臥位や座位で，身体を支えている支持面すら感じられなくなり，バランスの保持も難しく，突然動けない状態になってしまう．重度の四肢麻痺により日常生活が自立していない症例は，残存部位と麻痺部位との身体に乖離がおきてしまい，重力のある環境にうまく適応できないことが大きな原因と考える[1]．加えて，褥瘡などの合併症が生じると，ますます日常生活が制限されてしまい，自立した活動が阻害されることがある．

（1）臥位での傾向

　臥位での頸髄損傷者は，背中の丸みにさえも左右への不安定さを感じることがある．残された体性感覚と運動機能をもつ頭部，肩甲帯，上肢でベッドを強く押して，臥位での安定性を保とうとする（**図1**）．そのため頸部と肩甲帯背部の筋が，常に緊張してリラックスできなくなったり，頭部や上肢を持ち上げることさえも困難になることがある．

（2）座位での傾向

　頸髄損傷者の座位は非常に不安定であり，座位での視界は断崖絶壁のように感じることがある．たとえば，右上肢を口に伸ばそうとすると，身体が前方や側方に回

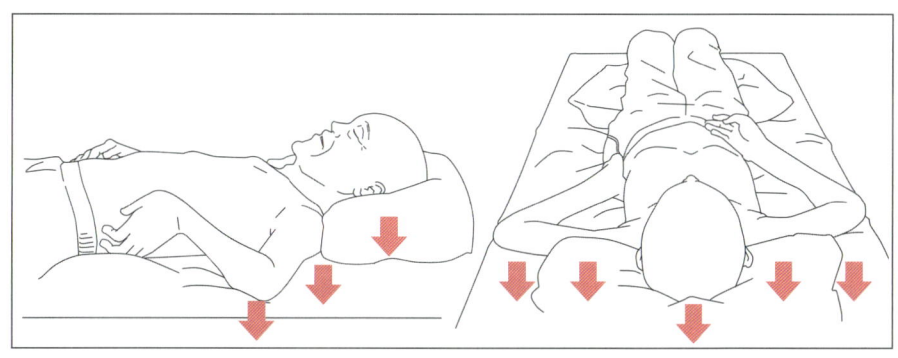

図1　臥位での傾向

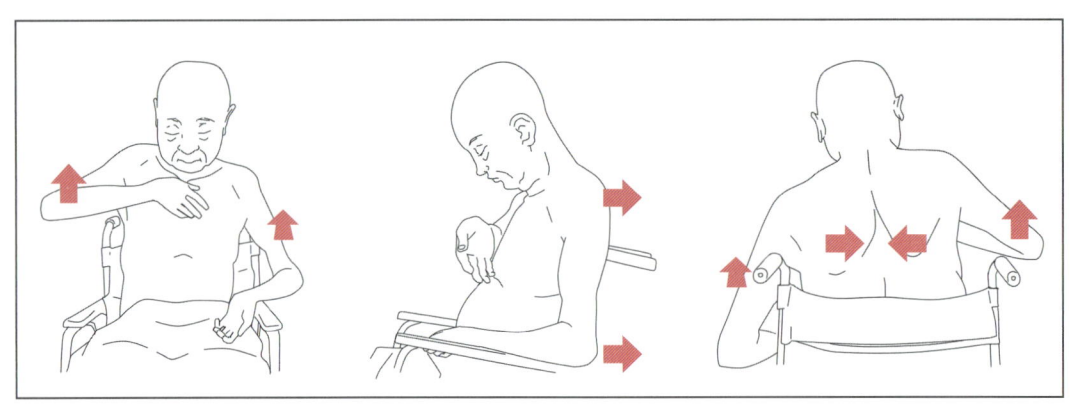

図2 座位での傾向

転する力が働き，不安定な姿勢になってしまう．そのため左上肢を外転してバランスをとったり，背中をバックレストに強く押しつけて固定したり，肩甲帯を後退，内転させて重心の移動を少なくすることがある（**図2**）．

このような臥位や座位でみられる定型的な姿勢は，いままで筋力のアンバランスと思われてきたが，実は臥位や座位を保持するための姿勢反応としておきている．そのため頸髄損傷者の動作や活動を評価する場合，その背景となる姿勢動作との関係をみることが大切である[2]．

表1 ASIA機能障害スケール

A	完全	仙髄領域S4-S5の運動・知覚機能とも残存していない．
B	不全	仙髄領域S4-S5を含む神経学的レベルより下位に知覚は残存するが，運動機能は残存しない．
C	不全	神経学的レベルより下位に運動機能は残存するが，神経学的レベルより下位のKey muscleの半数以上が筋力3未満．
D	不全	神経学的レベルより下位に運動機能が残存し，神経学的レベルより下位のKey muscleの少なくとも半数が筋力3以上．
E	正常	運動・知覚機能は正常．

表2 Zancolliによる頸髄損傷麻痺手の分類

群	可能な動作	最下位機能髄節	残存運動機能	亜群	
I	肘屈曲	C5	上腕二頭筋 上腕筋	A B	腕橈骨筋（＋） 腕橈骨筋（−）
II	手関節伸展	C6	長・短橈側手根伸筋	A	手関節伸展可能
				B	強い手関節伸展 1. 円回内筋，橈側手根屈筋，上腕三頭筋（−） 2. 円回内筋（＋），橈側手根屈筋，上腕三頭筋（−） 3. 3筋（＋）
III	指の外来伸筋	C7	総指伸筋 小指伸筋 尺側手根伸筋	A B	尺側指の完全伸展と橈側指と母指の麻痺 全指の完全伸展と弱い母指伸展
IV	指の外来筋による屈曲と母指屈筋	C8	深指屈筋 固有示指伸筋 長母指屈筋 尺側手根屈筋	A	尺側指の完全屈曲と橈側指と母指の屈曲不全，母指伸展可能
				B	全手指の完全屈曲 内在筋麻痺 1. 浅指屈筋（−） 2. 浅指屈筋（＋）

表3 頸髄損傷者のADL自立度

残存機能レベル	人数(名)	平均年齢(歳)	寝返り	起き上がり	更衣	車いす駆動	移乗動作ベッド－車いす	排尿動作	排便動作	自動車運転
C4	14	36.0	−	−	−	−	−	−	−	−
C5A	10	33.5	−	−	−	△	−	−	−	−
C5B	21	29.0	△	△	△	○	△	△	−	−
C6A-B1	31	24.3	△	△	△	○	△	△	△	△
C6B2-B3	43	27.8	○	○	○	○	○	○	△	△
C7A-B	4	41.8	○	○	○	○	○	○	○	△
C8A-B	19	30.2	○	○	○	○	○	○	○	△

−：自立した者はいなかった　△：一部の者が自立　○：75%以上の者が自立

表4 座位バランス評価法：ISMG（鷹野改）

Normal	正しい姿勢や座位にて，あらゆる方向からの強いプッシングに対し，正常な立ち直り反射があり座位を保持できる．
Good	ある程度のプッシングに対し立ち直りがあり，座位を保持できる．
Fair	両手を前方挙上でき，座位保持が可能であるが，プッシングに対して不安定である．
Poor	座位はとれるが，両手前方挙上できず，プッシングに抵抗できない．
Trace	ごく短時間座位をとれるが，安定した座位を維持できない．
Zero	まったく座位をとれない．

2）用いる評価

　基本情報を入手したあと，本人のニーズを確認する．それから現時点で自立している動作を観察したり，手助けを必要とする動作を実際に介助してみることが，患者の身体能力を把握することにつながる．続いて生活動作の阻害因子となるような筋緊張の異常やROMの制限を確認しながら，MMTや感覚検査を行う．その結果から得られた運動・感覚神経の機能レベルと脊髄の損傷部位を比較するとともに，麻痺状態をASIA機能障害スケール（**表1**）により確認する．頸髄損傷者の麻痺手をZancolliの分類（**表2**）で判別することで，ADL自立度の予測ができ，到達目標を立てることができる[3]（**表3**）．しかし筋力やROMなどの潜在的な能力を十分発揮して動作できるかは，座位バランスによって大きく変化する．そのため安定した測定肢位を選択せねばならないとともに，ISMG（International Stoke Mandeville Games）の分類を用いて座位バランスを評価する（**表4**）．そして日常活動はFIM（機能的自立度評価法）を用いて自立度を算出し，作業療法の治療効果を明確に表現していくことが必要である．しかし数値に表れない動作の特徴や質的変化は，具体的記述が必要である．

2．事例提示

1）基本情報

　対　象　者：40歳代，女性
　診　断　名：第7頸髄損傷による四肢麻痺（図3）
　現　病　歴：平成18年6月，果実の収穫中に木から落下し受傷してA病院に搬送

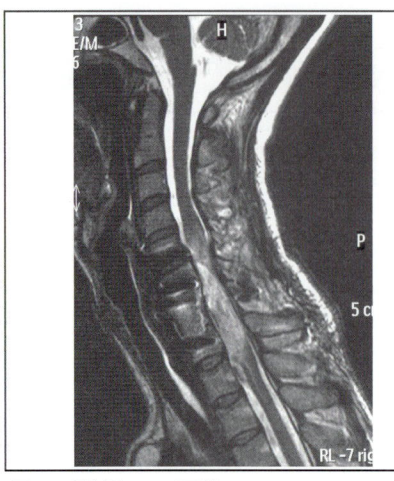

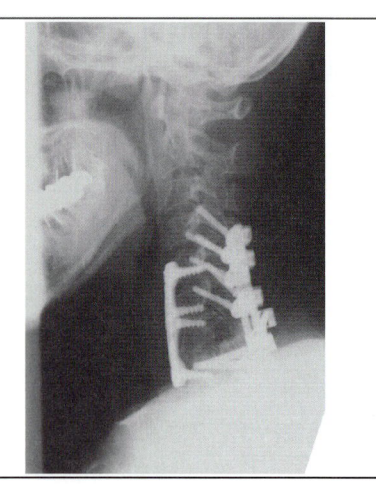

図3 頸部MRI画像　　　　　　　　　図4 頸部X線画像

されて入院．C5－T1前方固定術，C4－T2後方固定術を実施(**図4**)．平成X年11月，当センターリハビリ病院に転院．平成X＋1年4月，当センター肢体不自由者更生施設に入所．

合 併 症：受傷直後より尾骨付近に褥創があり，悪化と治癒を繰り返している．現在は殿部の負担を軽減するため，車いす乗車時間を制限している．

社 会 歴：大手航空会社の経理事務部門に勤務．自宅から電車で1時間半をかけて通勤していた．現在は休職中である．

家族状況：70歳代の母親と40歳代の兄と同居

担当者の経験年数：6カ月

2）担当者（新人作業療法士）の評価・解釈

（1）収集し得た情報

キーパーソンは母親である．家屋環境は，道路から玄関までに40段の階段があるため，車いすでのアプローチは困難である．そのため復職先に近い住居を探して，母親との同居を検討している．作業療法に対しては協力的であり，自分の現状につ

表5　検査結果

検査	結果
ROM	指関節に若干の制限あり．SLR110°以上
MMT（右／左）	肩甲帯・肩・肘・前腕筋群 4～5レベル 手関節　橈側手根屈筋（5／4）尺側手根屈筋（4／3） 　　　　橈側手根伸筋（5／5）尺側手根伸筋（5／5） 指関節　総指伸筋（3／0）
感覚検査	右T2まで残存，左C7まで残存
Zancolliの分類	右C7A，左C6B2
ASIA機能障害スケール	完全麻痺A（運動・感覚喪失）
ISMG座位バランス評価	Fair
FIM	70点／126点

いても冷静に認識している．

(2) 心身機能（表5）
　指関節の屈筋に筋緊張の亢進とROM制限が若干あるものの，テノデーシスアクションによる代償把持が可能である．MMT，感覚検査では，脊髄の損傷部位と運動・感覚神経の機能レベルが，ほぼ一致したものの，右上肢機能のほうがわずかに良好な完全麻痺であることがわかった．

　端座位での姿勢は，骨盤は後傾しており，頭頸部・脊柱を屈曲して，ベッド上に両手をついて姿勢保持している．ISMGの座位バランス評価では，両手を前方挙上しても5秒以上の姿勢保持が可能なFairレベルあるが，重心移動をともなう端座位動作では非常に恐怖心をもっている．

(3) 活動参加
　日常の車いす駆動，食事，整容動作は，車いす手袋や自助具を使用して自立している．上着の着脱は自力で可能であるが，車いすのバックレストから離れて，背中を上げ下ろしするのに時間がかかる．ベッド上の寝返り動作は，柵があれば両側可能であるが，柵なしでは困難となる．起き上がり動作は，柵を使って右側からは可能であるが，左側からは困難である．長座位での移動動作は，ベッドマットに殿部を擦るような移動となる．ベッド－車いす間の端座位での側方移乗は，殿部を挙上する際に前方に倒れやすく，介助誘導や監視が必要である．そしてベッド端座位で，足を上げる動作は不可能であった．

　褥創治療のため，車いすの乗車は5時間程度に制限され，作業療法・理学療法以外の体育や職業訓練は追加されていない．また車いす駆動と食事，整容以外の生活動作は，すべて介助となり，施設職員に依頼せねばならない状況である．

3) アドバイザーから担当者へのコメントとアドバイザーと一緒に行った評価
(1) 素晴らしい情報収集ができている
　キーパーソン，家族状況，家屋環境，社会歴など網羅していると考える．また「将来的に家庭復帰および復職するために新規住居を検討している」ことが確認できたことは，今後の長期・短期目標につながり，素晴らしい情報収集であったと考える．

(2) 活動参加に影響していることを考えてみる
　運動および感覚機能，上肢機能，バランス能力の分類など，頸髄損傷者全般のスクリーニングはできていた．しかし褥瘡や頸椎固定などの「健康状態」や，体格・年齢・性別などの「個人因子」は，ADL自立度や治療計画に大きく影響してくるので，関連づけて検討することが大切である．

(3) 健康状態の改善にも配慮していくことが大切である
　合併症である褥瘡の発生原因を究明して，褥瘡悪化のリスクを避けなければなら

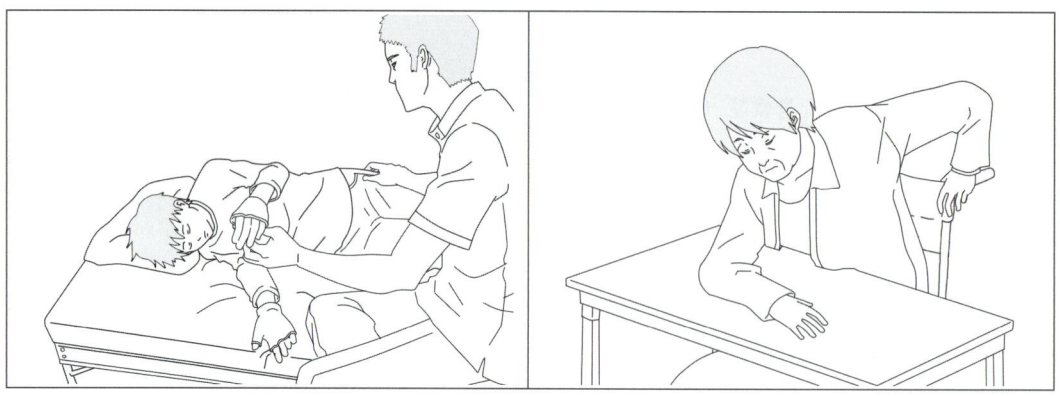

図5　寝返り動作　　　　　　　　　図6　上着の着衣動作

ない．事例の褥瘡は，尾骨から肛門までの殿裂中央1cm弱で，現在は瘡蓋（かさぶた）状態である．発生時期が車いす－ベッド間の長座位移動の練習時期であることから，皮膚の薄い部分が伸張されたことが原因による裂傷であると考えられた．そのため褥瘡の治癒と再発防止のために，両上肢のプッシュアップで殿部を少し浮かせられることを確認して，可能な限り慎重に長座位移動をするよう指導した．それ以来，褥瘡は改善して，車いす乗車制限は解除されている．

(4) 個人因子等を分析していくことが大切である

　事例は小柄でやせ型の40歳代の女性である．そのため大きなパワーや反動で動くというより，少ないパワーで柔軟に動いていきたいタイプである．また，はじめての動作には非常に恐怖心も強く，自分から積極的に動いていく傾向ではない．そのうえ頚椎の固定手術による可動域制限が著名であるため，起居動作や座位バランスが阻害されてしまうことを理解していなければならない．

(5) 日常活動を徒手的な誘導で評価をしてみる

　事例の臥位は，ベッド面を押しつけて安定する傾向があり，身体を前面の空間に持ち上げるような寝返りや起き上がりなどの起居動作が困難である．そのため上肢による柵の引っ張りや腕振りなど過剰努力や反動ばかり利用して，体幹内部の動きが作り出せなくなっている．臥位で身体が転がるような支持面や重み，身体のつながりが利用できていないことを確認し，どれだけできているか評価せねばならない[4]（図5）．作業療法士が徒手的に誘導してみて，事例の問題点や治療のヒントとなる情報が得られるように，臨床技術やセンスを磨くことが大切である．

(6) 潜在能力が発揮できる場面を評価してみる

　事例は両手を空間で操作をすると，前方に倒れないように背もたれへの押しつけを強めてしまう．そのため，十分な上肢操作ができずに，上着の頭部や背中の着脱が困難となっている．そのためテーブルなど前方に手がかりを提供することで，安心した着衣が可能であった（図6）．患者が安心して動ける環境設定を評価場面か

ら模索していくことは大切である．

4）アドバイザーの解釈・介入計画
（1）利点と問題点の整理
　事例の利点は，①受傷を冷静に受け止め，将来のことを考えていること，②上肢の支持機能が残存していること，が挙げられる．問題点としては，動的な座位バランスの低下によって生じている①転倒への恐怖心，②上肢の自由性低下，③日常動作の能力低下，の3つが考えられた．

（2）解釈
　事例の座位バランスを低下させている原因として，①座位を支えている支持面（殿部や下肢）の状況がまったくわからなかったこと，②上半身の残存部位で背もたれを押しつける固定姿勢が定着していること，③重心移動をともなう積極的な座位活動を避けていること，が挙げられた．これらの問題に対して，残存部位と麻痺部位のつながりや麻痺部位の状況が自覚できるように促すことで，日常の姿勢変換や身の回り動作が自立する可能性をもっている[4]と捉えて，以下のプログラムを考えた．

（3）介入計画
【長期目標】
　①復職を目指して，十分な耐久性と作業能力を獲得する
　②生活可能な居住環境を準備する
　③通勤（自動車もしくは公共交通機関）を想定した外出ができる
【短期目標】
　①ベッド上での更衣動作が行える
　②安全にベッド－車いす間の移乗動作と足上げ動作ができる
　③トイレや入浴，自動車運転などの応用動作にチャレンジする
【プログラム】
　①上着の更衣練習
　②起居動作とズボンの更衣練習
　③両上肢支持における体幹骨盤の自動運動，車いす座位でのプッシュアップ練習，移乗動作の練習，ベッド端座位での足の上げ下げ動作練習
　④自助具での書字，パソコン操作の練習
　⑤トイレ便座や浴室洗体台・自動車運転席への移乗練習，自動車シミュレータでの運転操作練習

5）その後の経過
　在宅生活への復帰と復職を目標にしながら，身体機能の向上と身の回り動作の自立を中心に作業療法を開始した．当施設入所後は，褥瘡のために活動が制限されて

いたが，作業療法開始4カ月で入浴や排泄を除いた施設生活が自立しつつある．座位活動では強い恐怖心を感じていたが，ベッドの背もたれや柵，車いすのフレームなどの環境をうまく利用しながら，積極的な座位活動をしている．日常のなかで，麻痺部位を動かす頻度が増えるにつれ，徐々に支持面の状況がわかるようになり，座位バランスが向上している．今後は，排泄や入浴動作における自立動作と介助点を明確にした上で，住居の選定と訪問サービス利用を検討していくことと，自動車運転免許証の取得と復職を支援していく予定である．

3．事例に学ぶ評価のエッセンス

1）状態像の捉え方と評価のポイント

（1）損傷部位だけでは機能予後はわからない

損傷部位による機能予後は，さまざまな要因が影響している．恐怖心が強い高齢者や女性は，臥位や座位環境への適応能力や日常生活の活動能力が低いように感じる．また頸椎の整復固定の有無が，活動時の座位バランスへの影響も大きい．しかし，このような不利な条件を評価として列挙するばかりではなく，恐怖心や安全性に配慮して，事例がもつ潜在能力を評価することが，よりよい治療や支援に結びついていると考える．高位の頸髄損傷者であっても，多くのADL項目が自立できるようにチャレンジしていくには，適切な評価が重要になる．

（2）姿勢と動作を同時に評価する難しさ

活動を評価する際，倒れそうな影響や倒れないとする反応がどのように動作に現れているか，姿勢と動作の関係を評価せねばならない．みてみること（観察）や作業療法士が触れながら一緒に動いてみること（徒手的誘導）で，事例の心身に何がおこっているか，作業療法士自身に置き換えて理解することが評価には大切であり，よりよい治療や支援のヒントとなる[5]．

（3）一緒に動いて自信をつける

事例が一人でできない動作でも，誘導によって動作が達成する経験は患者にとって大切である．作業療法士は触れた手や一緒に動いた感じから，動きの重さや方向，タイミングなどを知り，患者の潜在能力や可能性，達成時期を測れるようになることを目指してほしい．また患者が動きやすいように適宜誘導を変えて，患者自身の自立度を高めていく方法は，評価と治療が一体となっており，患者の自信をつけていくことになる．

（4）活動の発達と発展を支援する

急性期の頸髄損傷者は，新生児のように臥位中心の生活である．回復期になると，側臥位や長座位，端座位などのさまざまな姿勢をとり，変化できることが目標となる．そのため姿勢発達と活動発展的な視点が必要になる．母親が赤ちゃんと遊ぶと

きの抱っこやお座りのように安心できる徒手的な誘導と，さまざまな動作環境で難易度を設定して評価していく作業療法士の役割は大きい．そのため起居動作や移乗動作などの介助誘導の方法を習得しておかねばならない．

2）評価にあたって心がけたいこと

　認知判断能力に問題がなくとも，自分の身体や環境に適応していくには，精神的な混乱や恐怖心の影響が大きい．そのため身体障害領域であっても，心理的要因と身体的要因を区別して考えるのではなく，同時に捉えていく視点が必要である．また作業療法評価は，日常活動の自立に結びつく手がかりが求められている．その日常活動は，環境との関係が大きく，ベッドや車いす，テーブルだけでなくセラピストも環境の一部として，患者の潜在能力が発揮できるように支援する役割である．このように動きやすい情報や環境をみつけることが「評価」であり「治療」といえる．特に「評価」では，頸髄損傷者の置かれた状況や動作時に「患者が感じる気持ちを共感できる能力」と，「患者が感じる動きを写し取る能力」が求められている．なぜなら，これらの患者から得られた貴重な情報は，治療に有効になるからである．

参考文献

1) 玉垣　努，松本琢麿，冨田昌夫：頸髄損傷者へのアプローチ—環境との関連性を考慮して．ボバースジャーナル，22：26-33，1999.
2) 玉垣　努：行為と姿勢制御—頸髄損傷者の行為を通して．作業療法，19：533-537，2000.
3) 神奈川リハビリテーション病院脊髄損傷マニュアル編集委員会：脊髄損傷マニュアル—リハビリテーション・マネージメント　第2版．医学書院，1996.
4) 松本琢麿：頸髄損傷の急性期と回復期のADL支援．OTジャーナル，37：531-537，2003.
5) 松本琢麿，玉垣　努，竹中弘行：臨床動作分析とその適応　身体障害領域での実際．OTジャーナル，38：977-984，2004.

事例編　I.身体機能に問題を抱えた事例

Section 4　Chapter 2-I　手の機能障害：手のリハビリテーション
－橈骨遠位端骨折後のリハビリテーション－

矢﨑　潔
米岡沙織
梅木由佳
山本直美

● KEY WORD　　橈骨遠位端骨折，観察，運度様式

1．障害の特徴と評価

1）障害の特徴

橈骨遠位端骨折の受傷機転は転倒・転落が多い．最近は高齢者の増加，若者の異常なダイエット，スノーボードの普及などにより対象年齢も幅広い．また損傷の度合いも差が大きい．当然治療法も保存療法から観血的治療法まであるが，日常生活の問題なく完治する事例も多い．ただ痛み・腫脹，浮腫を併発し，MP関節，手関節，前腕の運動制限を残すこともある．また運動痛・知覚異常を残し，日常生活にも影響を及ぼす事例もある．

(1) 運動障害：運動様式の崩れ

運動障害は関節固定後の関節周辺組織の短縮・弾性の低下による運動制限と生理的運動様式の崩れが主である．ほかに一定期間の固定による筋機能の低下がある．運動制限は損傷状態（程度），観血的治療，固定期間などの影響を受ける．また固定期に手指運動の外来筋優位な運動様式を学習する．その結果，MP関節の屈曲は不十分となり，側副靱帯が短縮し運動制限をおこす（**図1**）．さらに4週間以上の手関節の固定は手根骨間の運動を制限し，掌屈運動の改善を遅らせる．一方観血的治療法後は掌側から侵入し，内固定をするため早期に運動を開始しても背屈運動の改善は遅れる．また橈骨遠位端の変形治癒も運動域に影響を及ぼす．さらに前腕の回内・回外運動の障害を引きおこす．特に回外運動は代償が難しく，日常生活にも影響を及ぼす．高齢者のなかにはこれだけではとどまらず，肩関節の運動障害をともなうことのある損傷である．最悪の場合は疼痛とともに運動は制限されcomplex regional pain syndrome（以下CRPSとする）を引きおこすこともまれではない．

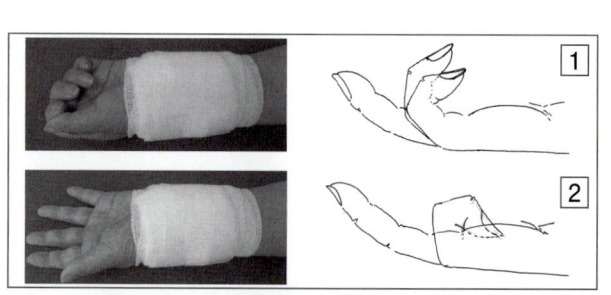

図1　手指の外来筋優位の運動様式
写真は事例2の初回の運動様式で，1に示すように外来筋を中心とした屈曲でMP関節の屈曲が不十分となる．2は正常にみられる運動様式である．

(2) 知覚障害・疼痛

複合損傷としての正中神経損傷を合併し，神経症状を呈するものもある．また固定期の手指の運動不足，肢位療法の不徹底は浮腫を助長する．そして二次的に神経障害を引きおこすこともある．この場合は手根管症候群様の訴えをみることがある．一般に正中神経支配筋群の障害と知覚支配領域での感覚機能の低下，知覚異常（痺れ）の訴えである．

一方，痛みは手関節固定とともに関節周辺組織や筋に刺激が入らない時期がある．それは感覚受容器への刺激の減少を意味し，閾値は下がる．その結果，評価時多少の刺激でも侵害刺激となり，痛みの訴えとなる．そこで，ゆっくり，かつ徐々に刺激をあげる．少し時間をあけ，再び刺激を加えたとき痛みが軽減すれば，廃用性で徐々に刺激を上げることで改善が可能である．しかし尺骨茎状突起骨折や三角線維軟骨複合体（以下，TFCCとする）損傷の合併は複雑で分ける．この部分に運動痛を引きおこすこともある．また遠位橈尺関節や手根骨間の運動痛もみることがある．これらは日常生活に影響を及ぼす．

2）用いる評価（表1）

はじめに，カルテ・X線写真から医学的情報［受傷機転，治療経過の概要（手術所見も），画像所見，固定法，固定肢位・期間など］を得る．また事例が入室し，評価・治療の席に着くまでの移動・姿勢・上肢の肢位・手の使用・保護状況，さらに精神状態を観察する．このようにして，この時点で事例の身体・精神状態はある程度把握できるように心がける．

初回評価時の会話は先行きに不安をもつ事例にとって重要で注意を払う．また環境づくりも大切である．手のリハビリテーションも一人の人間の治療である．

評価は肘・肩関節のスクリーニングテスト（万歳動作・結髪動作・結帯動作）で開始．損傷時の影響，ギプス固定による二次的障害の確認をする．その後の手の改善はその使用頻度を高め，症状を引きおこすこともある．そこで事前に評価し，再評価を繰り返す．次に手の評価で静的評価と動的評価を行う．

手の静的評価は外見から皮膚の色・状態（創），浮腫・腫脹有無をみる．熱感は触診し，確認する．皮膚の固さ・汚れ具合はそれまでの手の管理状況が予測できる．固定部以外の皮膚は損傷手の使用頻度を教えてくれ，後のセラピーに役立つ．

表1　評価の項目

医学的な情報 (既往歴・併存症も含む)
入室からの観察 (身体・精神状態の観察)
肘・肩関節のスクリーニング
手の機能的な評価

静的評価：	手の観察・触診 手の形状・色（創の状態）・熱感・浮腫など 感覚機能：触覚（SWT）・二点識別覚 知覚異常：しびれ 痛み：疼痛の評価
動的評価：	動き・運動下での観察・検査測定 関節可動域（非損傷手との比較：主に自動域） 筋機能（初回は筋力検査が許されない） 筋の収縮と弛緩，筋の絶対長（伸長度） 運動様式：生理的な共同運動の観察
総合評価：	日常生活動作テストなど

感覚障害・痛みの評価は分ける．感覚障害は手根管を通る正中神経支配領域の障害の訴えが多い．異常知覚（しびれ）もこの領域が中心である．一応，尺骨・橈骨神経支配領域も確認し，筋萎縮も評価する．痛みは損傷と直接関係していることも多く，正確に聴き取る．記述は事例の言葉で表現する．骨折部・TFCCなどは注意し，運動時痛の有無を確認する．

　さらに動的評価に進む．この評価は温熱療法の前に必ず行う．初回評価はさまざまな意味で緊張をともない機能的な制限も大きい．しかし温熱療法は鎮痛効果や循環改善により視覚的にも改善・変化がみられる．それらは事例には大きな励みになり，利用すべきである．

　関節可動域検査は手関節と前腕の運動域が中心となる．自動運動で，他動域は許される範囲で行う．また問題があれば手指，母指，肘関節，肩関節に広げる．筋力評価は骨癒合との関係で制限される．そこで，この時点では筋機能を評価する．特に筋の活動と運動様式をみる．筋活動はまず一筋の収縮と弛緩，相反的な筋（拮抗する筋）の収縮と弛緩を観察・触診する．このとき内在筋と外来筋の絶対長（弛緩）と収縮度を確認する．この絶対長の評価は侵害刺激となることもある．また再度同じだけ伸長しても痛みの訴えがなければ問題はない．運動方向の変換は作業能力として重要であり，評価する．しかしこの評価の安易な施行は痛みを引きおこし，恐怖心を与える結果となるため，注意が必要である．

　総合評価は日常生活での障害を確認する．一般には片手動作は非利き手でも自立する．問題は両手を交互に使用する片手動作で脇の下を洗うなど特殊な行為に問題が出る．そのほか女性は特に整容動作に訴えが多く，パーマをかけたりする事例も多い．

2. 事例提示

[事例1]

1）基本情報

対 象 者：50歳代後半，女性，利き手：右手
診 断 名：左橈骨遠位端骨折，左尺骨茎状突起骨折
医学的情報：画像所見：Frykman分類 TypeⅡ，橈骨遠位端掌側傾斜15°，橈骨遠位端尺側傾斜20°，尺骨ゼロバリアント
現 病 歴：転倒した際手を床につき受傷
　　　　　同日手部から前腕のギプス固定
　　　　　受傷後40日，ギプス固定除去，リハビリテーション開始
固 定 肢 位：掌屈，尺屈位
社会的役割：主婦，仕出しのパート
担当者の経験年数：1年目

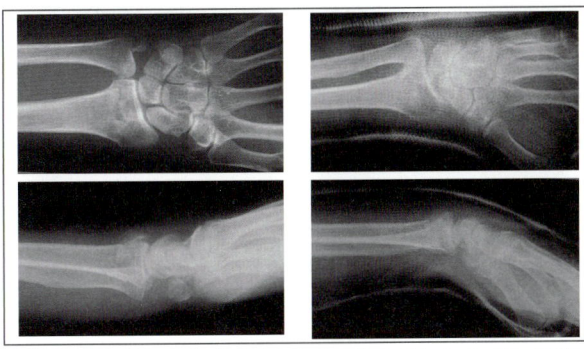

図2 受傷後と整復後のギプス固定時のレントゲン写真
左上下は損傷後の正面と側面のX線像である．大きな転移はないが，短縮がみられる．右の上下は整復後のギプス固定後のX線像である．

2) 担当者の評価・解釈

(1) 評価

① 心身機能・身体構造：表2にまとめた．

② 活動：左手は疼痛のため実用性がなく，使用されていない．しかし日常生活動作では右上肢を主に使用し，左手・手指を補助的に使用し自立している．

③ 参加：仕出しのパートは受傷時より現在休職中．

(2) 解釈

手関節は可動域制限が著しく，かつ疼痛が存在するため左手の活動への参加が困難である．可動域制限・疼痛の原因は受傷時の組織の損傷と長期固定である．その結果，手関節・手根骨の靱帯・関節包の短縮し，手根骨，遠位・近位橈尺関節の可動性が低下したと考える．実際，手関節背屈時に手関節背側に疼痛がみられ，手根骨の可動性が低下していた．また，受傷時の疼痛により筋に防御性収縮がおきていることと長期の固定により手指屈筋群・伸筋群，手関節掌背屈筋群の伸張性が低下したことが手関節動域制限の原因といえる．また橈骨遠位端掌側傾斜が15°で，掌

表2 評価のまとめ

浮　　腫：	前腕～手指にあり　熱感：骨折部付近にあり
痛　　み：	安静時痛：なし
	伸張時痛：手指屈筋群・手指伸筋群・手関節屈筋群・手関節伸筋群・虫様筋にあり
	運動時痛：回内外時遠位橈尺関節付近・手関節背屈時手関節背側にあり
感覚・知覚：	異常知覚・しびれ：手関節より遠位部の正中神経領域にあり
関節可動域他動域	肩関節・肘関節・手指・右手関節に制限なし（単位度）
（自動域）：	左手関節：背屈 0（0），掌屈 30（30），橈屈 0（0），尺屈 15（15）　左前腕　回内 65（65）回外 25（25）
	左母指 MP 屈曲 50（50）　IP15（15）　[この事例は伸長痛があり，自動域と他動域に差はなかった]
	筋の伸張性：左右差を比較し虫様筋・総指伸筋・浅指屈筋・深指屈筋に低下あり

屈に制限がおこりやすいことが予想される．回内・外時に遠位橈尺関節付近の疼痛，尺骨茎状突起骨折から，TFCC の損傷が考えられる．そして今後セラピーを行う際注意が必要である．

[事例 2]
1）基本情報
対　象　者：50 歳代，女性，利き手：右手
診　断　名：左橈尺骨遠位端骨折
医学的情報：画像所見：Frykman 分類 Type Ⅷ
　　　　　　橈骨遠位端掌側傾斜 5°，橈骨遠位端尺側傾斜 20°，
　　　　　　尺骨バリアント＋1mm
現　病　歴：歩行中手関節背屈位で転倒受傷
　　　　　　受傷 2 日後，橈骨はプレート・K−wire 固定．尺骨は K−wire 固定
　　　　　　術後 BE ギプスシャーレ固定
　　　　　　術後 14 日，BE ギプスシャーレ OFF．愛護的な ROMex. 開始
　　　　　　術後 28 日，橈骨の K−wire 抜ピン，作業療法開始（禁忌なしの ROMex.）
　　　　　　術後 35 日，尺骨の K−wire 抜ピン
固定肢位：手関節中間位
社会的役割・仕事：美容師
担当者の経験年数：3 年目

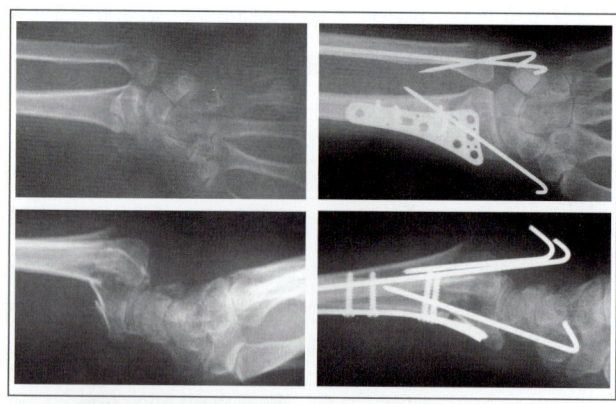

**図 3　受傷時と観血的治療
（手術によるピン，および内固定後）**
左上下は損傷後の正面，側面の X 線像であり，転移も大きく，正中神経への影響も考えられる．右上下は手術後の X 線像である．

表3 評価のまとめ

浮　腫：	左肘関節～手指にあり　熱感：左手関節より遠位に（＋）
痛　み：	安静時痛：就寝中手関節橈側部にあり． 運動時痛：回外で橈骨遠位部に，回内で遠位橈尺関節にあり．
感覚・知覚：	左母指に異常知覚（＋）．左手背・左Ⅲ指背側に中等度鈍麻の訴えあり．
筋短縮：	虫様筋，手指屈曲筋群，手関節掌屈筋群，手指伸筋群，手関節背屈筋群にあり．
関節可動域：	手指 ROM 制限（＋）．
手関節	左　背屈 50（25），掌屈 40（20），橈屈 25（15），尺屈 20（20）　前腕　回外 25（15），回内 50（35）
	右　背屈 75（55），掌屈 85（75），橈屈 30（20），尺屈 45（40），前腕　回外 95（90），回内 100（90）
	肩関節・肘関節の運動制限なし（単位は度，カッコ内は自動域）．

2) 担当者の評価・解釈

(1) 評価

①心身機能・身体構造：表3にまとめた．

②活動：仕事上，ドライヤーの保持と髪を切る際の左上肢での髪の押さえが困難．

自宅では雑巾絞り困難．そのほかプッシュアップと重量物の持ち運び未実施．

③参加：仕事復帰困難．

(2) 解釈

本事例は受傷時の損傷，手術時の侵襲，長期固定による不動のため，損傷部周辺の関節包・靭帯・筋の短縮や骨折部での腱の癒着が考えられ可動域制限を認めている．回外での橈骨遠位部の痛みは尺骨茎状突起部の抜ピン後に消失したとの報告がある．現在，肘関節か手指までの広範囲に浮腫も認められており，セラピーでは浮腫管理の徹底と深部軟部組織の伸張を進めていく（筋の収縮と弛緩活動の促進）．仕事上，左前腕の回外は重要であると本人よりの訴えあり，今後のこれらを含めた可動域向上が職場復帰に必要である．

[事例 1，2]
3) アドバイザーから担当者へのコメントアドバイザーの評価

(1) 情報の収集

今回はともに50歳代の女性で，活動的で心理的な問題はない．しかし常に初回評価は手（上肢）の観察から入るように心がける．当然作業療法室に入室時から自然な人間性を観察する．一人の人間に対し，セラピーを行うには不可欠である．肩関節・肘関節の評価はあるが，今後の訓練内容・職場復帰を考えると腰痛症・肩関節などの既往歴を確認しておくとよい．これは今後のセラピーの幅を広げるための準備にもなる．また併存症の確認も習慣づける必要がある．これらの評価も記録に残すべきである．

(2) 身体機能

基本的な評価に問題はない．関節可動域は常に損傷手と非損傷手の比較が重要である．そこで，目標が示される．仕事上の必要性も重要である．また手指の運動様式の評価がほしい．図1で示したように，この時点で異常な運動様式が表れている．これは固定期に学習した異常な運動様式である．このとき，その運動様式を理解し，その後のセラピーに役立てる．筋や靭帯の短縮は既存のテストの利用もよい．また細かくなるが皮膚についてはもう少し詳しく観察する習慣づけが必要である．この注意力は複合性局所性疼痛症候群〔Complex regional pain syndrome；CRPS type Ⅰ（反射性交感神経性ジストロフィー：RSD を含む）〕の前兆に気づく能力を育てることになる．

(3) 活動

骨折後のセラピーは骨の治癒・癒合が優先され，活動は制限される．特に筋への負荷は著しい制限がある．そして多くの場合は非損傷手の片手動作のみの活動は参加が許可される．ギプス固定が除去されると手の使用が許可される．しかしその使用頻度（負荷）は著しく制限され，痛みのない範囲で箸や鉛筆を使う軽作業レベルである．また全可動域を必要とするさまざまな動作は許されることはない．また初期評価時は軽作業も許されないことも多い．それゆえ，損傷手を必要としない活動のみの参加となる．

(4) 参加

初回評価時，家族の一員としての生活は可能である．しかしこの2つの事例は主婦としての役割は果たせない．当然職業人としての社会復帰は不可能である．

4）解釈と介入計画

(1) 利点と問題点の整理

利点はともに社会復帰に向け前向きであること．また現状では何ができないか理解していることである．そのためわれわれの説明を真剣に聞き入れている．問題点は，骨折部の固定による諸問題である．①不動による筋の萎縮・短縮，②関節周辺組織の弾性の低下・短縮，③骨折周辺部の組織間の癒着・肥厚性瘢痕形成，④知覚障害・痛みの出現などであり，これらが起因して日常生活での機能障害を引きおこしていると考える．

(2) 解釈

障害の中心は痛みをともなった運動障害である．これは骨折部の変形による運動域の変化もあるが，周辺組織も含んだ損傷，長期の固定による影響が大きい．その結果，手から前腕にかけ浮腫がみられる．筋群は十分な収縮と弛緩の活動ができず，活動能力の低下とともに短縮傾向にある．当然固定部，さらにはその周辺関節は周辺組織の弾性を低下させ，短縮をおこしていた．またギプス固定の除去後，K-wire

の除ピン直後であり，違和感はあった．しかしこれは大きな問題はなかったので次のようなプログラムを考えた．

(3) 介入計画
【長期計画】
　①主婦としての家事の自立
　②職業復帰（仕出しのパート，あるいは美容師）

【短期計画】
　①浮腫軽減とその管理
　②筋の収縮と弛緩を取り戻し，筋の絶対長を拡大する．
　　その結果，関節可動域の拡大と筋機能の改善を図る．またそれぞれのプログラムも行う
　③手の段階的な巧緻性動作の改善

【プログラム】
肢位療法・浮腫療法（紐巻き・包帯法など），温熱療法（開放創がない場合），関節可動域訓練（愛護的な筋伸長法を含む：必要に応じ関節受動術），摘み動作訓練（ドングリ・ビー玉を摘む：生理的運動様式の再学習），セラピーパティによる段階的な筋力強化，キャップボード・サイコロキャップ・ダブルキャップなど要素動作を利用した機器による巧緻性の再教育訓練．

5）その後の経過

　事例1は，その後数週間外来治療を受けた．痛みもなく可動性も十分とはいえなかったが，仕事には差し支えなかった．また仕出しの仕事が忙しく来院が難しくなり，来なくなった．あまり良くないことではあるが，けじめをつけるようにすべきであり，医師と連絡を取り，外来診察を受けるように指導し，終了の方向へ持って行くべきである．

　事例2は，損傷やその後の治療経過もよく，順調である．本人の希望が雑巾を絞れるようにと言っているが，医師からの許可は出ておらず（損傷後6週），今後もセラピーの継続が必要である．12月5日の時点で回外運動以外はほぼ80％以上の運動域，筋力は4レベルを確保しているため日常生活には支障がなくなっている．今後は美容師としての復帰を目指して回外運動の改善と筋力のさらなる改善が必要である．

3．事例に学ぶ評価のエッセンス

1）状態像の捉え方と評価のポイント

(1) 損傷部位と臨床症状

　損傷の幅，治療の奥行からその障害度はさまざまである．関節運動は骨の変形に注意し，保存療法による長期固定は手根骨間の動きを制限し，観血的な治療は掌側

部肥厚性瘢痕形成による癒着，組織の弾性の低下，橈骨と手根骨間の動きの制限をみる．骨の変形は遠位橈尺関節での運動を制限する．なかでも回外運動は代償できず，十分に心してセラピーを行う．痛みは正中神経への圧迫症状，尺骨茎状突起周辺，三角線維軟骨構成体：TFCC，手根骨間の動きに分かれる．そのほかよくみられるのが中指・環指のPIP関節部に廃用性の関節腔の狭窄による運動痛の痛み，筋委縮に対する伸長痛などがある．

(2) 入室時から観察

　診断は手の外傷であっても一人の人間の治療をするということを常に心に留めていることが重要である．事例の行動の観察はさまざまな情報を提供する．特に損傷からの負担，精神的な変化が現われていることも多い．どの事例も作業療法室にきて，担当が挨拶するまでは不安を抱え，待つ．そこでの事例が待つ姿勢・肢位を観察することでそれまでの諸問題を予測することができる．

(3) 関節機能・筋機能・感覚・知覚機能

　これらはともに相関しあい問題を引きおこすことが多い．長期固定は筋の収縮度を低下させ，筋の萎縮・短縮を招く．同時に感覚受容器には刺激が入らず，閾値は低下する．その結果，低い刺激でも閾値を超えることが多く，侵害刺激となる．また神経損傷の合併，神経への圧迫が加われば，二重損傷的な徴候を呈することになる．そこで評価は慎重に行われる．観察は安静と動作（運動）時で行われる．その動作はゆっくりと行うことが必要で，運動方向の切り替えも急がず行う．また簡単な筋の収縮と弛緩を繰り返すことで，直ちに改善がみられることも知っておくとよい．そして正常な自動域までの筋長は静かな愛護的伸長で確保できる．そこで関節可動域の計測の後に筋の伸長は行う．この時期は徒手筋力検査が許可されないことが多く，筋機能評価は動きのなかで評価する．特に手関節から手指までの運動様式の評価である．

2）評価にあたって心がけたいこと

　手の評価に集中しすぎ，事例が人間であることを忘れてはならない．その心構えは情報を幅広く収集する道を開く．高齢化し，持病（併存症）と戦いながらの事例も多い．それら併存症は骨折や創の治癒を遅延させることもある．またそのほかさまざまな問題をもち，引きおこす可能性がある．橈骨遠位端骨折を治療すると，同時に骨折を負った人間を治療することを心がけたい．一方彼らが日常生活の中でどのように手を使用するか，観察する．そして再構築する努力をする．それは単なる関節可動域の獲得でも，筋機能の回復でもない．使ってくれる手の再構築である．セラピーでは段階的に手を使っている姿がみられるように努力し，指導してゆく．それには繰り返し訓練する強い心も必要である．

　最後に，新しい試みとして筆者が使っていた「ボディーチャート」を示す（図4）．評価は常に全体像をみるというが，従来の評価表はバラバラであり，このボディー

チャートは1ページにまとめられ，みやすく簡潔に書くように努力する．また，忙しい医師も読みやすく，密接な関係をもつことができる．

```
《初期評価記録》                           カルテ番号 _____
  患者氏名：_____ 男／女（生年月日 年 月 日／ 歳）  保険：_____
  住  所：_____（☎  ―  ― ）         職業：_____
  診断名 ：_____                      発症日：  ．．
  現病歴                                   入院日：  ．．
                                           手術日：  ．．
  既往歴，併存症（DM・HT・LBP・CVA・etc），  （手術内容）
  合併症（        ）                       リハ開始日：_____
  利き手：R／L



                                    知覚機能：

     主訴：
     禁忌：
     心肺機能：                       精神・心理的側面：
     生活レベル：
     身体的側面
        運動機能：
                                    社会的背景：


                                    まとめ・ゴール：


                                    治療訓練プログラム：


                    担当 _____  ／日付 ．．  リハビリテーション科
```

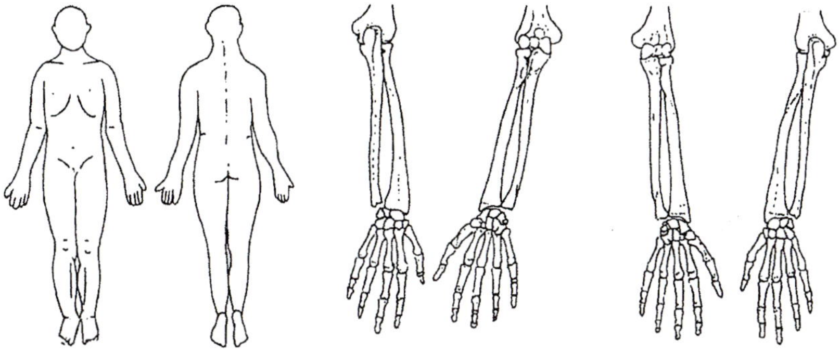

図4　ボディーチャート

参考文献
1）天児民和改訂編集：神中整形外科学　第19版．南山堂，1971．
2）矢﨑 潔：手の関節の動き・運動の理解．メディカルプレス，2005．
3）矢﨑 潔：サンビレッジ国際医療福祉専門学校　作業療法治療学教材．2007．

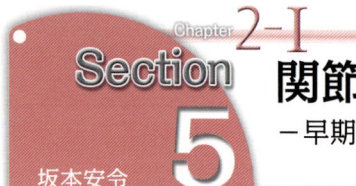

Chapter 2-I Section 5 関節リウマチ
－早期リウマチに対する自己管理法を検討した事例－

坂本安令

● KEY WORD　早期リウマチ，障害予防，自己管理法

1. 障害の特徴と評価

1）障害の特徴

　関節リウマチは，原因不明の慢性進行性の多発性関節炎である．疾患の本態は自己免疫性の関節炎であり，発症には遺伝要因，環境要因，感染などが関与すると考えられているが，現在もその原因は不明である．日本における有病率は全人口に対して 0.3 ～ 1.5％，性別では 1：3 ～ 5 で女性に多く，年齢では 30 ～ 50 歳代での発症が多い．

　関節炎の発症は左右対称性，手指の朝のこわばりが数週間で徐々に進行する．一方，急激な多関節炎で発症することもある．疼痛を主症状とする疾患であるため，身体的苦痛とともに精神的苦痛が大きいこと，関節拘縮や関節変形により日常生活や仕事での制限が大きいこと，女性に多い疾患のため家事作業など女性特有の問題が生ずることが挙げられる．

（1）機能障害

　疼痛と関節変形および関節拘縮が特徴的である．疼痛は関節炎の発生による罹患関節の侵害受容器性疼痛が主であり，関節の腫脹と熱感をともなう．また自動的関節運動を抑制し，身体活動を制限し，不動にともなう筋力低下へとつながる．

　関節変形（図1）は手指や足指の小関節に多い．関節拘縮は上下肢，脊椎のあらゆる関節に生じるが，特に上肢では肩関節の屈曲と外転制限，肘関節の屈曲制限，前腕の回外制限，下肢では膝関節屈曲・伸展制限などが日常生活に影響する．脊椎の病変で，特に頸椎では環軸椎亜脱臼による神経根症や脊髄症などの神経症状が出現する．

　図2に関節リウマチ患者の特徴的な姿勢を示す．

（2）活動制限

　手の変形による把握やつまみの障害は，箸の使用，瓶の蓋開け，タオル絞りなど巧緻性や手先の力を要する作業を困難にする．肩・肘の関節拘縮によるリーチの制限は食事，整容，更衣などセルフケアの動作や，種々の家事作業（高いところの物を取るなど）を困難にする．下肢の関節拘縮や筋力低下は歩行や階段，起居動作を困難にする．ほかに育児，性生活への影響も大きい．

(3) 社会参加の制約

機能障害の進行により，パワーを要する作業や巧緻性および手先を使う作業は困難となる．よって事務系の仕事（書字，PC作業など），重労働（上肢を繰り返し使う作業／運搬作業）の職務内容のある仕事への影響は大きい．下肢の機能障害の進行により，長時間の通勤も困難となる．女性の場合は家事作業が困難となり，家庭内の役割の喪失が予想される．

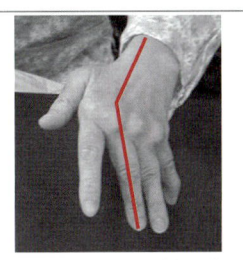

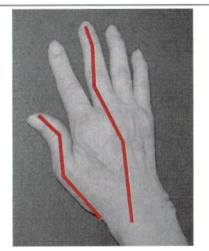

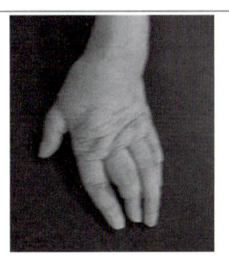

関節部位	変形
手関節	尺側偏位，掌側亜脱臼，伸筋腱断裂など
手指関節（示〜小指）	尺側偏位（MP関節の腫脹と手関節の橈屈偏位が関与する）スワンネック変形（MP屈曲・PIP過伸展・DIP屈曲位），ボタンホール変形（MP過伸展・PIP過屈曲・PIP伸展）槌指（DIP屈曲，まれ），ムチランス変形（関節骨端の骨吸収の進行，手指全体が短縮，関節動揺が顕著）
（母指）	Nelebuffの分類 Type Ⅰ ボタンホール変形（MP屈曲・IP過伸展）／Type Ⅱ（CM亜脱臼・MP屈曲・IP過伸展）／Type Ⅲ スワンネック変形（CM亜脱臼・MP過伸展・IP屈曲）／Type Ⅳ ゲームキーパー母指（MP橈屈）／Type Ⅴ（MP過伸展・IP屈曲）／Type Ⅵ ムチランス変形
足部／足趾	外反母趾，槌趾

図1 関節変形

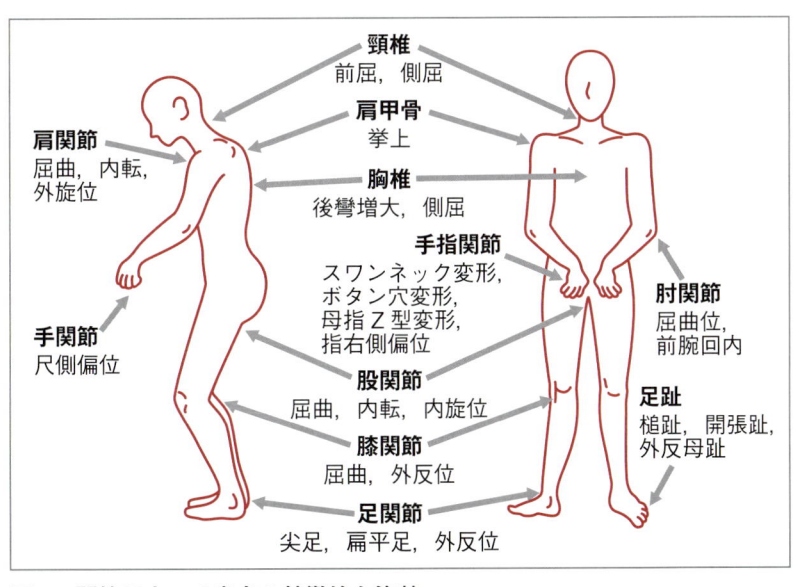

図2 関節リウマチ患者の特徴的な姿勢

2）用いる評価

評価では基本情報の確認からはじまり，リウマチ症状，機能障害，ADL，APDL，仕事，役割などをみていく．**表1**に評価項目と大まかな流れ，評価時のポイントについて示す．

これらの基本的な評価のほかに，スプリントや自助具の適応評価，1日の生活の流れ（自宅，職場など）における痛みや疲労の出現する作業やその程度，関節保護動作などのリウマチ教育の習得状況の評価が必要である．

2．事例呈示

1）基本情報

対 象 者：60歳代，女性，主婦
診 断 名：関節リウマチ
既 往 歴：特記すべきものはない．
現 病 歴：平成X年より関節痛，平成X＋3年に関節リウマチの診断を受けた．平成X＋5年MTX（メトトレキサート Methotrexate：抗リウマチ薬のひとつ）導入のため当院内科受診し，同年9月外来にて作業療法開始となった．
社 会 歴：家族は夫と息子，娘であり，主婦業全般を担っていた．趣味で生け花などしていた．
担当者の経験年数：2年目

2）担当者の評価・解釈（初回評価時）

（1）収集し得た情報

主婦業全般を遂行しているが，買い物などでは家族の援助があった．家屋は2階建の一軒家で，屋内の改造（手摺など）はしていなかった．ここ数カ月，痛みと疲労が強く，あまり動くことができなかった．これまでの治療歴でリハビリテーションの経験はなかった．病期分類ではステージⅡ，機能障害度の分類ではクラスⅠ，リウマチの炎症所見はCRP0.57mg/d*l*，ESR（1h値）32mm，MMP-3は88.5ng/m*l*であった．

（2）心身機能

痛みは右手関節と足部が最も強く，次いで右肘関節であった．痛みと同部位に軽度の腫脹と熱感を認めた．手の変形（**図3**）は右手指MPに軽度の尺側偏位，両母指変形（TypeⅡ，右優位）を認めた．ROMは右手指と肩関節にごく軽度の屈曲制

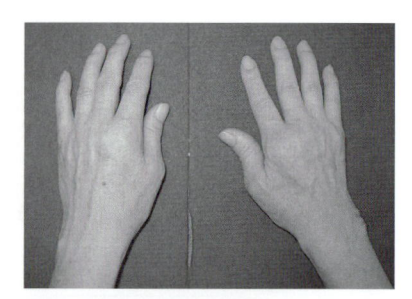

図3 開始時の手の状態

表1 関節リウマチ患者に必要な評価項目

評価の流れ	評価項目	評価時のポイント
基本情報の確認	検査所見（主に診療録）	炎症所見（CRP, ESR, リウマトイド因子など） 関節破壊の進行（X線画像, MMP-3）, 薬の副作用（肝機能, 代謝機能など）
	現病／手術歴（診療録・問診）	発症時から現在までの経過（リウマチ症状, 機能低下, ADLなど）について確認する 急性に悪化した／徐々に進行した関節の有無と, それに伴いできなくなったADL, APDL, 仕事などについて聴取する
	ステージ分類	病期分類（Ⅰ：X線上に骨破壊像なし〜Ⅳ：強直あり, 変形あり）
	クラス分類	機能障害度の分類（Ⅰ：まったく障害なく, 普通に仕事が可能〜Ⅳ：ほぼ全介助）
リウマチ症状	痛み（問診・触診）	痛みの状態（安静時痛／運動時痛）, 出現する動作や作業, 痛みの程度, 持続時間, 服薬による寛解の程度は？視覚的評価スケール（Visual Analog Scale(VAS)）の利用
	朝のこわばり（問診）	こわばりの持続時間の確認（たとえば起床後, こわばりがある場合, こわばりが消失するまでの時間を記録しておく）
	疲労（問診）	時間帯, 出現する動作や作業, そのときの疲労の程度, 持続時間, 服薬による寛解の程度 VASの利用
	関節変形（視診・触診）	腫脹や変形の有無, その程度について評価する. 手の写真撮影やスケッチもよい方法である. ○手指MP尺側偏位の評価の例 （静的評価：机上に手を自然の状態で置いてもらう） 視覚的分析：尺側偏位なし／視覚的に確認できる尺側偏位／明らかな尺側偏位 （動的評価：他動および自動運動の実施） 修正能力：自力で修正可能／他動的に修正可能／他動的に修正可能（部分的）／修正不可 重症度判定：偏位角度の測定 示指 軽度（20〜30°）／中等度（30〜50°）／重度（50°以上） 他指 軽度（0〜10°）／中等度（10〜30°）／重度（30°以上）
機能障害	関節可動域	直接的にADL能力の指標となる自動的関節可動域の評価を実施する. 急性に発生した痛みや拘縮の場合は愛護的に, 十分リラクセーションさせて他動的可動域を測定する.
	筋力	徒手筋力検査：炎症のある場合は注意する. 痛みのある場合は痛みがおこらない角度で関節を保持させ, ブレークテストを行う. 本来の筋力低下か, 痛みにより低値なのか判定する. 握力：血圧計を改造した水銀柱握力計の利用 ピンチ力：ピンチゲージの利用など
	リーチ範囲	身体内の手または手先によるリーチ部位：頭頂・前髪・額・目・鼻・口・両耳・顎・喉・両肩（肩峰）・胸（胸骨）・両側腰部・陰部（会陰／肛門）・膝・下腿・足部・足指先端など 身体外のリーチ範囲：3次元的な空間での範囲を確認する.
	巧緻性	把持やつまみ時の手指の形態, 物品の把持やつまみに用いる手掌, 指腹の接触部位の確認
活動制限	ADL	セルフケア, 起居, 移動について動作の可否
	家事作業	炊事, 洗濯, 掃除（屋内外）, 買物
	家庭の雑事	整理・後片付けなど, 育児, 介護など
	仕事	職務内容, 通勤手段
参加制約	社会参加	地域の行事・会合への参加, 冠婚葬祭, 奉仕活動, PTA活動など
	スポーツ	体操, 運動, 各種スポーツ
	趣味, 娯楽など	趣味, 稽古事, 観戦, 鑑賞など

限，筋力は痛みのある関節部位以外はほぼ正常であった．リーチ範囲は身体内，外空間とも顕著な制限はないが，自宅では頭上の物が取りづらいとの訴えがあった．

(3) 活動
ADLは，自立，歩行は杖など使わずに平地，坂道，階段とも可能であった．家事はほぼ遂行可能であったが，ここ数カ月で痛みや疲労が蓄積し，右手指で力を要する作業，巧緻動作を要する作業で困難であった．

(4) 参加
活け花の個展の手伝い，友人との外出など，積極的に社会活動に参加していた．

(5) リハビリテーションの知識
病気の知識はあるが，リハビリテーションに関する事項（関節保護法，自助具，スプリント，機能維持訓練など）についての知識はほとんどなかった．

3）アドバイザーから担当者へのコメントなど

(1) 情報の収集
家庭内の役割，家族の協力体制の情報，家屋構造と改造の有無などは網羅できていた．

(2) 心身機能
関節リウマチによる機能障害の評価はおおむねできているが，アプローチへ直結する評価内容も考慮すべきである．たとえば手指MP尺側偏位の評価では偏位の修正能力（表1参照）を評価しておくと，スプリントの適応があるか否か判断の目安となる．この場合，自力で偏位が修正できないので，MP尺側偏位修正用のスプリントを作製したほうがよい．

(3) 障害の進行予防という観点から評価を見直す
関節リウマチに対する薬物療法の進歩は著しく，発症早期の段階で関節症状を強力に抑制する薬物を使用することが多い．そのためリハビリテーションを受ける方も，関節症状があまり進行していない場合が多い．一般に早期リウマチ患者では変形はほとんどなく，関節痛や腫脹が主な症状である．発症後間もないときは，痛みや疲労などの自己管理ができずに心理的に不安定になる場合もある．よって評価では機能障害の把握だけでなく，関節保護など障害予防につながる評価が必要となる．

(4) 上肢機能の評価
上肢機能の維持や関節保護の観点から詳細な評価を行う．たとえば，手指のMP関節の伸展域の制限は，将来的に屈曲域による運動が繰り返されることになり，手指屈曲拘縮の進行を助長する一因となる．また屈曲拘縮の進行は，立ち上がり動作

の補助で座面などを手掌部全体で押すことができず，手指屈曲位で指背部を用いて押す動作へ切り替わり，関節保護の観点（小さな関節や身体部位よりも安定した大きな関節や部位を使う）から問題となる．これらを考慮し手指MP関節では伸展域がどれくらい維持されているか評価する．

ほかでは肩甲骨とそれにかかわる関節や筋の状態を評価する．肩甲骨を含む肩複合体は手部同様に関節の自由度が大きい．そのため手指変形による巧緻動作の障害は肩複合体の代償動作を引きおこす．逆に考えれば肩複合体の障害は手部など小さな関節や部位への負担を増加させる．これらを考慮し肩甲骨のアライメントや肩周囲筋群の緊張状態を評価する．

(5) 日常生活や作業における痛みや疲労の評価

痛みの部位や程度のほかに，実際の生活や作業時に出現する痛みについて評価する．リウマチは女性の事例が多いので家事作業時の負担による痛みや疲労の蓄積が，関節症状を悪化させることにつながる．これは家事作業が習慣化された行動の一部であるため，忙しい生活のなかでは容易に途中で休憩を入れることは困難であり，無意識のうちに関節に負担のかかる生活形態となるためである．

実際の家事作業もしくはほかの作業について，1日の生活で痛みと疲労がどの程度か，また変化はあるのか，負担のかかる作業内容は何かを，具体的に評価するとよい．

4）解釈・介入計画

(1) 利点と問題点の整理

利点は，自分の困っていることをよく把握していること，リハビリテーションへの意欲が高いことである．問題点は，①痛みや疲労の自己管理が不十分である，②右手指の変形，③右肩・肩甲骨の柔軟性が低下している，④家事作業で負担が大きい，などが挙げられた．

(2) 解釈

関節リウマチと診断されて5年経過しているが，①本格的なリハビリテーションは経験していない，そのため②家事作業時に痛みや疲労を考慮せず，作業を実施している，③手指の変形，軽度の可動性低下など機能障害が進行している，などに関しプログラムを立案した．

(3) 介入計画

【長期目標】
　①痛みや疲労の自己管理ができる
　②機能障害の進行を予防，軽減する

【短期目標】
　①作業時の痛みや疲労を客観的に把握する

②作業時に痛みや疲労に配慮した行動を実施する
③上肢機能に関する自主訓練を習得する

【作業療法プログラム】
①セルフモニタリングによる家事作業時の痛みや疲労の自己評価
②上肢機能維持プログラム
③変形に対するスプリントの検討
④自助具の検討

5）その後の経過

初回評価後，痛みや疲労が家事作業のなかでどのように影響しているのか，日誌を利用して次回作業療法実施までの2週間モニタリングさせた．図4に日誌から得られたデータを元に家事作業時の痛みの変化について示した．これをみると4〜5日目に炊事で最悪の評定となっており，その他の家事は実施できなかったことが分かった．外来訓練時，日誌をみながら事例とともに家事作業時の状況について確認したところ，痛みが強くなる前日まで外出が頻繁で，重量物の運搬など行っていたことが判明した．この出来事を境に外出を控え，自宅の家事作業も休憩を意識して入れたり，家族の援助を受けることを多くしたところ，徐々に痛みや疲労が軽減したことを実感していた．以降，さらに2週間日誌によるモニタリングを行ったが，痛みや疲労の評定は若干の日差変動はあるものの，低い値で推移していた．

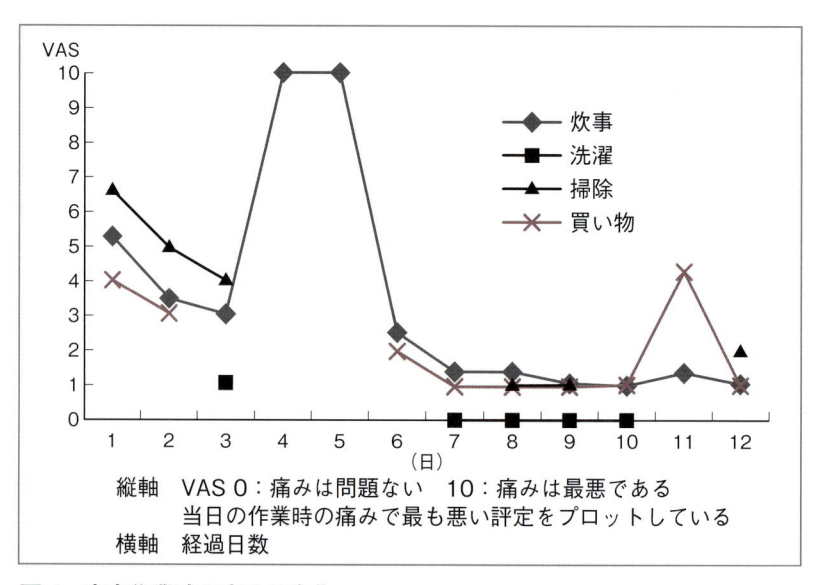

縦軸　VAS 0：痛みは問題ない　10：痛みは最悪である
　　　当日の作業時の痛みで最も悪い評定をプロットしている
横軸　経過日数

図4　家事作業時の痛みの変化

3. 事例に学ぶ評価のエッセンス

1) 状態像の捉え方と評価のポイント

(1) 早期リウマチ患者の臨床像

　早期リウマチ患者は，関節変形はないか，もしくは軽度である．疼痛や関節腫脹により，無意識に姿勢が逃避的，防御的な肢位を取りやすい．そのため筋緊張の不均衡，筋性拘縮が進行し手部や肩，肩甲骨など上肢機能に重要な部位に障害が出やすい．診断の直後では心理的に不安定となり，抑うつ傾向になる場合もある．評価では基本的な内容（**表1**）を確認することと同時に，いま現在本人が実感している問題（疼痛，手の変形など）があれば，それらを解決するための介入も早期に開始すべきである．

(2) 痛みと疲労の評価

　痛みの部位や程度を評価することも大切だが，事例の具体的な生活場面で痛みや疲労がどのように影響しているのか評価することが必要である．主婦の場合，今回の事例のように実際の家事作業（炊事，掃除，洗濯，買い物）に関して評価するが，このほかにも多くの作業がある．たとえば，整理整頓など家庭内の雑事は思いのほか身体への負荷が大きい．また家事以外では，育児や家族もしくは老人などの介護は身体的な負担だけでなく精神的な負担も大きい．事例の抱えている背景も含めた評価や介入が重要となる．

(3) セルフモニタリングの活用

　関節リウマチでは病気の進行が長期にわたるため，障害の自己管理が必要となる．セルフモニタリングは認知行動療法の技法のひとつであり，何らかの介入や治療の初期に自己管理法として活用できる．事例自身にとって何が問題であるのかが自身でわかっていないときに，症状や心理状態，行動などを記録させることでその問題の認識を促すことが可能となる．

　関節リウマチでは痛みや疲労がある場合でも休憩を入れずに作業を継続し，身体的にも精神的にも負担のかかる状況が予想される．発症直後の早期に痛みや疲労を自己管理する方法としてセルフモニタリングを活用することは，事例に対しては自己の問題に気づく契機となる．一方，セラピストに対しては実際の生活場面における負担感のリアルな評価が可能となり，障害予防の対策の一助となる．

2) 評価にあたって心がけたいこと

　関節リウマチのリハビリテーションにおいて，障害の進行した場合では代償的アプローチが中心であったが，早期リウマチでは障害予防という観点で評価やアプローチを行う必要がある．疾患の特性上，障害の進行が長期になることを考慮すると，事例の自己管理能力を把握することが重要となる．

参考文献

1) 立野勝彦：標準理学療法学・作業療法学専門基礎分野　整形外科学　第3版（奈良 勲, 鎌倉矩子監修）. 医学書院, 2009.
2) Melvin JL：リウマチ性疾患―小児と成人のためのリハビリテーション（木村信子・他監訳）第3版. 協同医書出版社, 1993.
3) NHK放送文化研究所編：日本人の生活時間・2005　NHK国民生活時間調査. NHK出版, 2006.
4) 長尾 徹：関節リウマチ. リハビリテーション医学全書10　作業療法各論（金子 翼, 鈴木明子編）第2版. 医歯薬出版, 2003, pp153-191.
5) 小野敏子：慢性関節リウマチ. 作業治療学1　身体障害　作業療法全書第4巻（金子 翼編）改訂第2版. 協同医書出版社, 1999, pp142-166.
6) 市川聡子：リウマチ：急性期における作業療法. 身体作業療法クイックリファレンス（坪田貞子編）. 文光堂, 2008, pp103-126.

Chapter 2-I Section 6 難病
－パソコン操作方法の改善で学習が継続できた脊髄性筋萎縮症Ⅱ型の事例－

田中勇次郎

● KEY WORD　神経難病，動作観察，パソコン

1．障害の特徴と評価

1）障害の特徴

　脊髄性筋萎縮症（Spinal Muscular Atrophy；SMA）は常染色体劣性遺伝の神経筋疾患で，Ⅰ型～Ⅲ型或いは成人発症の型を含めてⅣ型に分類される（表1）．

　脊髄前角細胞の病変による神経原性の筋萎縮と筋力低下が体幹や四肢近位部に優位に出現する．左右差はほとんどなく，外眼筋や横隔膜，心筋，顔面筋は比較的保たれる．感覚，聴覚，視覚，中枢神経障害，知的障害はない．生命予後は呼吸機能低下に関連する．

　なお，SMAを常染色体遺伝子病という捉え方でなく広義に捉えて運動ニューロン疾患（Motor Neuron Disease；MND）の範疇に入れる考えもある．

表1　SMAの分類

タイプ	概　要
Ⅰ型 （早期乳児型）	重症型　ウェルドニッヒ・ホフマン（Werdnig-Hoffmann）病 　生後6カ月までに発症する．生涯座位保持不可能．自然経過をたどれば2歳までに死亡．適切な人工呼吸管理を受けることで成人に達するものもいる．また，SMAⅡ型やⅢ型の人のなかには，乳児段階でⅠ型（ウェルドニッヒ・ホフマン病）であるという確定診断を受け，後になってからⅡ型もしくはⅢ型であると言われているケースもいる．
Ⅱ型 （乳幼児中間型）	中間型 　1歳6カ月までに発症する．座位保持は可能だが起立や歩行は不可能である．乳児期早期に死亡することはない．舌の線維束性攣縮や萎縮，手指の振戦がみられる．腱反射は減弱または消失．次第に側彎が著明になるため，その予防に早期のリハビリテーションが必要となる．
Ⅲ型 （幼児若年型）	軽症型　クーゲルベルグ・ヴェランダー（Kugerberg-Welander）病 　1歳6カ月以降に発症する．自立歩行を獲得するが，次第に転倒しやすくなり，歩けない，立てないという症状が出現する．後に，上肢の挙上も困難になる．
Ⅳ型 （成人発症型）	側彎がみられない．発症年齢が遅いほど進行のスピードは緩やかで予後良好である．筋萎縮性側索硬化症（ALS）と異なり，下位運動ニューロンのみの障害である．

事例編　Ⅰ．身体機能に問題を抱えた事例

(1) 筋力低下や関節拘縮による動作障害

Ⅰ型は発症後運動発達が停止し，筋力と筋緊張が低下するフロッピーインファントの状態を示す．Ⅱ型は初期の発達は正常であるが，ある時期から運動発達に変化が生じる．筋力が低下し立位はとれないが，顔面や手指の筋は保たれる．Ⅲ型は学童期から徐々に運動機能が低下し，成人前に歩行不能になることもある．Ⅳ型は成人以降に手足の筋力低下に気づくが進行は緩徐である．タイプにより項目に違いはあるが，日常生活動作や日常生活関連動作などの動作障害が生じる．

関節拘縮はⅡ型で50％程度に著明な拘縮を認めるがⅢ型ではほとんどおこらない．関節可動域制限は筋力低下と移動能力の低下により進行し，拘縮により可動範囲が制限されると筋肉が疲労しやすくなり活動性は著しく低下する．

(2) 慢性呼吸機能障害

呼吸機能低下は，Ⅰ型では出生後2歳までにおこり，Ⅱ型とⅢ型では18カ月から成人までにおこる．症状として，眠気，易疲労，集中力の低下，学習障害，記憶障害などを生じさせる．

2）用いられる評価

SMAのような神経難病では，病状悪化により種々の動作が「安定」→「不安定」→「不能」というように段階的に低下する．

作業療法の処方は残存機能を活用した活動の拡大や，機能低下に応じた活動手段の再獲得などが多く，新たな道具・福祉用具の導入が重要になる．

道具・福祉用具の適用評価は現状の方法を観察することからはじめ，それを補う目的で筋力や関節可動域などの測定を必要に応じて行う．

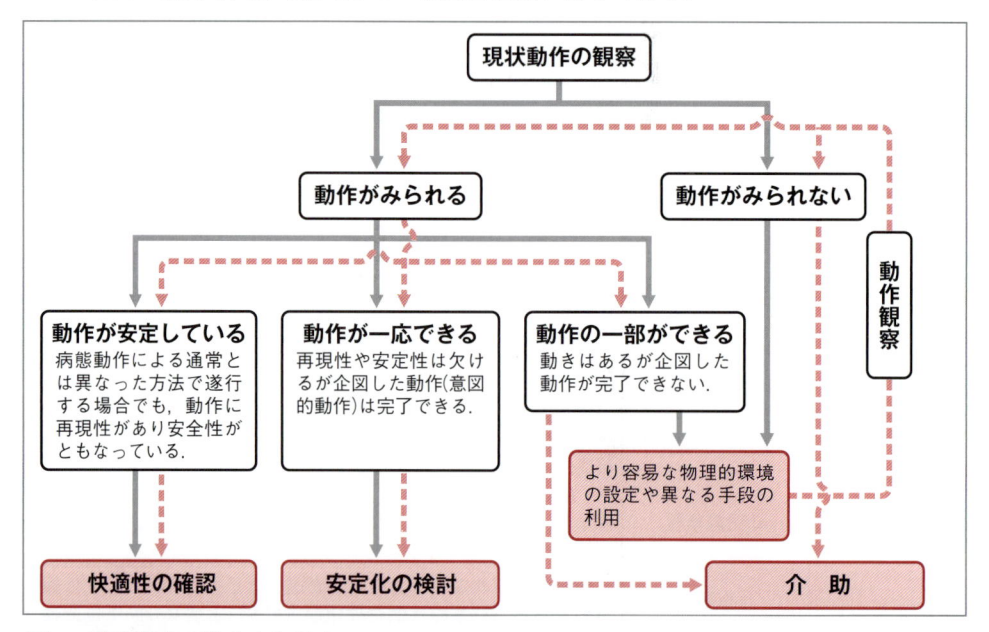

図1 動作観察の進め方と対応

動作観察は次のよう進める．現状動作について「動作がみられる」，「動作がみられない」をチェックする．「動作がみられる」場合は「動作が安定している」，「動作が一応できる」，「動作の一部ができる」を判断する．「動作の一部ができる」と「動作がみられない」レベルでは，「より容易な物理的環境の設定や異なる手段の利用」を行い再度観察する．それでも同様の結果である場合は，動作の一部からすべての範囲で，動作は「介助」となる（**図1**）．

なお，道具・福祉用具の適用にはそれらの特性や操作方法を熟知し，使用環境を十分配慮する必要がある．

2．事例提示

1）基本情報

対象者：10歳代後半，男性

診断名：脊髄性筋萎縮症Ⅱ型　慢性呼吸不全

現病歴：198X年生まれる．生後3〜4カ月で定頚．6〜7カ月で寝返り，9カ月で座位保持が可能．このころから筋力低下出現．生後10カ月にA病院で脊髄性筋萎縮症Ⅱ型の診断を受ける．徐々に全身の筋萎縮と筋力低下が進む．4歳からB療育園でフォローを受ける．C養護学校入学．小学5〜6年はD市の発達センターへ通院．中学1年のとき，A病院筋ジストロフィー病棟へ入院．199X年8月当院検査入院．高度筋萎縮，極度の側彎，関節拘縮，胸部変性，軽い呼吸不全状態．200X年6月呼吸不全，肺炎．200X年12月から夜間睡眠中は人工呼吸器を使用．200X年パソコン入力手段改善の目的で当院在宅訪問作業療法開始．

社会歴：200X年通信制大学入学．現在在学中

家　族：両親，姉，弟3名の7人家族

担当者経験年数：7カ月

2）担当者の評価と解釈

（1）収集し得た情報

大学の講義受講やレポート作成などにパソコン利用は不可欠で，本人はパソコン利用の継続を強く希望している．また，主たる介助者である母親もそのことを積極的に支持している．観察から得たパソコン操作状況を以下に示す．

①パソコン操作はマウスとソフトキーボード（オンスクリーンキーボードともいう）を利用していた．

②パソコンを利用するときは，母親が本人の身体を側臥位にしてマウスを顔の近くに置き，左手をマウスの本体に添え右示指をクリックボタンの上に置いてマウスを操作できるようにセッティングしていた．

③本人の側臥位姿勢と両上肢の位置関係が崩れるとマウス操作が困難になり，パソコンが利用できなくなった．

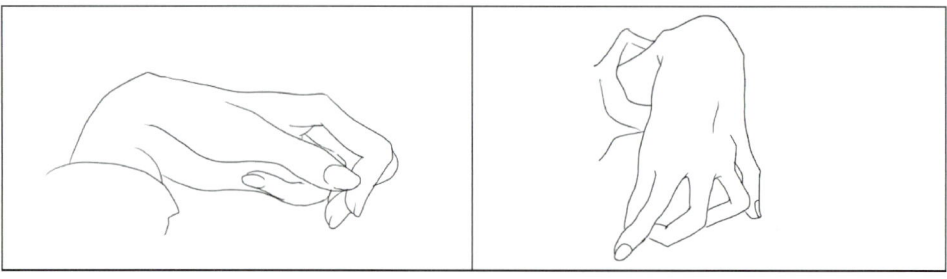

図2　変形拘縮をおこしている左手　　　図3　変形拘縮をおこしている右手

　　　④上記の姿勢保持と手指筋力低下の進行でクリックボタンを押し込むことが困難になってきた．

　(2) 心身機能・身体構造
　　呼吸機能は夜間のみの非侵襲的換気療法で日中は安定している．舌，口唇の動きは良好．筋力低下により上肢は肩，肘の運動と手関節伸展は不可．手関節は左右ともに90度屈曲拘縮がある．両手指は変形拘縮があるが筋力はMMT2レベルで，中でも左母指外転と右示指屈曲の動きはよい（図2, 3）．手指の振戦はみられない．ADLは全介助．会話は流暢である．

　(3) 活動・参加
　　個室でベッド上生活であるが，日中はパソコンで通信制大学の講義を受けている．その他，パソコンを活用してホームページの閲覧や電子メールの送受信，DVDの鑑賞など積極的に活動している．

　(4) パソコン操作方法についての解釈
　　マウスとソフトキーボードによるパソコン操作に手馴れている．レポート作成などのワープロの利用頻度が多く，今後も効率のよい入力手段を必要とする．安定した肢位でわずかな力でもパソコンを操作できるようにする必要がある．そのための手段は以下のように考える．
　　①パソコン操作方法は，いままでに近い方法としてマウス，タッチパッド，トラックボールなどのポインティングデバイス（Pointing Device：Point－Dと略す）とソフトキーボードを使う．
　　②Point－Dは作業療法室に整備されているスライドポイントを利用する（図4）．操作は口唇と舌の動きで行えるようにスライドポイントの操作部を延長し，本体を固定する台を作製する．
　　③クリック操作はスライドポイントに附属のタッチセンサーを取り外し，クリック感が得られるスイッチに変更する．左クリックは左母指の外転，右クリックは右示指屈曲を利用する．

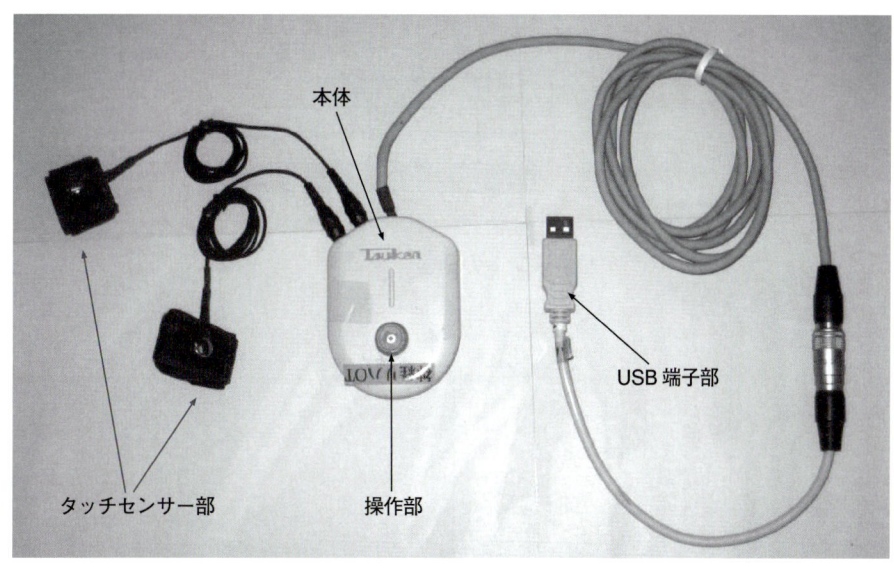

図4 スライドポイント各部の名称

3）アドバイザーから担当者へのコメントとアドバイザーの評価

(1) 情報の収集
おおむねよいが，本人の姿勢を保たせることができないことは，介助者にとっても身体的・精神的に負担になっていることを示す必要がある．在宅生活における活動継続には介助者の負担軽減も重要な要素となる．

(2) 心身機能・身体構造
MMTだけでなく，左母指外転や右示指屈曲動作が何グラム程度の抵抗に抗することができるか明記するとよいだろう．操作スイッチを持参し試してみることで動作に必要な力を判断してもよい．

(3) パソコン操作方法についての解釈
①今後のパソコン操作方法として，Point － Dとソフトキーボードの使用を考えたことは，現状の運動機能を活用して自由度の高い方法で活動できるように配慮しておりよい．

②Point － Dはスライドポイントを利用し，舌と口唇で操作できるように操作部を延長させて固定台を作製するという考えを示しているが，スライドポイントは操作部が本体内部で左右前後に水平に動くことで機能する仕組みであり，舌や口唇で操作するには不向きに思える（図5）．

③クリック操作はスライドポイントに附属のタッチセンサーを取り外し，クリック感が得られるスイッチに変更することはよい選択である．クリック感があることはスイッチを操作したことのフィードバックが入りやすくなる．また，タッチセンサーは不用意に触れてしまい誤作動させることがある．

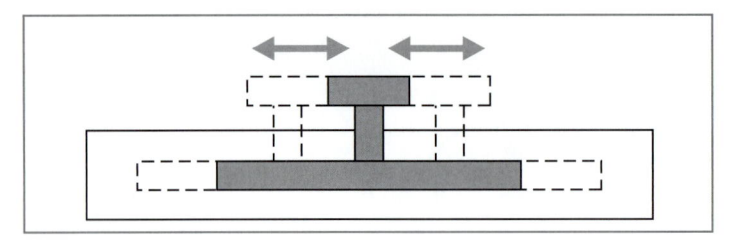

図5　スライドポイントの動き

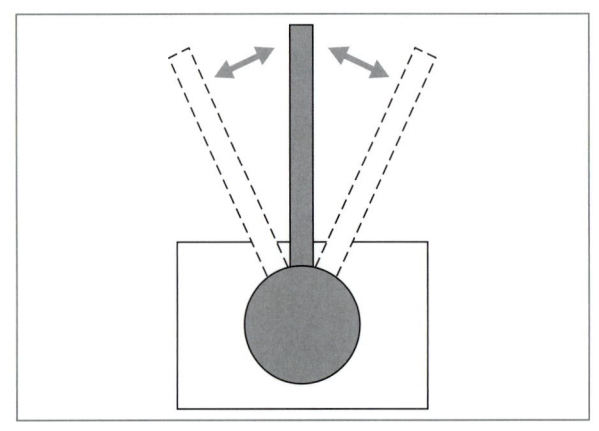

図6　ジョイスティックコントローラの動き

　　　④Point－Dや操作スイッチの設置方法が示されていない点が評価として不十分である．

4）アドバイザーの解釈・介入計画
(1) 利点と問題点の整理
　利点は，本人・家族ともに用具導入に関する受け入れが良好であること．問題点は，①パソコンを利用するために必要となる体位が安定せずクリックボタンの押し込みが困難になっている．②パソコンが安定して利用できないことで本人の活動性が低下している．③体位の安定が困難になっていることで母親の介助負担が増加している，であった．

(2) 解釈
　図2，3を基に解釈すると，「動作レベル」は「動作が一応できる」から「動作の一部ができる」のレベルに移行中の段階といえる．体位安定のための介助負担が増えており対応策としては「より容易な物理的環境の設定や異なる手段の利用」が必要と考えられる．その手段を以下に示す．
　　　①Point－Dはジョイスティック型のマウス（ハンディーマウス）のジョイスティック部分を延長して舌や顎の動きで操作できるようにする（図6）．
　　　②Point－Dを設置する用具を，木製の固定台に自在に可動する素材のアー

ムで作製する．
　③ベッド上に設置する固定台がずれたり傾いたりしないように台の重量を重くする．
　④常に一定の位置にPoint − Dが設置できるように，目安になるガイドをつける．
　⑤左右クリックはハンディーマウスの本体から配線を引き出し，そこにおおよそ16 gで作動するマイクロスイッチを取りつけ，操作スイッチ利用でできるようにする．
　⑥左クリック用の操作スイッチは，Point − Dと同様の固定台を作製し，自在アームの先端に操作スイッチを取りつけ左母指の外転で作動させる．
　⑦右クリック用の操作スイッチは硬質のスポンジの固定台に取りつけ右示指の屈曲で作動させる．

(3) 介入計画
【長期目標】
　①通信制大学の卒業
　②パソコンを活用した活動の拡大・向上
【短期目標】
　①パソコン操作の再獲得
　②介助者のパソコン操作のための介助負担軽減
【プログラム】
　①舌と口唇の動きによるハンディーマウスの操作指導
　②訪問によるフォローアップ

5）その後の経過

　ハンディーマウスを舌と口唇で操作し，マイクロスイッチで作製した左クリックボタンは左母指の外転，右クリックボタンは右示指の屈曲で操作して，パソコン操作を再獲得できた．また，パソコン操作時の姿勢は仰臥位の自然な状態で可能となり，以前のような姿勢保持のための介助が必要なくなり，母親の介助量軽減を図ることができた（図7）．

事例編　I. 身体機能に問題を抱えた事例

左クリック用の操作スイッチを固定した木製台

右クリック用の操作スイッチを設置した硬質スポンジ性の台

自在に曲がるワイヤー

ジョイスティック部分を延長したハンディーマウス

ポインティングデバイスを固定した木製台

固定台のずれ防止用に取りつけた重り

固定台を一定の位置に設置しやすくするために取りつけた革シート

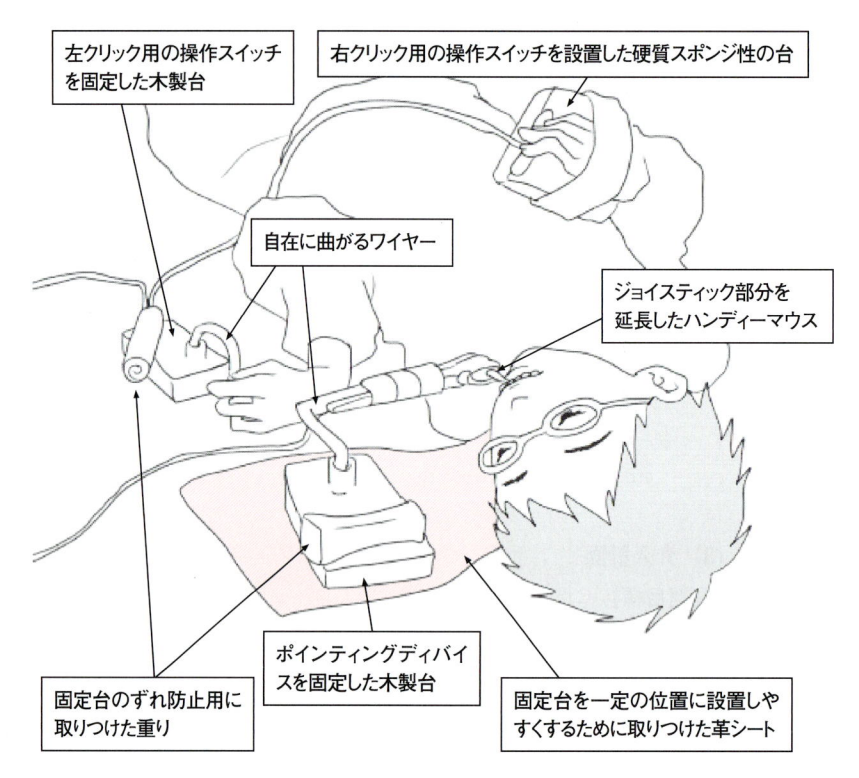

図7　ジョイスティック型のポインティングデバイスを舌と口唇の動きで操作する事例

3．事例に学ぶ評価のエッセンス

1) 状態像とパソコン操作の評価ポイント

　SMAは体幹・四肢近位部筋の筋力が優位に，また段階的に低下する．このような状態でパソコンを利用する場合，以下のような項目を評価し対応するとよい．

(1) 目的の文字が入力できない場合

　目的のキーを押すことはできるが指がふるえて二度押ししてしまったり，隣接するキーを間違って押してしまったりするのであれば，Windowsのユーザー補助[注]によるキー打鍵時の応答特性を変更（たとえば，指が素早く離せずに同じ文字を繰り返し表示してしまうときのオートリピート機能解除の設定）したり，キーガードや指が必要としないキーに触れないように手指を包む手装具などを利用してみる．

(2) 同時打鍵ができない場合

　Windowsパソコンではユーザー補助による順次入力の設定や，Shift，Ctrl，Altキーなどを機械的にロックさせるキーロックデバイスを利用したりしてみる．

注　**ユーザー補助**：これはOSがWindows XPまでの名称で，Vista以後は「コンピューターの簡単操作」になっている．

(3) キーボードのキーを直接操作できない場合

腕を吊る，腕を支える，手にスティックをもたせるなどの補助具利用でキー操作が可能であるかチェックする．可能であればそれらを利用する．

(4) 補助具利用でもキー操作ができない場合

一般の Point － D が使えるか否かをみる．これが使えれば，Point － D にソフトキーボードを選択する．

(5) 一般の Point － D が使えない場合

粗大なポインティング動作が可能か否かをみる．可能であれば，ジョイスティックや操作スイッチで利用できる障害者用 Point － D（らくらくマウスIIやマウスコントローラーなど）とソフトキーボードを選択する．

(6) 粗大なポインティング動作が可能でない場合

入力支援ソフトと入力装置（1～2個の操作スイッチ）を選択する．

2）評価にあたって心がけたいこと

道具・福祉用具の適用評価を行う際は，それらの特性を十分理解し利用者の残存機能を有効に活用させることを念頭に置きながらも，本人の思いや介助者への負担などに配慮した評価を心がける必要がある．

参考文献

1) 石川幸辰，石川悠加：脊髄性筋萎縮症．誰にでもわかる神経筋疾患119番（河原仁志・他編）．日本プランニングセンター，2007，pp139-146．
2) Siegel IM：神経筋疾患の分類．神経筋疾患のマネージメント（野島元雄訳）．三輪書店，1992，pp101-160．
3) 内山 靖：症候障害学序説　理学療法の臨床思考過程モデル．文光堂，2006．
4) 江藤文夫：自然経過とリハビリテーション．臨床リハビリテーション　小児のリハビリテーションII（岩谷 力・他編）．医歯薬出版，1991，pp262-280．
5) SMAハンドブック作成委員会編：SMA（脊髄性筋萎縮症）ってなに？．SMA（脊髄性筋萎縮症）家族の会，2002．

Chapter 2

事例編

II. 認知・精神面に問題を抱えた事例

1. 統合失調症
2. 気分障害
3. アルコール依存症
4. 摂食障害
5. パーソナリティー障害
6. 脳血管障害による高次脳機能障害
7. クモ膜下出血により意識障害を呈した事例
8. 意識障害と失語症を呈した事例
9. 右半球損傷による高次脳機能障害
10. 脳梗塞による失行症の疑い
11. ターミナルケア

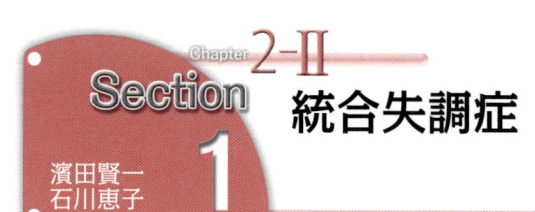

Chapter 2-II Section 1 統合失調症

濱田賢一
石川恵子

● KEY WORD　回復過程，本人固有の生活，対処技能

1. 障害の特徴と評価

1）障害の特徴

　統合失調症は，主に思春期から青年期に発症する精神疾患で，脳の機能障害により，幻覚や妄想などの「本来ないものがある」陽性症状，意欲の低下，感情の鈍麻などの「あるべきものがない」陰性症状など，多彩でかつ個人差のある症状を呈する．そしてその障害は，「生活障害」，「生活のしづらさ」として，日常生活におけるさまざまな場面での作業遂行に影響を及ぼすこととなる．対象者の抱える心理上・生活上の弱点・脆さとして菱山は，「①名目や世間体，周囲の評価に拘泥し，敏感に反応する，②切り替えがきかず変化に脆い，③枝葉のこと，目先のことにとらわれ中心的事柄を見落とす，④段階的に事が運べず短絡的に行動する，⑤ほどほどにという手加減ができず，all or nothing 的行動をとりやすい，⑥選択を要する課題に直面すると自己決定できず，選択を放棄するか，行動の統制を失い混乱する」[1]などと挙げている．

(1) 慢性疾患であること，回復状態に応じた対応．

　作業療法評価において押さえておきたいポイントとしては，まず①慢性疾患であり，その回復過程は大きく「急性期」「亜急性期」「回復期前期」「回復期後期」「維持期」と分けられ，それぞれ期によって前景となる症状，治療・リハビリテーション上の課題・目標が変化すること．②経過において症状再燃もありえるが，適時適切な医療（薬物療法，精神療法，心理社会的療法），リハビリテーション，また福祉サービスの利用により，必ずしも予後不良ではない，治療可能な疾患であること．③後天的な疾患，中途障害であり，発症にいたるまでの生活において，あるいはもちろん発症後においても獲得してきたさまざまな経験，能力を有していること．④慢性疾患であるので，服薬など治療的管理も含めて，生活上の対処技能の獲得がリハビリテーションにおける重要な課題となること，が挙げられる．

(2) 認知機能障害

　知能面での障害はないが，知覚，注意，実行，記憶といった認知機能における障害があり，セルフケア，仕事，レジャーの諸活動，作業遂行における困難のみならず，対人関係や生活リズム，習慣の管理やコントロールといったさまざまな場面で

生活のしづらさを抱えることとなる．

　たとえば，仕事や活動・動作に関して，課題処理やその実行に困難を示し，相手・対象に関しては，その気持ちや，状況の理解に困難があり，また自身について，自己認識の歪みによって過小，あるいは過剰な自己評価の結果，意欲や発動性に問題をきたす場合もある．これら認知機能障害は，入力としての情報の受け取り方（どのように状況を認識し，判断するのか）の困難さの結果，出力としての行動（いかに対処し，実行するのか）においてずれを生じ，結果生活場面での適応を阻害する，と捉えることができる．

2）用いる評価

　評価においては，生活における活動動作のひとつひとつが単に"できている"，"できていない"ではなく，その場，そのときにおける対象や状況を"どのように捉えているのか"を理解すること，作業遂行場面において"どのように行っているのか"をみることが重要となる．

　「カナダ作業遂行測定（COPM）」を用いることにより，対象者の主観（意思・希望）としての「したい」，「する必要がある」，「することが期待されている」作業活動は何かを，半構造的面接の過程において共有しながら理解でき，また再評価実施によって，対象者自身の課題の捉え方の変化を知るための個別測定法となっている．

　その他，医学的情報，生活歴，家族や経済状況などの個人因子，環境因子に関する情報を収集，補足し，対象者の全体像を把握する．それを踏まえて対象者の生活にとって意味のある作業に焦点化する．

　そうして焦点化された，対象者自身の生活における作業遂行上の課題・問題を解決するための具体的な情報は，作業場面における観察から得られる．

　作業遂行をアプローチの焦点に置く作業療法において，観察による評価は，基本かつ重要であり，言語を媒介にした面接では表現されにくい，有用な情報を得ることができる．特に「作業面接」においては，実際の作業活動・動作を非言語的な媒介とし，また現実の結果などといった事実情報を基に，具体的な評価が行える．

2．事例提示

1）基本情報

　　対象者：20歳代後半，男性
　　診断名：統合失調症
　　既往歴：高脂血症
　　現病歴：大学在学中，強く「誰かに狙われている」と感じることがあり，家族と精神科受診し統合失調症と診断された．その後通院を開始するが，無為閉居な生活となり，医療中断．1年後に入院となり，その後1年間入院．退院後にデイケアの処方が出され，現在デイケア利用，3カ月経過．
　　社会歴：学歴は大学中退．職歴は短期アルバイトのみ．家族構成は公務員の父（59），

専業主婦の母（58）と本人が同居．兄と姉は結婚して独立し，他県在住．
担当者の経験年数：1カ月

2) 担当者の評価・解釈

(1) 収集し得た情報
父は厳格な性格で，数カ月後に定年退職予定．本人に対しては経済的な自立を強く望んでいる．母はデイケアを休むと厳しく言うが，本人のよき理解者である．第一印象としては，筋肉質でがっしりした印象．全体的に静かで控えめだが，話しかけると応じる．近寄りがたいほどの雰囲気ではない．

(2) 心身機能・身体構造
現在は被害的，幻聴，妄想などの陽性症状はデイケア内ではみられない．デイケアに対する意欲低下，減退などの陰性症状がみられる．発語は明瞭．人前に出ると緊張しやすく，発汗多量．それを気にして余計人前に出るのを避ける傾向がある．動きは緩慢．父から自立を促され，プレッシャーを感じている．

(3) 活動・参加
デイケア利用状況（観察された事項）→表1．家ではテレビ，音楽鑑賞，その他は寝ていることが多い．生活リズムは整っているが，疲れやすく夜8時に就寝，朝7時起床．服薬の必要性は理解し，自己管理で可能だが，まれに忘れることもある．家と病院以外は，母親と買い物や散歩することが日課である．しかし，近所の目が気になり，明るいうちは出かけたがらない．友人との交流は入院したときに同室であった友人とメール交換する程度．

(4) 環境
父は今年中に定年予定．病院の近所に自宅がある．日中は母と2人暮らし．本人の小遣いは月に5,000円．ほとんどCD購入費用．

(5) 個人因子
身なりは整っている．世間の話題に詳しい．親想い．洋画・音楽が好きでCDとDVDを多数所有．父の言葉にプレッシャーを感じるが，働く必要性は感じている．COPM結果→表2．

表1 デイケア利用状況（観察された事項）

> デイケア利用は週2回．基本的な挨拶，日常会話は可能であるが，受身的．自ら集団内には加わらず，他者に話しかけられれば応じる程度で，主に同世代のメンバーや女性と話すことが多い．デイケア（1日平均10名程度）参加の際は基本的に部屋の隅で静かに音楽を聴き過ごす事が多い．グループミーティング，レクレーション等全体でのプログラムは拒否なく自主的に参加する．役割分担についても，求められればその都度遂行．（司会は緊張すると断ることが多い）ミーティング時は控えめだが，話題の流れや展開に合わせた発言が可能．

表2 COPM結果

COPM（初回）	重要度	遂行度	満足度
①疲れないようになりたい（早く寝てしまう）	6	4	10
②緊張しないようになりたい	10	3	5
③資格を取って働くように言われている	10	2	2
④電気屋のDVD・CD売り場で働きたい	9	5	5
⑤話せる友達が欲しい（病気の人以外）	8	6	4

3）アドバイザーから担当者へのコメントと，アドバイザーの評価

（1）よい視点，発展させたい視点

①**本人の意向が大事**：まず本人の意向を，COPMを用いてセラピストとの共通認識として確認できていることがよい点である．対象者がどのような生活を望み，いま現在，どんな不都合がおきているのか，COPMをとることによって，作業遂行の課題に焦点化できる．またこの担当者は，本人の活動上の問題を，陰性症状によるものとしてやや単純に判断しすぎるきらいがあるが，セラピスト側のそうした判断の偏りを修正することができる．

②**全体像**：全体像としては，情報はある程度網羅されていて，コンパクトに整理されている．観察項目もCOPMによる本人の考える課題（生活状況，対人関係面・就労）に沿う形で，一応の現状が確認されている．担当者の経験と，対象者のデイケア利用回数の少なさからすれば限界はあるが，デイケア場面での対象者の作業遂行の状況が具体的に捉えられているとよりよい．

③**導入時の方針**：一方セラピスト側の意図として，デイケア場面の観察により，特に対人関係面や活動性に対するアプローチとして可能なことがみえてきている．たとえばグループ内での役割遂行など無理のない形で，かつ現実場面において実際のトライアルができる．本人にとって有用である作業遂行場面を，確認しやすい結果をともなって提供できそうである．

④**家族関係**：環境因として，家族の問題もある程度の把握がなされている．家族へのサポートは今後検討課題となりえる．

（2）見落としていた点，的確でない点

①**曖昧な現状認識**：デイケア活動場面での観察から，受動的な活動状況と限局的な対人関係であることはわかるが，作業遂行の現状（どのようにできていて，どのような困難があるのか）がより具体的にスクリーニングできている必要がある．担当者は当面の問題点として，陰性症状としての意欲・活動性の低下と捉えているが，本人の実感からすれば，就労な

ど生活拡大へ志向しているが，活動が限られ，広がらない現実とのギャップであろう．「作業面接」によって，この場合の活動性の低下は，本人の自覚的には自信のなさや自己効力感の低下によるもので，現状認識の曖昧さも確認された．このことはまた，就労に向けて，想いはあるが，どうすればいいのかわからない，できるのかもわからない，具体的な行動も現時点では取れないということにつながっている．

②生活リズムの偏り：疲れやすい，睡眠時間が多いということは，症状の影響による意欲の低下状態なのか，あるいは服薬の影響とも考えられる．より詳細な生活状況（現在の基本的生活パターン・リズム）の把握と，医師に治療経過，服薬内容の確認が必要である．その状況によっては無理な負荷は避けて休息を保障し，段階づけながら活動性を拡大していく必要がある．いずれにしても急性症状など一見目立つ状況にとらわれがちだが，実は本人も普段気にかけてもいない当たり前のことに不自由が生じることが症状の表れで，普通に眠れることや，食事がきちんと取れたりすることが生活の基盤として大切である．

③治療経過・服薬管理：服薬の必要性を理解しているとのことであるが，これから減量していく計画ならば，それに合わせた服薬管理のあり方を学んでいく必要もありそうである．治ったから服薬をやめたいというのは心情的には了解できる．しかしいまの服薬量で効いているから，この状態なのだということは，本人には理解しにくいものである．必要ならば服薬に関しての自覚的な態度（DAI-10などの評価法もある）を確認しておくのもよい．減薬に従って活動性が増してきたとき，就労など生活状況に変化があったときなど，服薬の仕方も検討する必要があるかもしれない．

4）アドバイザーの解釈・介入計画

（1）利点と問題点の整理

28歳と若く，「就労を考えている」，「友人が欲しい」など，本人のライフサイクルとして自然な目的意識をもっている．また本人も「疲れやすい」「緊張しやすい」といった課題を自覚，言語化できている．ある程度安定した適応的な生活状況ではある反面，活動的にも対人的にも不活発であることから，自己認識においてやや過小評価といえ，自己効力感の低下から限定的な参加状況となると考える．よって問題点としての焦点化項目は，①自己効力感の低下②限られた対人関係③易疲労性・不活発な生活④就労レディネス不十分と考えた．

（2）解釈

対人交流の現状（焦点化項目②）は，若干被害的なところを残し，陰性症状やもともとの性格因からか回避的で，本人が不都合を感じるくらいの緊張感がある．このことが「友人が欲しい」と考えるときに問題となるようだ．自己効力感の低下（①）

にも関連して，自己や状況に対する認識の歪み・曖昧さから，適応的な行動の選択が困難で不都合な状況を生じているという，認知行動面の問題として捉えられる．

そして，担当者の評価によれば一見整った，適応的な生活状況とあるが，デイケア以外の日は日中も臥床がちで，散歩・買い物は夕食前のごく短時間に限られているとのことである．このことは，易疲労的で極端に不活発な状況(③)を示している．また上述のように現状認識の曖昧さから活動制限をきたしてもいる．一方，COPMによれば，本人の意識としては外に関心が向きつつあるのがわかる．主治医によると，服薬量も漸減しながら調整中とのことである．回復期前期の状態と捉え，今後の処方内容変更による薬の作用と活動性のバランスをとりながら，アプローチを行っていく必要がある．

本人は「緊張しないようになりたい」「疲れないようになりたい」と考えているので，今後の生活に直結する課題として，これらを軸に当面のプログラムを組み立てていく．

就労（④）に関しては，就労経験が少ないので具体的イメージをもてず，かといって急いでいるわけではなく，漠然としているがレディネス不十分との自覚もあるようである．"父のプレッシャー"もあり，"する必要がある・することを期待されている"こととして動機づけられていると考える．デイケアに対する意欲低下は陰性症状というよりむしろ，"仕事に対する曖昧なイメージ"により，デイケアから就労への段階づけが，本人にとって不明確であることからきているように思う．認知機能も関係してくるが，未経験という側面もあるので，具体的な情報を得て，検討を深めていく必要がある．また家族関係についても今後の検討課題となりそうではある．

よって，デイケアにおいては本人の意向に沿って長期的には就労（COPM③④）に向けた1ステップとして段階・期限を設け，必要となるサービスへのスムーズな移行をサポートする．短期的に優先される項目は，生活リズムの構築（COPM①）と，対人関係における認知行動的な課題（COPM②および⑤）を取り上げ，プログラムを立案する．

(3) 介入計画
【長期目標】
　①日中，活動を行える生活習慣の確立
　②就労を目標に，次の移行先（就職，訓練施設利用など）を決定できる
【短期目標】
　①デイケアグループ活動において，無理のない課題・役割遂行により，自己効力感，自信の回復と集団関係技能の確立
　②服薬を含め，療養生活スケジュールの自己管理
　③デイケア利用日数を増やす，あるいは地域活動支援センターなど地域資源の利用により，活動機会および対人関係の拡大
　④就労レディネスを高める．必要に応じ就労支援センターの利用・障害者職業

センターの適職判定を受けるなど，就労に関する具体的な情報を得る
【プログラム】
①行事・レクリエーション活動をとおして，楽しみや満足を得つつ，グループ内共同作業における役割遂行機会や，メンバー間での肯定的な評価を得る
②SST グループによる，対人関係技能の獲得
③就労準備グループへの参加と，個別の定期面接によるレディネスの確認
その他，④薬剤師による服薬指導，⑤家族へのサポートも含め，訪問看護指導導入を検討する

5）その後の経過

アプローチ開始から3カ月を経過し，COPM 再評価によれば，各項目のスコアの肯定的な変化もあったが，本人の考える課題がより具体的に変化し，①デイケア以外の参加できる場が欲しい，②SST は継続したい，③アルバイトを探す，④同年代の仲間が欲しい，と挙げられた．

3．事例に学ぶ評価のエッセンス

1）状態像の捉え方と評価のポイント

(1) 症状と障害，いかに"生活"に焦点化するか

客観的に収集された情報の集積・総和が，本人の全体像ではない．部品が揃っていても組み立っていなければ車も走らないのと同じで，どのように関連しているのかを考えなければならない．たとえばいわゆる陽性症状は，他者からはみえやすい．一見目立つ，困ったことに着目し，症状と判断してしまう．症状であるとくくって評価は終わりではない．上田の定義を引いて大橋は「機能障害も，能力障害も，この社会的不利の次元の改善に対して影響を持つ限りにおいて意味を持つ」[2]と述べている．もちろんその通りで，症状が誰にも万人に同じように生活上困難をきたすわけではない．であるから症状に着目しているうちは，"症状をなくす"ことを考えがちで，結果その人固有の生活という視点を失ってしまう．また臺は，「現象面の症状と機能面の障害の両面的な視点が必要である」[3]と述べている．本人に起こっていることとしての症状についてのみではなく，当人の生活機能にどのような影響を及ぼし，どんな「生活のしづらさ」を抱えているのかが評価されなければならない．

(2) 全体像の把握

また前述のように困ったことに着目しがちであるということは逆に，普通のこと，当たり前のことほどみえにくく，意識されにくいということも示している．生活も含んで全体像を把握するには，当然であるが利点，健康的に機能している側面も情報として同等（あるいは，それ以上）に扱うべきである．また一方でこうして評価された対象者の全体像も，あくまで"いま，ここで"の仮説でしかないという限界があることを認識している必要がある．前述しているように障害は機能面における

問題であり，機能する本人も生活という場も，変化し続けているからである．こうした態度が評価者に求められる客観性であるといってよい．

（3）本人の意向を聞き取る

生活が，本人固有のものである以上，本人がどのように困難を感じているのか，主観的な情報を得る必要があり，評価・プログラムもそれに沿う必要がある．聞き取るための面接技術の習得が有用であり，それはもちろん相手が陳述しやすい状況をつくる配慮でもある．

（4）認知機能面の障害の捉え方

繰り返しになるが，単に"できている，できていない"ではなく，"どのように行っているのか，いないのか"を考える必要があり，それを作業遂行上の課題として捉えること，その原因を特定することが評価の一歩である．基本ではあるが，その問題の原因は①入力における認知の問題なのか，②処理統合選択過程における問題なのか，③出力における行動の問題なのか，④単独の，あるいは複数影響しあった問題なのかと大きく分けて検討すると理解しやすい．その上で解決策を探索し，治療計画を立てていく．

2）評価にあたって心がけたいこと

評価は対象者を理解するために行うのであり，評価法は知るための道具である．ひとつの評価法を用いて評価結果を得れば，その人がわかるわけではない．また，"一通りこれだけの評価法を用いればよい"ということもない．みるべき対象によって道具を使い分けることは，至極当たり前のことである．初回面接時や，プログラム見学参加時の観察や簡単な作業によるスクリーニング検査によって，ある程度主となる介入目的，「障害の軽減か，技能の獲得か，その人の意味のある活動の構築か」[4]を把握できることが大切である．その上で必要となるデータは何かを考え，評価法を選択し，評価計画を立てることが必要となる．

参考文献

1) 菱山珠夫：医療サイドから－生活支援をめぐって．精神障害とリハビリテーション，2（1）：15-18，1998．
2) 大橋秀行：障害構造論を臨床にどう生かすか－イメージモデルを使って．精神障害とリハビリテーション，1（2）：96-101，1997．
3) 臺 弘：疾患の回復過程．精神障害リハビリテーション学（蜂矢英彦，岡上和雄監修），金剛出版，2000，pp94-99．
4) 二木淑子：作業療法実践の枠組みと養成教育を考える．OTジャーナル，39（2）：92-93，2005．
5) 臺 弘・湯浅修一編：続・分裂病の生活臨床．創造出版，1987．
6) 香山明美，小林正義，鶴見隆彦編：生活を支援する　精神障害作業療法．医歯薬出版，2007．
7) 小林正義：作業面接のコツ．OTジャーナル，42（2）：143-147，2008．
8) 山根 寛：精神障害と作業療法　第2版．三輪書店，2004．

9）EBOT 時代の評価法．OT ジャーナル増刊号，38（7），2004．

Chapter 2-II Section 2 気分障害

濱田賢一
石川恵子

● KEY WORD　双極性障害（Ⅰ型），気分変動，症状遷延化

1．障害の特徴と評価

1）障害の特徴

　気分障害には，躁病相とうつ病相を交互に呈する，いわゆる躁うつ病といわれる「双極性障害（Ⅰ型，Ⅱ型）」と，うつ病相が繰り返される「単極性障害」とに大きく分類される．その状態像は，躁病相においては，易刺激性，易怒性など感情亢進，観念奔逸，そして過剰，あるいはまとまりを欠く過活動状態を呈し，うつ病相においては，抑制，静止，記憶力低下などといった，思考や行動が制限され，不活発な状態を呈する．

　リハビリテーションの視点からその障害は，気分の変調によって，生活における活動内容，量そのものが大きく増減し，その振幅の大きさから，生活障害は特にQOLに対する影響性は大きいと捉えることができる．各病相期に応じた対応と，症状の遷延化を防ぐために，できる限り速やかにもとの生活に戻ることが目標となる．

　ここでは「双極性障害（Ⅰ型）」の事例を取り上げる．作業療法が精神科臨床場面において対象とする疾患は，統合失調症がその対象数としては依然大きく占めている．しかし，気分障害も，罹患率も統合失調症に比し低く，対象として少数ではあるが決してまれではない．また近年，単極性障害，いわゆるうつ病の対象者も拡大傾向にある．

　作業療法の治療場面は，集団を用いて実施することも多いが，この構成メンバーに，統合失調症と気分障害の対象者が混在する場面もある．疾患として比較すればかなり異なった特徴をもっている．ということは，生活上の困難の結果が同じでも，それを引きおこすプロセスは異なったものと捉えることができ，評価の際，その解釈に留意する必要がある．そうした意味において，詳解は他書に譲るがそれぞれの病理を理解しておくことが必須である．症状としては，統合失調症と同じく，個人差が大きく，生活の及ぼす影響は多彩である．また統合失調症（様症状）を合併している事例もある．ただ疾患ではなく，その障害ゆえにおこる生活上の具体的事象自体は，似通った困難であったりする場合も多く，課題によっては同じ構造下での作業療法アプローチは可能となる．

2）用いる評価

　まずは本人の意向を聞き，作業場面，また集団場面でのスクリーニング，観察を行う．一般情報と取りまとめて対象者の全体像を把握する．本人の生活上の作業遂行課題を特定する際，COPMを用いることも有用である．統合失調症の項（p.89）で述べた通り，症状評価ではなく，生活における障害の状況を把握するために評価を行うのであるから，ある評価法を画一的に用いるのではなく，必要に応じ選択することとなる．

　また特に躁うつ病の場合，相反する状態像を繰り返すことが疾患の特徴であるので，主治医に現在の状態像を確認しておくことが必要となる．本人との面接での陳述も状態によって，その内容自体が影響を受ける場合（躁状態であれば表現が広がりすぎたり，あるいはうつ状態であれば表現自体が困難であったり）もあるので，診断ならびに症状の経過についての確認が必要である．いずれにしても対象者の気分変調の具合，程度を把握することは，一般にわれわれには困難である．言うまでもないが「気分」とは個人的な，主観によるところが大きく，普段のわれわれの生活においても，その日，そのときで変動する．臨床上，気分障害の難しいところは，対象者本人からすれば，そもそも変動するものであるため，症状としての気分変調とは自覚されにくいところにあるように思う．つまり面接での陳述内容で例えてみると，躁状態であっても，うつ状態であっても本人はいまの状態を"これが自分だ"，"まぁ，こんなものだ"と表現する．であるから，医師の診断としての状態像の把握と，可能な限り，家族からの生活状態の情報（特に普段の，本人も家族もこれが日常という）を得ておくと，評価に役立つ．気分変調が起因となってそれまでの生活に適応困難をきたし，加療対象なっているのであり，かつリハビリテーションの目標が，速やかにもとの生活に戻ることにあるのだから，生活状況の把握は必須であるといえる．

2．事例提示

1）基本情報

　対象者：50歳代半ば，女性
　診断名：躁うつ病
　既往歴：なし
　現病歴：1年ほど前，部長に昇進．不眠不休で働き，車や宝石など高価な買い物をするようになる．その後ひどく気分が落ち込むようになり家族と精神科を受診．躁うつ病と診断され通院加療開始．その後復職し，うつ症状が改善すると怠薬．物を購入し親戚や近所にまで送りつけるようになる．買い物を咎めた夫に対し易怒的となることもあった．3カ月前，息子や娘の説得で再び受診するも，本人は病気を否定し興奮．入院加療の必要性を認めず，医療保護入院となった．現在は任意入院となり1カ月が経過，入院形態の切替と同時に作業療法処方された．

社会歴：大学後，大手生命保険会社に就職し保険外交員となる．以来，無遅刻無欠勤で仕事に励んでいた．長年の真面目な勤務態度や，優秀なセールスの成績が認められ部長に昇進，現在休職中．家族構成は軽度の認知症の義母（87），無職の夫（60），息子（30）は会社員で近くに単身生活，娘（28）は自宅に同居しながらアルバイトをしている．

担当者の経験年数：1カ月

2）担当者の評価・解釈

（1）収集し得た情報

身体的ADLは自立．入院後，躁とうつを交互に繰り返す．病前は気が強く陽気でお節介な性格．世話焼き．結婚前から同じ職場に勤務し，家庭と仕事を両立させてきた．細身で声が大きく，活発な印象を受ける．現在院内でめまぐるしく他患の世話を焼き，自分のおやつを同室患者に配り歩くことが増える．また，退院希望あり，復職を強く願っている．

（2）心身機能・身体構造

動作は活発で，せわしない．躁状態のときは過活動，易怒的，暴力的．うつ状態のときは気分の落ち込み，易疲労性，意欲低下があり，ときに希死念慮が出現する．気分の変動が本人にとっては大きな負担となっている．

（3）活動・参加

同病棟の患者には分け隔てなく接し，職員に対しては，礼儀正しい面もみられるが，いずれも躁のときは命令口調になる．日中は，買い物や病室内の整理整頓，身辺処理をこなしている．おやつや服の購入や，他患へ物を渡す行為が増えている．不眠傾向．過活動で躁傾向がうかがえる．料理プログラム参加状況（観察された事項）→表1．

（4）環境

病院近くの自宅には認知症の義母をはじめ，家族と同居．貯蓄もあり，経済的にはそれほど切迫していない．本人の病状に生活が左右されるため，家族は迷惑している．また，職場関係を中心に，友人・知人は多い．

（5）個人因子

年相応の装い，適切な受け答えができる．社会経験が長く，仕事と家事一筋の生活．世話焼きの性格から，他患の面倒をみすぎてしまう．退院後の復職を強く願うが，義母の面倒，部長職への昇進など，周囲の期待やイベントが精神的な負荷となっている可能性がある．COPM結果→表2．

表1 料理プログラムにおける参加状況（観察された事項）

> 女性5人程度のクローズドグループで月2回活動を実施．料理計画，買い物，調理活動すべてにおいて，リーダーシップを発揮する．もともと主婦であるため，調理のスキルは高いが，自分の好みを優先したり，意見を通す強引な面が目立つ．グループ活動であり，他者と協調すること，役割を分担することが求められるが，自分だけでさまざまな工程を行ってしまうことが多く（それもすべて可能ではあるが），その都度スタッフの介入が必要となる．最近では突然調理のメニューとは違う食材のおにぎりを持ち込んだり，誰に対してもタバコや飴などのお菓子を配り歩く場面が見受けられ，躁傾向がうかがえる．自分のペースで活動し，ときに集団の輪を乱すこともある．しかし，陽気で世話焼きな性格から，グループ内では憎まれることなく周囲ともうまくつきあっている．

表2 COPM結果

COPM評価	重要度	遂行度	満足度
①一刻も早く退院する	10	1	1
②また仕事がしたい	10	1	1
③家族の面倒を全部みること	10	2	2
④職場の友だちと飲みに行く	10	1	5
⑤カラオケや買い物がしたい	10	1	5

3）アドバイザーから担当者へのコメントと，アドバイザーの評価

（1）よい視点，発展させたい視点

①生活歴・生活状況が押さえられている：基本的には速やかにもとの生活に戻ることが目標となり，また当たり前だが，生活において適応困難といえる状態を呈し，入院へといたったのであるから，まずは普段の生活状況を捉えておくことが必要となる．担当者の評価では，本人の通常の生活における，同居家族の状況，自宅，職場で担ってきた，あるいは周りから求められる役割などが，必要最低限ではあるが収集されている．

②病歴と状態悪化時のエピソード：この事例は治療を開始して約1年，入院にいたったエピソード，それまでの生活状況についてある程度の情報が得られているので，症状（特に躁状態）再燃にいたるサインとして，昇進，家庭環境の変化などのライフイベントに弱いと推測できる．このサインについて，現時点で自覚的であるかはわからないが，今後疾病教育などにより，症状の自己コントロールの際，指標になりえるだろう．また推測通り，"生活上のイベントに弱い"とすれば，今後義母の介護など生活上の変化は予測範囲として入れておく．ただし，現在躁状態は続いていると判断できるので，現時点で課題を明らかにしてしまうことは，かえって本人にとってやらねばならぬことを増やし，焦燥，切迫感を増し，躁状態を助長する恐れがある．現実の課題を検討するには，タイミングを計る必要がある．

③現在の状況に関する自己評価が，COPMを用い記録されている：COPMのそもそもの目的にもかなうが，結果自体はともかく，本人が現在，自らの生活において，何を作業遂行上の課題と捉えているのか，そしてそれを，

スコア化し，セラピストと共有することが大切で，実施したことでそれはできている．また結果をみると，極端なスコア化がされているようにみえる．作業療法は対象者とセラピストがプロセスを共有しながら展開されていく．そうした実践を踏まえ，ある時点で再評価がなされる．初期評価時にCOPMを用いスコア化されていることで，問題の自覚的捉え方，表現の仕方の変化を振り返りやすくする．気分障害における症状の自覚の困難さは先に述べた通りだが，疾患を自己コントロールしようとする際，直接的ではないにしろ，ひとつの指標となり，スコア化すること自体に訓練的な意味もある．

(2) 見落としていた点，的確でない点

①生活状況と症状経過との関係：この事例は，治療が開始されたのが，約1年前の躁病エピソードの後，うつ状態を呈してからとなっている．発症の時期はわからないが，家事をこなしながら，仕事でも管理職を務めるなど，もともと本人のもつ社会的能力の高さから，軽躁エピソードが不適応をおこすほどの顕在化を示さなかった可能性がある．そう仮定すると，発症自体はより以前と想定される．発症しながらも，社会的には，むしろ良好な適応をしてきた経過・経験があると捉えると，このことが今後，特に軽躁状態時に，本人の自覚的理解に困難を生じる要因となりえる．そうした場合，家族や復職希望している職場への教育的アプローチが重要となってくる．このケースの場合，現時点ではまだ判断はできないが，このような可能性もひとつ留意しておき，主治医と確認しておく必要がある．

②知識としての"病気"にとらわれすぎない：また逆に，この担当者は，やや躁といえる症状にとらわれ過ぎかもしれない．特に料理プログラム（**表1**）での躁傾向とみられるエピソードの記述は，ややネガティブな表現と感じられ，逆にポジティブな評価も成り立ちえるようにも思える．症状なのか，もともとの性格なのか実際には判断しにくい．軽躁エピソードは，その適応のよさから，"能力の高い""前向き，積極的な"人物像として評価され，症状として見逃されやすいとされている．特に双極Ⅱ型の診断においては慎重に検討される．しかし，そうした人物がすべて"病気"ではなく，そうした気質をもともとの性格としてもち，能力を発揮している人はより多くいるのが当然の事実である．入院し，作業療法処方され，対象として接するのは，"病気・疾患"ではなく，個性ある"人"であり，その対象者は，いままで自分が接してきたことのない個性の持ち主であるだけなのかもしれない．

③薬物療法の経過を確認する：気分障害の治療は，感情調整薬による薬物療法が主軸となる．医師は現在の症状をどう捉え，どんな薬剤を使用しているのか，積極的な薬剤投与がある程度奏効しての状態なのか，あるいは

維持量で経過しているのか，今後の処方変更の計画など，医師に確認しておく必要がある．たとえば，うつ症状が改善傾向にあるときの抗うつ薬の作用は，躁転を惹起するリスクがあり，薬物療法はかなり慎重な戦略が採られている．作業療法実施にあたっては，症状と薬物療法の経過と並行して，安静を促し，自律可能な範囲で活動量を調整したり，または，活動性を賦活し，自律性を拡大したりとアプローチの方針を変更することとなる．またあわせて，作業療法実施中の経過もその都度医師にフィードバックする必要がある．

④通常の生活における活動量や，役割遂行の質を把握しておく：一見，不適応とも捉えられる現在の活動状況を評価するためには，普段生活しているときの生活スケジュールを確認しておくと，判断の際ひとつの指標となる．普段の生活のスケジュール表などを作成し，本人と確認しておくとよい．するとたとえば，"家でやるほど入院生活ではやっていない"という活動バランスの不満足が，過剰ともいえる活動を促してしまっているという状況を理解することができる．躁傾向というより，活動性の向上，自律性の拡大として，むしろポジティブな評価ともなりえる場合もある．

4) アドバイザーの解釈・介入計画

(1) 利点と問題点の整理

良くも悪くも活動性が高く，スキルも幅広い．できることが多い分，症状の影響下では自己コントロールしにくく，過活動になりやすい．生活歴からまた，人に頼めない，頼れない性格も感じられる．こうした性格傾向から，うつ状態では自己効力感が得られず，かえって辛い状況となることが想像できる．生活環境をみると，家庭においても，職場においても，やらなければならないこと，やることを期待されることが多く，また退院後には，復職後の仕事内容，今後の義母の介護状況など，症状再燃の契機となりえる生活上の活動，役割のバランスの変化も控えている．主治医から現在の症状と，薬物療法の経過を確認した上で，自律性の回復か，あるいは具体的に退院を目指した，課題志向的なアプローチを行うか，方針を決定する．よって焦点化項目としては①躁状態の持続と活動性のコントロール，②退院に向けた，特に環境因の情報整理，③課題指向的，教育的アプローチへの移行のタイミングを計る，となる．

(2) 解釈

主治医の見解とあわせ，現在の入院中におけるエピソード，作業療法プログラムでの様子などを考えると，ある程度薬物療法が奏効し，落ち着きつつあるが，躁状態は持続している状況である．療養上の十分な安静は確保するものの，症状の遷延化を防ぐ上でも，可能な限り速やかにもとの生活に戻る必要がある．またCOPMの結果からは，やや極端な回答内容となっているが，①一刻も早く退院する，とされており，本人の意向にも沿う形で目標設定できそうである．ただし，課題の段階

づけについては，本人との綿密な検討，共有が望まれる．当面の方針としては，構造化されたプログラムのなかでの適応的行動を促し，過活動を惹起しない範囲で，自律性を高める．あわせて入院前，そして退院後に予測される生活状況について情報収集，整理を行っておく．

(3) 介入計画

【長期目標】
① 退院し，自宅に戻る
② 再燃パターン，サインの確認，療養生活上の自己管理（服薬等）が可能となる．
③ 自宅において，利用できるサービスの構築（本人と，義母の介護サービス含め）

【短期目標】
① 構造化されたプログラムのなかで，適応的な行動が行える
② 入院中の生活の構造化，スケジュールの自己管理が可能となる

【プログラム】
① 料理プログラムなど，小集団を用いた役割が明確で，かつ満足できる程度で活動量をコントロールしやすい構造枠を持つ目的的活動プログラムから導入
② 薬物療法の経過に合わせ，スケジュール化されたプログラムから，段階的に，自己選択による活動を用いたパラレルグループへ移行し，生活の構造化，自律性を高める
③ 精神保健福祉士（Psychiatric Social Worker；PSW）からの情報，必要に応じ家族面接を行い，環境面の評価を行う
④ 心理・看護と調整し，疾病教育プログラムの導入検討

5）その後の経過

料理のほか，軽スポーツ（散歩など），集団レクなどを導入，活動別プログラムのなかで，集団の規模，レベルなど拡大し，場面による適応を段階的に促していった．作業療法開始から2カ月後の現在はパラレルなフリープログラムに移行し，療養生活上のスケジュールを自己管理している．薬物療法の反応性の良好で，また主治医との精神療法において，ある程度の疾患についての理解もなされたとのことで，疾病教育プログラムは，外来に引き継ぐこととし，まずは速やかに自宅に戻ることを優先することとなった．退院後の各サービス利用に際しての手続きなど，PSWが調整中で整い次第，退院となる．

3．事例に学ぶ評価のエッセンス

1）状態像の捉え方と評価のポイント

繰り返しになるが，気分障害においては，症状の遷延化を防ぎつつ，場面におけ

る適応的な活動行動を促し，可能な限り速やかに退院，もとの生活に戻ることが，入院中においての基本的な方針となる．ということは，そもそも「気分」は"変動をする"という幅をもつものであり，疾患による症状であったとしても，生活において不適応となる状況がおこり得なければ，自覚的にも，客観的にも問題として扱われにくいという特徴をもつように思う．そうした特徴をもつがゆえに，入院中においては，治療的介入により，無自覚的に安定的な期間が長引くほど，日常生活との間にギャップを生じてしまうこととなる．逆に日常生活においては，見過ごされ（本人としては，何とか頑張って持ちこたえすぎてしまい），症状が遷延化しやすいということなのであろう．

治療としては，その変動を生活上の出来事と関連させながら定期的にモニターを続け，対象者には，症状を再燃させるようなエピソード，その際に自覚できるサインについての検討を深めることが望まれる．つまり自覚化が困難である分，ほかからフィードバックできる仕組みをつくり上げることが，症状への対処技能の獲得ということとなる．

そこで評価におけるポイントであるが，まずはいまこの状況を本人の自覚的にはどういう捉え方がなされているのか，そしてそれは本人にとって普通と感じている状態なのか，を確認するようにしている．そして可能な限り，家族や関係者など普段関係のある他者からの情報，治療継続しているものであればその経過を収集する．そうした主観的・客観的情報を取りまとめ，活動場面での作業・集団適応を評価する．作業療法における基本方針は，具体的な作業活動の過程・結果と，本人の自覚的な評価との擦り合わせ，自律度を増す方向に向かうが，その際，特に短期目標において妥当な目標設定が重要となる．躁状態であっても，うつ状態であっても，長期，あるいは大きすぎる目標は抽象的となり，目の前のことは些細なことと受け取りやすい．結果セラピストも対象者も，不全感を感じ，モチベーションの低下を双方に招くこととなる．気分障害において特に強調することでもない，当たり前のことではあるが，具体的な目標設定と，それを対象者と共有できていることが基本である．

2）評価にあたって心がけたいこと

"評価"というと，客観性を求められるがゆえ，特に新人の場合，観察場面において傍観者のごとく，直接対象者への関与を避けようとしてしまいがちであるように思う．しかしそうしたポジションの取り方は，逆説的に聞こえるかもしれないが，かえって観察者の主観的見方を強めてしまうように思う．作業遂行に焦点を置き，作業活動を媒介としながらプロセスが進行する，作業療法の治療においてその評価は，物理的環境・構成される集団をも含んだ場，そこで行われる作業活動を共有することなしには，成し得ないと言っても過言ではない．活動にともに参加し，おこった事象について，何か引っかかりを感じるのであれば，その場で本人の感じを聞いてみるのがよいと思う．

参考文献

1) 内海 健：うつ病新時代 双極Ⅱ型障害という病．勉誠出版，2006．
2) 香山明美，小林正義，鶴見隆彦編：生活を支援する 精神障害作業療法．医歯薬出版，2007．
3) 鈴木映二：うつ病の診断と薬物療法．OTジャーナル，42（2）：100-108，2008．
4) 堀田英樹：うつ病に対する作業療法の考え方．OTジャーナル，42（2）：125-130，2008．
5) 山根 寛：精神障害と作業療法 第2版．三輪書店，2003．
6) EBOT時代の評価法．OTジャーナル増刊号，38（7），2004．
7) American Psychiatric Association：Diagnostic and statistical manual of mental disorders, 4th edition, Text Revision, 2000（高橋三郎・他訳：DSM‐Ⅳ‐TR精神疾患の分類と診断の手引．医学書院，2002所収）．

Section 3 アルコール依存症
Chapter 2-II
—長い会社生活でアルコール問題が表面化した事例—

長雄眞一郎
大嶋陽子

● KEY WORD　アルコール関連障害，退薬症候，国際生活機能分類（ICF）

1. 障害の特徴と評価

1）障害の特徴

　アルコール（以下，Al）関連障害は，身体的・心理的・社会的（家族も含）・経済的問題に及んでいる[1]．国際生活機能分類（以下，ICF）に準じると，心身機能・身体構造・活動・参加を包括する生活機能（functioning）と障害（disability）の領域，さらに環境の阻害因子（barrier）・個人因子の背景因子を加え，これらのすべての構成概念が複雑に相互作用している[2]．ここではAl関連障害の視点から身体的，心理的，社会的として捉え説明する．

（1）身体的障害

　栄養失調やビタミン不足からくる運動障害がある．それも身体構造障害として残ることは少なく，栄養状態の改善，適度の運動で回復する．問題は廃用性からくる老化促進で，加えて慢性の内臓障害に陥っている．肝臓障害のみでなく糖尿病，心循環器障害，骨関節疾患，末梢神経障害などの合併症がある．そこで作業療法実施の際は，事故のないように患者の全身の体力低下をいつも念頭に置く必要がある[3]．

（2）心理的障害

　現実に対しての認識が非常に甘い．すなわち，脚下の問題を自らの手で解決ができず他者に依存し裏返しに攻撃する．ストレス耐性が低い，衝動的な行為に移りやすい，ことなどから社会的な失敗を繰り返し飲酒へと逃避する．作業療法場面の彼らは，"がんばり""つっぱり""わりきり""ほれこみ""誇大的傾向"がよくみられる[4]．

（3）社会的障害

　アルコール依存症（以下，ア症）の回復は，家族や地域社会の支援とその関係，態度，さらにサービス・制度・政策といった環境要因により左右される．家族の問題に関しては，妻や子どもの精神状態の悪化が著しい．行政機関，保健医療機関，教育機関，のネットワークの充実が重要となる．Al関連障害から波及する家族・コミュニティの問題を図1に示す．

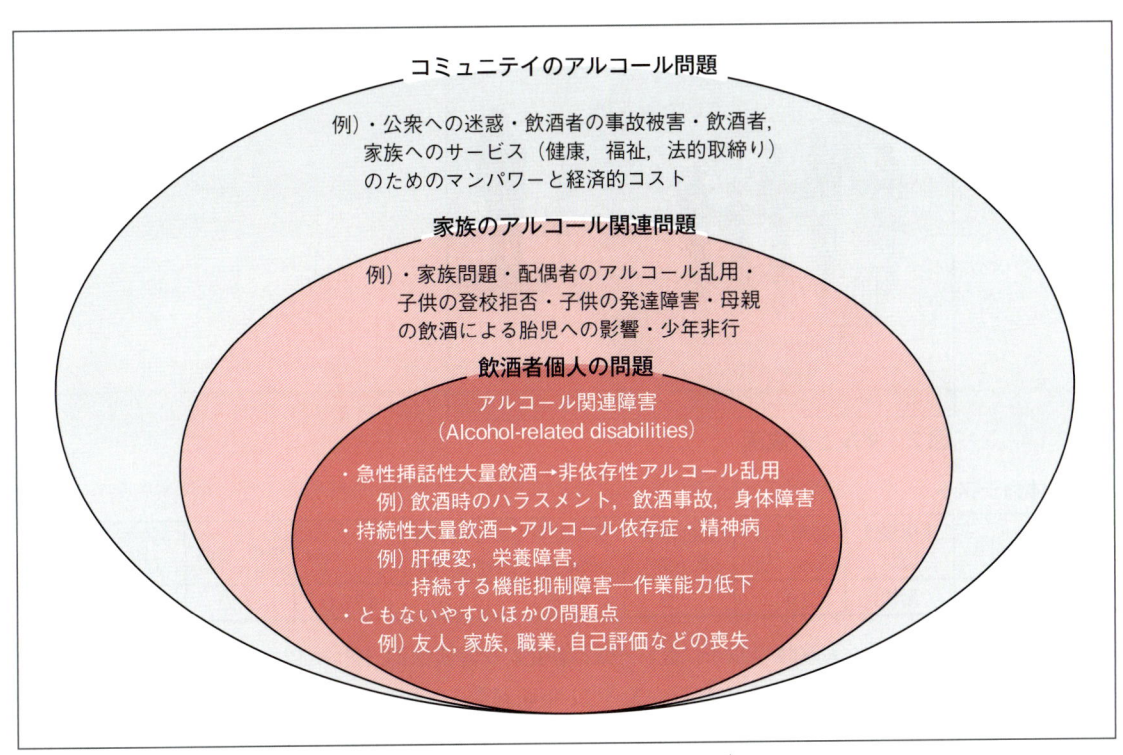

```
            コミュニテイのアルコール問題
       例）・公衆への迷惑・飲酒者の事故被害・飲酒者，
           家族へのサービス（健康，福祉，法的取締り）
           のためのマンパワーと経済的コスト
              家族のアルコール関連問題
          例）・家族問題・配偶者のアルコール乱用・
              子供の登校拒否・子供の発達障害・母親
              の飲酒による胎児への影響・少年非行
               飲酒者個人の問題
                アルコール関連障害
               （Alcohol-related disabilities）
         ・急性挿話性大量飲酒→非依存性アルコール乱用
             例）飲酒時のハラスメント，飲酒事故，身体障害
         ・持続性大量飲酒→アルコール依存症・精神病
             例）肝硬変，栄養障害，
                 持続する機能抑制障害―作業能力低下
         ・ともないやすいほかの問題点
             例）友人，家族，職業，自己評価などの喪失
```

図1 アルコール関連問題（alcohol-related problem）の相互関係[3]

2）用いる評価

　初期評価の注意点は，退薬症候である．退薬症候は終焉している場合でも，睡眠障害や自律神経系の不調から，精神的に不安定な状態が続いている．身体的にも長期の飲酒生活から全身の体力低下が著しい．患者自身の体力面の低下を知るためにも，バイタルチェック，行動体力テストを実施する．実施の際には，測定した数値のみ重視せず，患者の総合的な心身状態を観察する．初期評価後は集団治療が中心になるので，人格の観点から集団への影響もみておく必要がある．各種心理テストの結果や血液検査も情報として把握する．病院によっては，患者の回復段階の評価，認知行動療法のためのタイプ別否認スケール[5]などを使用しているので，職種間の連携のもとでの評価バッテリーの有効使用が必要である．その他作業療法では，家族の状況を知るための家族画[6]，病棟生活の気晴らしや集団での対人関係を観察する諸活動が実施されている．いずれにしてもセラピストの力量で量的・質的情報にかかわらず臨床への有意義な活用は左右される．

2．事例提示

1）基本情報

　　対象者：40歳代後半，男性
　　診断名：ア症
　　既往歴：肝機能障害

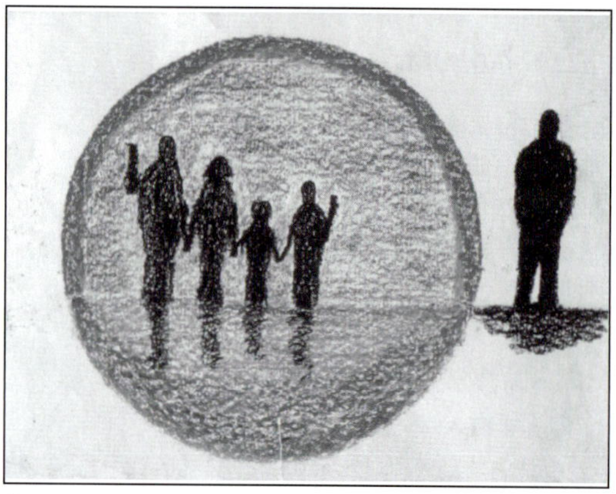

図2　マルと家族画

表1　行動体力テスト

実施	握力（kg）	反復横跳（回）	閉眼片足立ち（秒）	立位体前屈（cm）	最大酸素摂取量	エアロバイク測定（ml/kg/min）	身長（cm）	体重（kg）	BMI
入院時	平均37.5	棄権	4	−9	17.8	17.9	170.0	50.0	18.0

注1 抗酒薬治療：酒の代謝過程でアセトアルデヒド酸化酵素を抑制し，飲酒すると急性に悪酔いさせる薬による治療

現病歴：入院時（以下，X）−22年頃より習慣飲酒．X−12年より課長に昇進，酒量が多くなる．X−11年頃通院し，抗酒薬治療[注1]するが中断．X−2年より欠勤が重なり連続飲酒，産業医の勧めでX年に当院入院となる．

社会歴：大学卒業後に某会社の営業に入職．X−17年に結婚，妻との間に3子がいる．

初期評価：退薬症候は発汗程度であったが，不眠の訴えは2週間も続いた．病棟カルテの情報から，血液検査結果の特筆する項目は，脂肪肝でγGTP・GOTなどが異常値であった．

注2 ARP（Alcohol Rehabilitation Program）：身体的（退薬症候など）で心理的・社会的な治療として週間プログラムが構成されている．目的は退院後の断酒生活のための土台づくりをする．プログラムには，医師・看護師・精神保健福祉士・心理士・作業療法士が関わり，治療教育を中心に心身の回復を図るプログラムが構成されている

ARP[注2]への参加は，入院1週間後からであった．初回の行動体力テスト結果は表1に記す．患者は真剣にテストを受けており，項目ごとの数値にこだわりをみせていた．2週目にマルと家族画（図2）を導入した．テーマは「夕ぐれの家族」で，描画後の説明では「家族には迷惑をかけている．長男は大学受験で大変なのに自分は入院している……，妻はノイローゼ気味になっている」と悩みを述べる．

担当者の経験年数：2年

2）担当者の評価・解釈

ICFに準じた評価を行った．

（1）健康状態

ア症・肝機能障害（脂肪肝）

注3 BMI（Body Mass Index）：体重（kg）/身長^2（m） BMI指数の標準値は22.0である

（2）心身機能・身体構造

2週間ほど，退薬症候で発汗や不眠の訴えが続いたが終焉している．

行動体力面では，BMI[注3] 18.0と痩せ，心身への影響が危惧される．METs[注4]概算5.1は歩行（約4.8〜5.6km/hr）に相当し，身体バランスや運動巧緻性は低いな

注4 1MET（metabolic equivalent）：は安静時エネルギー消費で≒3.5ml/kg/minの酸素消費

どの理由から運動強度は軽めのものからはじめる．

(3) 参加
入院時は同室の患者に怒鳴るなどのトラブルがある．集団生活では失敗を認めず他罰的なところもみられるが，徐々に適応してきている．仲間意識は強くボス的存在で，集団に入りやすい性格である一方，短気で激怒しやすい．

(4) 環境因子・個人因子
主治医には断酒すると答えている．家族画表現から，妻の精神不安定が退院後の事例に影響する．会社は休職中ではあるが復職可能である．

3) アドバイザーの評価と，担当者へのコメント
ICFによる評価を行うならば，コード番号を使用し，小数点以下には評価点を記述する．各種評価バッテリーを使った場合は，その評価をICFの下位分類に反映する．たとえば行動体力テストの最大酸素摂取量は，ICFの全身持久力（b4550～4552）の項目にあたる．

(1) 健康状態
ICFでは，国際疾病分類[7]（以下，ICD－10）でF10.21[注5]と表示する．

注5 ICD-10でア症が保護環境下（入院中）を意味する

(2) 心身機能・身体構造
長期飲酒により全般的精神機能（b110－139）は，心理社会的機能は後退し，人格機能は協調性・誠実性・信頼性に欠き，さらに精神的安定をなくしている．不可逆的ではないが各機能（b122.1/b126.1/b134.1）[注6]に軽度障害が生じている．個別的精神機能は情動（b152.1）に難がある．感覚機能と痛みに関しては，多発性神経炎の不快な感覚（b265.1/s8105/s550.7）を訴える．それに付随し心血管系・血液系・免疫系・呼吸器系の機能の運動耐用能（b4550～4559.1），全身持久力・有酸素能力・易疲労性などに問題があり，運動に関する機能の軽度異常がある．脂肪肝で皮膚は黒く顔面に酒皶がみえる（s560.7）[注7]．身体構造は暦年齢よりも全般的に加齢している．

注6 b134.1は，ICFのコード化で，「b（body functions）」は心身機能，134は睡眠機能を，「.1」は評価点で軽度の問題を意味する

注7 s560.7は，「s（structures）」は身体構造，560は肝臓の構造を，「.7」は構造上の質的変化を意味する

(3) 活動・参加
入院直後の他患とのトラブルは，退薬症候や入院の過剰適応からくるストレスへの対処（d2401.1）[注8]の拙さがある．コミュニュケーション（d350－369.1）は，会話，デスカッションにおいて威圧的である．セルフケア領域（d5）では，今後の健康に対する自己管理（d570.3）が要求される．家庭生活（d610－d699）や生活領域（d810－d899），コミュニテイライフ（d910－d999）では，妻任せで重度困難（.3）にある．対人関係（d7）では，会社（d740.1）・家族関係は（d760.2）危機的状況にある．

注8 [d]はdomain（領域）を意味し，活動activities・参加participationのどちらか，またはその両者を表す

```
┌─────────────────────────────────────────────────────────────────────────────┐
│  ┌─────────────────────────────────────┐   ┌─────────────────────────────┐  │
│  │ 退薬症候の遷延からくる情緒不安がある． │   │ 復職後の会社は針のむしろである．│  │
│  │ ┌─────────────────────────────────┐ │   │ ┌─────────────────────────┐ │  │
│  │ │ 睡眠状態に不満がある．(b134.1)  │ │   │ │ 会社の上司・部下などにより，│ │  │
│  │ └─────────────────────────────────┘ │   │ │ 人間関係に破綻をきたしている．│ │  │
│  │ ┌─────────────────────────────────┐ │   │ │ (e310〜360.3)             │ │  │
│  │ │ 情動面に難がある．(b152.1)      │ │   │ └─────────────────────────┘ │  │
│  │ └─────────────────────────────────┘ │   │ ┌─────────────────────────┐ │  │
│  │ ┌─────────────────────────────────┐ │   │ │ 患者周囲の態度は悪化している．│ │  │
│  │ │ 退薬症候や病棟への過剰適応からくる│ │   │ │ (e410〜435.3)             │ │  │
│  │ │ ストレスへの対処の拙さからと考えられる．(d2401.0) │ │ └─────────────────────────┘ │  │
│  │ └─────────────────────────────────┘ │   └─────────────────────────────┘  │
│  └─────────────────────────────────────┘                 ⇕                    │
│                    ⇕                                                          │
│  ┌─────────────────────────────────────┐   ┌─────────────────────────────┐  │
│  │ 長い飲酒生活による性格の歪みが生じている．│   │ 家族の支援として            │  │
│  │ ┌─────────────────────────────────┐ │   │ 保健サービスや病院受診を行う．│  │
│  │ │ 全般的な心理社会的機能に軽度の障害が生じている．(b122.1) │ │ ┌─────────────────────────┐ │  │
│  │ └─────────────────────────────────┘ │   │ │ 保健サービス・制度・政策の  │ │  │
│  │ ┌─────────────────────────────────┐ │   │ │ 必要性がある．(e580)       │ │  │
│  │ │ 人格機能は協調性・誠実性・信頼性にやや欠き，│ │   │ └─────────────────────────┘ │  │
│  │ │ さらに精神的安定をなくしている．(b126.1) │ │   │ ┌─────────────────────────┐ │  │
│  │ └─────────────────────────────────┘ │   │ │ 家族関係は危機的状況にあり，│ │  │
│  └─────────────────────────────────────┘   │ │ 妻の精神不安定が気になる．  │ │  │
│                    ⇕                       │ │ (d760.2)                  │ │  │
│  ┌─────────────────────────────────────┐   │ └─────────────────────────┘ │  │
│  │ ア症の自己管理が今後の生活全般に影響する．│   │ ┌─────────────────────────┐ │  │
│  │ ┌─────────────────────────────────┐ │   │ │ 家庭生活(d6)や生活領域(d8)，│ │  │
│  │ │ 全身持久力・有酸素能力・易疲労性などに問題がある．│ │   │ │ コミュニティライフ・社会生活│ │  │
│  │ │ 運動耐用能（b4550〜4559.1）      │ │   │ │ ・市民生活(d9)に，         │ │  │
│  │ └─────────────────────────────────┘ │   │ │ 本人は役割を果たしていない．│ │  │
│  │ ┌─────────────────────────────────┐ │   │ └─────────────────────────┘ │  │
│  │ │ 多発性神経炎からくる不快な感覚を訴える．(b265.1) │ │   └─────────────────────────────┘  │
│  │ └─────────────────────────────────┘ │                                    │
│  │ ┌─────────────────────────────────┐ │                                    │
│  │ │ セルフケア領域では，今後の健康に対する │ │                                    │
│  │ │ 自己管理が要求される．(d570)      │ │                                    │
│  │ └─────────────────────────────────┘ │                                    │
│  └─────────────────────────────────────┘                                    │
└─────────────────────────────────────────────────────────────────────────────┘
```

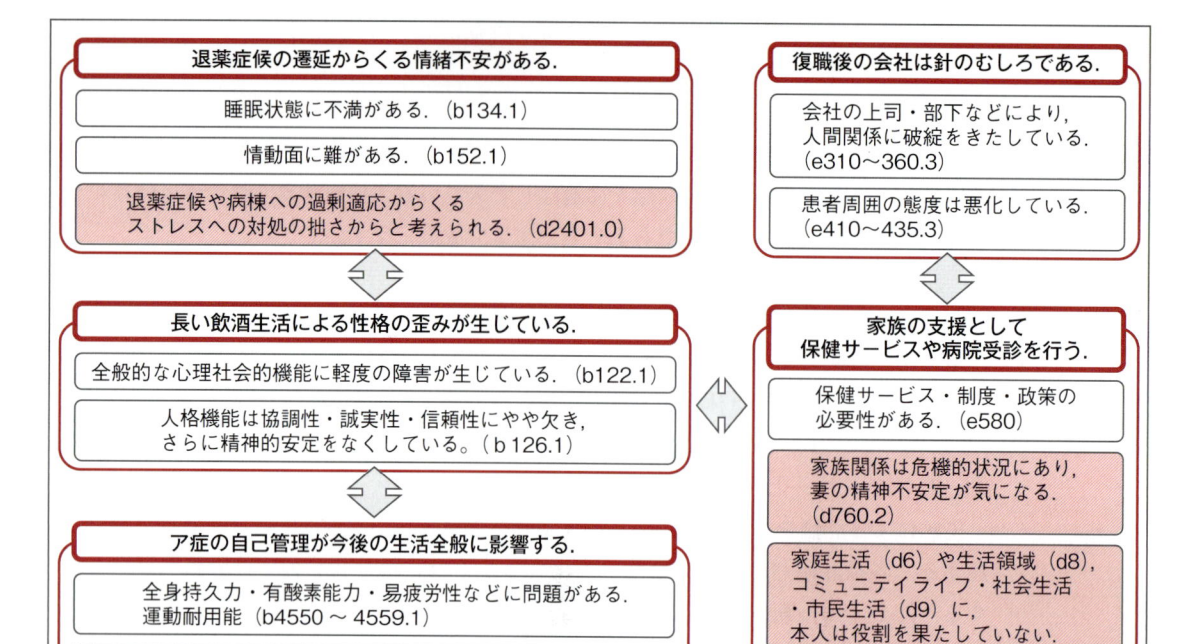

図3　ICF障害の構造化

注9　[e]はenvironment（環境）を意味する．「.3」は重度の阻害因子（barriers）を表す．ちなみに，「+2」は中等度の促進因子（facilitators）を意味する

（4）環境因子

周囲の人間関係に破綻（e310－e360.3）[注9]をきたしている．事例に対する周囲の態度は悪化（e410－e435.3）し，妻は精神不安定をきたしている．地域ネットワークの下で保健の専門職，会社，制度・政策の有効な活用（e580+2）が期待できる．

4）解釈と介入計画

（1）問題点の整理

ICFによる評価から問題点を抽出し構造化[8]したものが図3である．

退薬症候は終焉したが，不眠や情緒不安はしばらく続くと考えてよい．長期にわたる飲酒生活は性格の歪みが生じている．酒なしで困難に対処していくには，本人の自覚と断酒の長期継続が必要である．それには病気に対しての自己管理が必要である．復職後の会社環境は，本人には過酷な状況となるであろう．家族，特に妻の心労は深刻である．

（2）介入計画

【長期目標】

　断酒生活の構築．ライフスタイルの転換

【短期目標】

　①退薬症候の遷延から回復する

②情緒や精神的な安定をはかる
　　③ア症を認め，断酒に結びつく生活を行う
【プログラム】
　ARPに沿ったプログラムを実施する
　①②各プログラムを実施する入院経過で自然治癒的な回復を図る．退薬症候の遷延は，不眠やイライラ感から情緒が不安定な場合が多いので，ストレス対処ができるまで注意が必要である．"がんばり"などといった防衛機制を利用しトラブルを避ける
　③断酒の治療教育の実施．入院中のタイミングを計り自助グループに同行する

5）その後の経過

　入院4週になると情緒的に安定し，治療プログラムも順調にこなし，病棟生活にも適応してきた．週末の自宅外泊も許可され，帰宅したが妻との会話はなく，会社にも顔を出したが早々に退散した．脚下の現実を受け止めようとはしているが，断酒会やAA[注10]は宗教だと拒否している．ただし，抗酒剤の服薬は肯定している．

　退院が近づくにしたがって，入院時と違った不安が広がることが予測される．この時期には患者の内省の度合いにより，具体的なアドバイスをするなどの個別の対処が必要になる．

注10 Alcoholics Anonymous：AI依存症匿名会．米国で組織された断酒の自助グループ．

3. 事例に学ぶ評価のエッセンス

1）状態像の捉え方と評価のポイント

（1）退薬症候の遷延

　退薬症候1週間ほどであるが自律神経系の不調（不眠やイライラ感）は継続する．作業療法士との初回対面は，今後の作業療法に影響する．筆者の長年の臨床経験から，口達者なア症者には面接より行動体力テストを介入し様子観察したほうがよい．臨床経験数に関係なく量・質ともよい情報が得られる．絵画の導入も同じことがいえる．

（2）入院治療の継続

　事例は無事入院期間を全うすることが優先されるべき治療である．それには入院中のトラブルを避けることが大切である．そこで作業療法士は事例に過度の内省を迫り，断酒の強要をしてはならない．事例の入院による家族の長期休養は，退院後のよい環境をもたらす．

（3）ICF評価

　個の問題としてではなくAI関連問題として全体的に捉える．それに適した評価法はICFである．作業療法士はア症者の生活機能へ重点的に関与していくが，健康状態や環境因子・個人因子といった背景因子を念頭に置いたアプローチが重要と

なる．

(4) 自助グループへの導入
多くの患者は断酒会・AA を拒否する．そこで退院前の不安な時期にタイミングよく導入すると動機づけがなされることもある．

(5) 家族と会社の環境調整
家族や会社の危機状態は，退院前までに地域の保健師や精神保健相談，会社の産業医や保健師などと連携しネットワークを形成する．

2) 評価にあたって心がけたいこと
患者は日々瞬間的に変化している．その時々の判断は必要であるが断定しない．入院中，手を焼いた患者が自助グループで立ち直り断酒を継続している事実は少なくないのである．

参考文献
1) 和田 攻編：日常診療における患者指導ガイド．文光堂，1996．
2) 世界保健機関：ICF 国際生活機能分類─国際障害分類改定版．中央法規出版，2002．
3) 長雄眞一郎：作業 その治療的応用（日本作業療法士協会編）．協同医書出版社，1985，p 378．
4) 斎藤 学, 髙木 敏編：アルコール臨床ハンドブック．金剛出版，1982．
5) 宮川朋大・他：アルコール依存症治療における認知行動療法の応用．精神神経学雑誌，109（6）：555-559，2007．
6) 長雄眞一郎：アルコール依存症の絵画療法．アルコール医療研究，1：71，1985．
7) 中根允文・他訳：ICD-10 精神および行動の障害─ DCR 研究用診断基準．医学書院，1995．
8) 川喜田二郎：続・発想法─ KJ 法の展開と応用．中公新書，1970．

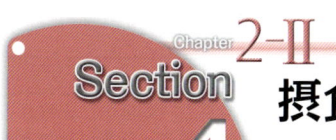

Section 4　摂食障害
－神経性大食症（Bulimia nervosa；BN）の事例－

小林正義
田中佐千恵

● KEY WORD　　神経性無食欲症，神経性大食症，自己不全感

1. 障害の特徴と評価

1）障害の特徴

　摂食障害 eating disorders は神経性無食欲症 Anorexia nervosa（AN）と神経性大食症 Bulimia nervosa（BN）に大別され，無食欲症から大食症への移行や過食をともなう無食欲症など，同様の症状が混在する場合も多い．思春期から青年期の女性に多く，発症には生物・心理・社会的要因に加えて文化的な要因が影響するとされている．近年，男性を含めた発症率の増加が指摘されており，病態水準は準正常，神経症，人格障害，精神病にいたるまで幅広い[1]．**表1**に ICD-10 による診断分類を示した[2]．

（1）食行動異常

　神経性無食欲症は痩せ願望が強く，食思不振や拒食から重度の低栄養状態に陥ることもあるが，問題意識が乏しく過活動になりやすい．神経性大食症は神経性無食欲症ほど痩せ願望は強くないが，発作的に繰り返される過食と体重のコントロールにとらわれ，自己抑制できない後悔や自己嫌悪から，抑うつや活動低下を示しやすい．ともに身体像の障害，強迫的傾向，自尊感情の低下などが共通してみられ，肥満恐怖から自己誘発性の嘔吐や，緩下剤，利尿剤などの乱用が繰り返される．

（2）自己不全感

　摂食障害の患者は，背景に自己不確実感，無力感，無価値感，否定的自己像，自

表1　ICD-10 の診断分類（抜粋）[2]

```
神経性無食欲症
  a）体重が標準体重を 15％以上下まわる．
  b）体重減少は「太る食物」を避けること，自ら誘発する嘔吐，緩下剤の自発的使用，過度の運動，
     食欲減退剤や利尿剤の使用により患者自身により引きおこされる．
  c）肥満への恐怖，ボディイメージの歪みがあり，患者は体重の許容限度を低く決めている．
  d）広範な内分泌系の障害により，無月経，男性では性的能力の減退をおこす．
神経性大食症
  a）持続的な摂食への没頭と食物への抵抗しがたい渇望があり，短時間に大量の食物を食べつ
     くす過食のエピソードに陥る．
  b）食物の太る効果に，以下の1つ以上の方法で抵抗しようとする（自ら誘発する嘔吐，緩下
     剤の乱用，交代して出現する絶食期，食欲減退剤や甲状腺末，利尿剤などの使用）．
```

表2 評価に利用しやすい作業活動

作業活動	目的と特徴
①簡単な構成的作業 　和紙工芸，革細工，タイルモザイク，ビーズ手芸，ちぎり絵，ほか	作業ペース，集中力，持続力，判断力，正確さへのこだわり，問題解決の方法，結果に対する満足度や自己評価の特徴などを把握する．
②投影的作業 　人物画，自由画，フィンガーペインティング，コラージュ，陶芸，ほか	ボディイメージ，自己表現の可能性，衝動の統制，試行錯誤や創造的思考（遊び），楽しむ体験などの昇華機能を把握する．
③軽運動・ゲーム 　ストレッチング，卓球，風船バレー，各種ゲーム，ほか	発散効果の可能性，身体感覚レベルの心地よさ，適応的な退行（ゲームを楽しむ）機能について把握する．活動をとおした対人交流の特徴を把握する．
④質問紙法 　興味調査，生活形態調査，TEG，POMS，ISDA[4]，SMSF[4]，ほか	経験や興味のある活動，1日または1週間の時間の使い方などを把握する．気分・疲労状態，対人関係に関する主観的体験を確認する．

己の過小評価などによる自己不信[3]があるため，自己不全感を抱きやすく，充実感，達成感，満足感などをもちにくい．このため患者は，他者の評価や規範に依存しやすく，過剰適応や強迫的な構えが強くなる．自己同一性が不安定で，目指す理想像や具体的な行動目標がないと不安になり，自己の欲求や感情に沿って行動することができない．過食・嘔吐は一時的に自己の存在感や統制感が得られやすく，自己不全感の苦痛から逃れられるという防衛的側面がある．

2）用いる評価

(1) 開始時の情報収集

　摂食障害の治療では，通常の精神科チームに加えて内科医や栄養士が加わることもあり，各職種が担う役割をチーム全体で確認しておくことが大切である．入院の場合には行動療法的なアプローチによって段階的な行動拡大が設定されることも多く，作業療法の開始時には，生活歴（家族関係や生活経験），現病歴（食行動異常），現在の身体状態（症状，体重，身長），問題行動に加え，運動制限や行動制限に関する情報を入手する．

(2) 開始時の評価

　初期評価では，比較的短時間で行える構成的作業，創造・投影的作業，軽運動・ゲーム，各種質問紙を用いた面接などのなかから利用しやすいものを併用する．基本的な作業遂行機能のほか，本人の主観的体験，衝動の統制，対人関係のもち方，自己評価の特徴などを把握し，集中して楽しめる活動を一緒に探していく．評価に利用しやすい作業活動を**表2**に示した．

2. 事例提示

1）基本情報

対象者：20歳代半ば，女性
診断名：神経性大食症 Bulimia nervosa
既往歴：アトピー性皮膚炎．悪性高熱（5歳時）
現病歴：身長159cm，発症前の体重は56～57kgであった．県外の大学院へ進学後，抑うつ気分と意欲低下から食事量が減少し48kgとなった．精神科に通院しながら課題の研究を続けたが，多忙によるストレスから過食嘔吐と下剤乱用がはじまった．体重が39kgに減少したため，休みを利用し当院精神科に初回入院した．入院後も摂食への不安が強く，連日過換気発作をおこした．退院後修士論文を書き終えると食事が可能となり体重も48kgとなったが，博士課程に進学すると再び不安状態となり，過食から体重は55kgに増加した．その後，入院すると不安感は軽減したが，復学後に過活動から過食嘔吐が増悪し，ときおり拒食に転ずるなど不安定な状態が続いた．復学半年後に過量服薬から3回目の入院となり，6日目に作業療法を開始した．
社会歴：3人姉妹の長女．両親は本人が幼少時に離婚した．県外の難関大学へ進学し，修士課程修了後，博士課程へ進学した．学業成績は常に優秀．キーパーソンは母親．
担当者の経験年数：3年9カ月

2）担当者の評価・解釈

（1）収集し得た情報

大学院では実験系の研究をしており，不安定な材料を扱うため大学に泊まり込むことも多く，他グループとの共同研究や学会発表等で多忙を極めたが，教員や家族には弱音を吐くことができなかった．過食・嘔吐は帰宅後にすることが多く，食べ吐きの後はひどい自己嫌悪に陥り，死にたい気持ちになった（本人より）．入院後，精神療法を週1回行っている．学業成績は非常に優秀であるが，本人はまったく自信をもてずにいる．作業療法は，1週目は病棟内プログラムにとどめ，2週目から作業療法室で行ってほしい（主治医より）とのことであった．

（2）心身機能・身体構造

ISDA（入院生活チェックリスト）[4]（図1）では，熟睡感は低いものの中途覚醒はなく眠剤を必要としないこと，満腹感，生活感，時間感覚があまり感じられず，身体の動きが悪く持続力が続かないと感じていた．入院後，過食・嘔吐は認められなかったが，肥満恐怖があり「痩せていれば痩せているほどよい」という身体像の歪みがみられた．「早く大学へ戻らなければならない」という焦りが強く，「何かしていないといろいろ考えてしまう」「時間をつぶすことができない」といい，何も

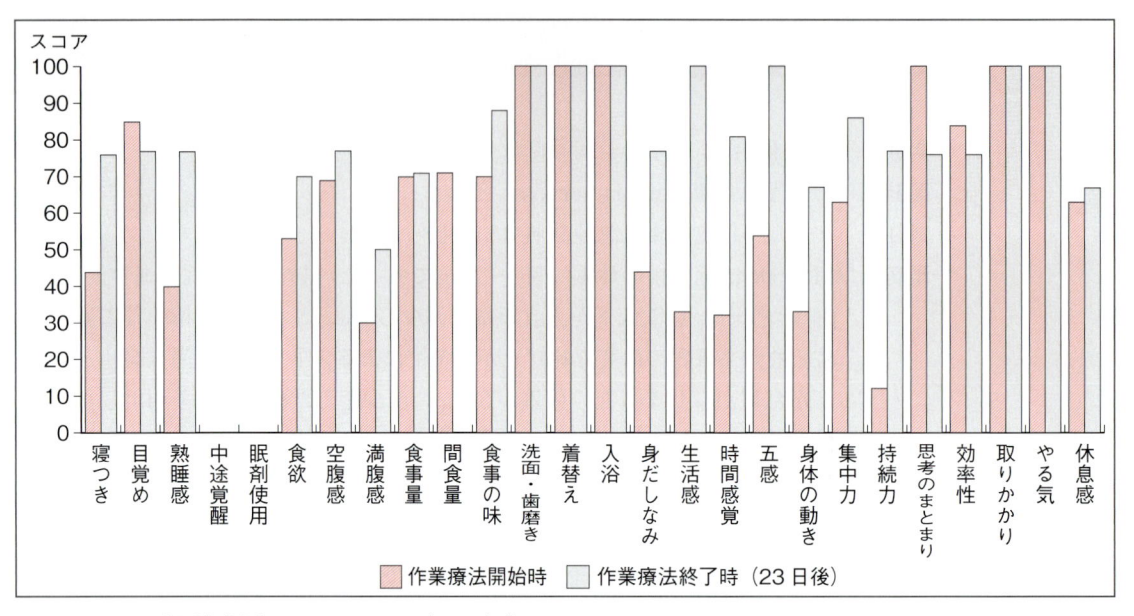

図1　ISDA（入院生活チェックリスト）の変化

していないと不安感から過換気発作が生じ，抗不安薬の頓服が必要であった．

（3）活動・参加

作業療法には欠かさず参加し，その他の時間帯は1日3時間ほど散歩をして過ごすなど，過活動の傾向が認められた．

3) 担当者へのコメントとアドバイザーと一緒に行った評価

（1）情報の収集

家族関係に関する情報が不足している．特に母親との関係は重要であり，母親の期待を理想像として取り入れ，これに依存する頑張り方をしてきた可能性があり，これまでの生き方を理解する上で重要な情報と思われる．課題遂行や生活場面でストレスを感じたときに，弱音を吐いたり自己主張のできる相手，わがままが言える友人や支援者の存在なども，退院後の生活を検討する上で重要になる．また，大学生活における1日の時間の使い方，仕事（課題遂行）と休息のバランス，趣味や楽しみ，ストレスの発散方法など，有効なコーピングの可能性についての情報収集が必要である．

（2）心身機能

チェックリストを利用した面接を行ったことで，本人の主観的体験が理解しやすくなった．生活感や時間感覚の低さは，向かうべき活動のない状態がもたらす不安感と関係していると思われる．「何かしていないといろいろ考えてしまう」「時間をつぶすことができない」という訴えは，適度な作業活動と時間の使い方の指導・援助が必要であることを示している．過換気発作は過食・嘔吐に代わる症状と考えら

れるが，本人の感じている身体の動きの悪さと持続力の低さについては，ボディイメージとあわせて，経過のなかで確認していく必要がある．

(3) 活動・参加

患者にとっては，作業活動に取り組むことは，自己不全感を補う意味をもつと思われる．1日3時間の散歩が可能であり，身体的な耐久性は十分維持されている．散歩も適応的な対処行動といえるが，現状では強迫的な性質を帯びている．作業をすることが自己主張や遊び，楽しみや喜びにつながるよう，本人の希望や好みを重視した活動選択を行い，生活に広がりをもたせることが大切であろう．

4）解釈と介入計画

(1) 利点と問題点の整理

利点として，知的能力（理解力）が高く，真面目で素直さがあり，言語的なコミュニケーションが取りやすいことが挙げられた．問題点は，①与えられた課題（目標）がないと自己不全感に陥りやすい，②自分の欲求や感情に沿って行動することができない，③努力が達成感や満足感に結びつかず自己評価が低い，④弱音を吐くことを含め，ストレスへの適応的な対処技能をもたないなどが考えられた．

(2) 解釈

患者の自己不全感は，取り組むべき課題や目標がないとき，課題遂行に過剰なストレスを感じたときなどに生じやすく，過食・嘔吐は自己不全感による苦痛を一時的に緩和（スッキリ）するため習慣化しやすいものと考えた．こうした悪循環を修正するには，外来治療（社会生活）で時間をかけて適応的な対処技能を高め，実感のもてる経験や，これまでとは違う自己価値を見出していける活動を支援することが必要と思われた．以上の理解に基づき，入院中の作業療法で目指す短期目標と，退院後の課題である長期目標を考えた．

(3) 介入計画

【長期目標】
①日常生活のなかで誰かに弱音を吐いたり，できないことを断ったりなど，素直な気持ちを表現できる
②生活と対人関係の幅を拡げ，楽しみや喜び，充実感や満足感の得られる活動を模索し，価値観の幅を拡げていく（自助グループの活用を含む）
③大学院を卒業し社会生活を営む

【短期目標】
①目的をもって取り組める作業活動を提供し，何もすべきことがない状況がもたらす不安感を軽減させる
②不安感への対処法としてリラクゼーションのテクニックを学ぶ
③生活のなかに遊びや楽しみを取り入れ，強迫性な構えを緩和し，適応的な気

分転換の方法を検討する

④作業療法士とのやり取りのなかで，作業をとおして希望や要求を述べたり，愚痴をこぼしたりなどの自己主張・表現ができる

【プログラム】

①リラクゼーションプログラム（ストレッチ体操，呼吸法，自律訓練法の練習など）

②作業療法室で行う創作活動と軽い運動（手工芸，卓球など）．作業を介した作業療法士とのコミュニケーションや他者の行動をモデルに，適度な休息の取り方，妥協や手抜きの方法など，遊びの機能を取り入れていく

③生活管理（時間の使い方，スケジュール，ペース配分を一緒に考える）

5）その後の経過

リラクゼーションプログラムに取り組み，熟睡感が得られるようになった．特に自律訓練法により過換気発作がなくなり，寝つきが改善された．未経験ではあったが，「ベストをつくりたい」という本人の希望を重視し，編み物を指導・援助した．一度はじめると集中して取り組み，2週間でベストを完成させ嬉しそうに着用した．和紙工芸では実用的な作品を3つ完成させて持ち帰った．長時間の散歩はなくなり，病棟では自ら2人の妹のためにマフラーを編むようになった．対人交流は表面的で楽しむまでには至らず，卓球では身体運動のぎこちなさがみられた．作業療法開始後23日目に退院となり，「今回の入院は自分のペースをつかむのに役立った」と感想を述べた．ISDAでは，寝つき，熟睡感，生活感，時間感覚，五感，身体の動き，持続力の改善が確認された（図1）．

3．事例に学ぶ評価のエッセンス

1）状態像の捉え方と評価のポイント

（1）症状のもつ意味を理解する

患者の示す過食・嘔吐や下剤乱用などには，一時的であれ「イライラを解消する」「スッキリする」などのポジティブな面があるため，症状自体が嗜癖行動となりやすい[5]．評価で大切なことは，過食や嘔吐などの症状発現の頻度ではなく，これらの症状の背後にある，①自己コントロールに対する強い欲求，②強迫的な構え（認知行動），③自己評価の低さなどを「理解」することである．拒食が続く場合には生命的な管理が優先されることも多いが，このような場合も症状の背後にあるニーズを見落としてはならない．

（2）作業評価の留意点

比較的作業能力が高い場合には，事例のように熱心に作業に取り組み，完成度の高い作品をいくつもつくり上げることがある．このような場合には，たとえ作品を完成させる機能は高くても，作業への取り組み方が促迫的・強迫的になりやすく，

遊びや余裕がなかったり，活動と休息のバランスが悪かったり，楽しみや満足，達成感や有能感という肯定的な体験につながりにくいなど，多くの作業遂行上の特徴が見出せる．作業活動をとおした評価では，こうした患者のもつ主観的体験の特徴に十分留意する必要がある．

(3) 対処行動の評価

患者は「できるか－できないか」「成功か－失敗か」「全か－無か」といった極端な認知（ものごとの捉え方）をしやすく，1回の過食がすぐさま肥満恐怖を惹起させ，しっかり吐くためにさらに過食衝動がエスカレートしたりする．こうした認知行動のパターンを本人にも理解してもらい，過食に代わる適応的な代替行動を一緒に考えていく．日常生活のなかで，不安や過食衝動の緩和に役立ちそうな作業活動をリストアップし，どのような活動が効果的かをセルフ・モニタリングによって確認させ，対処行動の優先順位を考えていく．

2）評価にあたって心がけたいこと

過食・嘔吐や身体症状には過度に振り回されないようにしたい．日常生活または作業療法場面での患者の体験の質を重視し，特に遊びを楽しむ適応的な発散機能の把握を重視する．患者の自己不全感を緩和していくには，実感のもてる経験を重ねることが大切であり，そのためには，安心して自己表現のできる環境（居場所）と，他者との肯定的（自己受容的）なコミュニケーションが重要な意味をもつ．評価の段階から，「もう少し気楽にやる方法はないか」「もう少しいい加減に生きられないだろうか」という，社会での生き方を考える視点をもち，患者のかたくなな自己評価を少しでも緩めていけるよう，コミュニケーションの取り方を工夫する．

参考文献

1) 腰原菊恵：摂食障害．生活を支援する　精神障害作業療法―急性期から地域実践まで（香山明美・他編）．医歯薬出版，2007，pp238-243.
2) 融 道男，中根允文，小見山 実・他監訳：ICD-10 精神及び行動の障害―臨床記述と診断ガイドライン．医学書院，1993，pp185-189.
3) 皆川邦直：神経性無食欲症患者の自己不信．精神科治療学，8：407-416，1993.
4) 小林正義：回復状態の評価指標．生活を支援する精神障害作業療法（香山明美・他編）．医歯薬出版，2007，pp78-87.
5) 斎藤 学：嗜癖としての過食症，そしてその回復過程における自助グループの機能．精神科治療学，8：293-303，1993.

Section 5 Chapter 2-II パーソナリティー障害
－境界性人格障害（Borderline personality disorder；BPD）の事例－

小林正義
村田早苗

● KEY WORD　　境界性人格障害，対象恒常性，行動化

1. 障害の特徴と評価

1）障害の特徴

　診断基準（**表1**）に示されるように，不安定な対人関係，自己破壊的あるいは他者を巻き込む形での行動化（acting out），衝動の統制困難などがみられやすく，変動する身体化症状をともなうこともある[1]．

（1）不安定な対人関係

　対人関係のもち方が不安定で，衝動の統制困難がみられやすい．治療・援助者との関係ができてくると極度に依存的となり，相手を万能視したり理想化したりしやすい．一方で，自分の要求がかなわないと，見捨てられたと感じて抑うつ的となったり，相手を全否定して怒りをあらわにしたりなど，対象認知はすべてよい（all good）とすべてわるい（all bad）の間を変動し安定した対人関係がもちにくい．このため，大切な人に見捨てられないようしがみついたり，関心を引こうと努力したりする反面，見捨てられたと感じたり嫌悪感が生じると，衝動的な自傷行為や自殺企図，薬物乱用など，自己破壊的な行動がみられることがある．

（2）不安定な自己像

　他者評価と同様に自己に対する評価も不安定となる．自信過剰な発言がみられたかと思うと急に自分を過小評価するなど，不安定な自己像を示しやすく同一性が保たれにくい．また，自己像が不安定で昇華機能も低いため，自分を認めてくれる誰

表1　境界性人格障害の診断基準（DSM-IV-TR[2]を要約）

以下のうち5つ以上で示される
1. 現実または想像の中で見捨てられることを避けようとするなりふりかまわない努力
2. 理想とこき下ろしとの両極端を揺れ動く不安定で激しい対人関係様式
3. 同一性障害：著明で持続的な不安定な自己像または自己感
4. 自己を傷つける可能性のある衝動性で少なくとも2つの領域にわたるもの 　（例：浪費，性行為，物質乱用，無謀な運転，むちゃ喰い）
5. 自殺の行動，そぶり，脅し，または自傷行為の繰り返し
6. 顕著な気分反応性による感情不安定
7. 慢性的な空虚感
8. 不適切で激しい怒り，または怒りの抑制の困難
9. 一過性のストレス関連性の妄想様観念または重篤な解離性症状

かがいないと，一人では試行錯誤の体験を楽しんだり集団になじんだりすることができない．比較的高い作業遂行機能を示すこともあるが，慢性的な空虚感がある場合には，何をやっても満足のできる体験には結びつかず，自己不全感を抱きやすい．

2）用いる評価

（1）開始時の情報収集

開始時には診断が確定していない場合もある．生活歴の情報より社会適応の水準を把握し，自己破壊的なエピソードについては再発を防ぐためにその誘因に関する情報を入手しておく．作業療法の開始にあたっては，①本人の動機や期待感，②医師や病棟スタッフとの関係のもち方，③担当者チームの役割分担について確認する．担当者相互の役割分担と情報交換は，治療構造を安定させ担当者が本人の言動に振り回されないためにも重要である．

（2）開始時の評価

初期評価では不用意な直面化を避け，心理的距離を保ちつつ患者の主観的体験を理解し，共通の目標を見出す作業面接[3]が必要となる．作業は比較的短時間で行える構成的作業，創造・投影的作業，身体運動・軽スポーツ，各種質問紙を用いた面接などのなかから利用しやすいものを併用し，認知行動のパターン，身体運動の統合，欲求不満耐性，衝動の統制，作業遂行技能，対人関係技能，自己評価や他者評価の特徴などを把握する．評価に利用しやすい作業活動を**表2**に示した．

表2 評価に利用しやすい作業活動

作業活動	目的と特徴
①簡単な構成的作業 　箱づくり法，和紙工芸，革細工，タイルモザイク，ビーズ手芸，ちぎり絵，ほか	材料や道具の扱い方，見本や教材・説明図の利用法などを通して，予測と判断，問題解決方法などを把握する．作業のもつ枠組みへの適応度，困ったときの対処，欲求不満耐性の程度などを把握する．
②投影的作業 　人物画，粘土，フィンガーペインティング，自由画，誘発線描画，コラージュ，陶芸，ほか	材料の扱い，筆圧とストローク，色使い，紙面の使い方などから衝動の統制を把握する．試行錯誤や創造的思考（遊び），楽しむ体験などの昇華機能を把握する．
③身体運動・軽スポーツ 　ストレッチング，ダーツ，キャッチボール，卓球，風船バレー，ほか	身体運動の統合と動作のコントロール，衝動の適応的発散の可能性について把握する．ルールに沿った適応行動と，グループ活動をとおして対人交流の特徴を把握する．
④質問紙法 　興味調査，生活形態調査[4]，TEG，POMS，ISDA[5]，SMSF[5]，ほか	経験や興味のある活動，1日または1週間の時間の使い方などを把握する．主観的な気分状態と対人関係の特徴，自己と他者評価の特徴などを把握する．

2. 事例提示

1）基本情報

対象者：30歳代半ば，女性
診断名：境界性人格障害 Borderline personality disorder
既往歴：18歳時に虫垂炎，22歳時に急性扁桃炎
現病歴：25歳時に同棲相手の男性と別れ，職場の人間関係もうまくいかなくなった．息苦しさを訴えるようになり，7年間勤めた職場を退職し自宅に戻った．その後，自殺のそぶりや自傷行為がはじまり27歳時に近医を受診したが，息苦しさと不安の訴えが続くため当院精神科に紹介入院となり，入院2週目に作業療法を開始した．
社会歴：高校卒業後7年間製造業に勤務していた．退職後は自宅に引きこもる生活をしていた．
担当者の経験年数：3年5カ月

2）担当者の評価・解釈

（1）収集し得た情報

2人同胞の第2子．3歳年上の兄は独立し，現在は両親と同居している．幼少時に兄から暴力を受けたといい，その辛さを両親に理解してもらえなかったと感じている．入院後は医師や看護師に身体愁訴を執拗に訴え，同室患者への不満から「死にたくなる」と述べ部屋移動を希望するなど，訴えや要求が頻発するようになった．カンファレンスではチームで受容的にかかわることを基本に，心理士による定期カウンセリングを設け，作業療法では衝動発散により気分の安定化を図っていくことになった．

（2）心身機能・身体構造

心気的な訴えが多いが，身体疾患を疑わせる所見は認められなかった．心理面接の時間を強引に延長したり，主治医へのさまざまな要求や看護スタッフを攻撃したりする言動からは，依存と攻撃の入り交じった強い承認欲求が推測された．当初予定していた入院期間（2週間）が経過した頃より，主治医への不信感を訴えるようになり，入院3週目に再度治療契約（入院期間，面接時間などの設定）のための面接が行われると，その夜に不満を当直医にぶつけ，ガラス扉に椅子を叩きつけるなどの激しい行動化がみられた．その後も暴言や行動化が続き，他患者を「殴り殺したくなる」というため，家族を交えた面接を行い，治療契約に基づき5週目に自宅へ退院することになった．

（3）活動・参加

病棟ではスタッフへの訴えや面接の要求が多く，行動範囲は病棟内にとどまり他患者との交流は少なかった．作業療法では週4〜5回，病棟内で行うオープンプロ

グラム（リラクセーション・ストレッチ）に参加した．6〜7名の参加者と場を共有する活動であったが，ここでも積極的な他者交流はみられなかった．作業療法士に対しては「便秘に効くストレッチを教えてほしい」「眠れない」などを訴えたが，依存や攻撃などの激しい感情を向けてくることはなく，比較的穏やかな参加態度であった．作業療法室での個別作業も計画していたが，退院によりいったん作業療法を終了することとなった．

3）担当者へのコメントとアドバイザーと一緒に行った評価

（1）情報の収集

家族関係や自宅での生活に関する情報が少ないので，直接本人に確認するとよい．スタッフの役割を区別するためにも，家族関係については主治医と心理士より情報を入手し，作業療法では主に自宅での生活の様子，本人の具体的な生活活動を中心に情報収集するとよい．家族以外の支援者，友人の情報なども欲しい．入院後に訴えや要求が頻発しており，保護受容的な対人状況で退行が生じやすい特徴を把握しておく必要がある．カンファレンスでは，入院時より退院後の方針を含めて，情報を共有しておくことが大切である．

（2）心身機能

心身の状態（心気的な訴え，気分，不満など）については，導入時に質問紙を用いた面接を行い，具体的な情報を本人と確認しておく必要がある．また，その際には，訴えの矛盾点を指摘したり，認知の偏りを解釈したりするような介入はせず，まずは，本人の主観的な体験を受容的に聞き取り，その後の経過のなかで，本人が意識している問題に対して，それが「どうすれば軽減または回避できそうか」といった，対処方法の検討を一緒に行うよう心がける．実際の作業遂行機能については，経過のなかで確認していく必要がある．

（3）活動・参加

病棟ではスタッフへの依存と攻撃に終始し，対人関係の病理が明らかとなった．一方，作業療法では，便秘や不眠に対する本人なりの対処として身体運動プログラムが利用されており，こうした本人にとって役に立つ活動の場では情緒も比較的安定しやすく，その後の治療継続にもよい影響を与えたものと思われる．5週目に退院となったが，早い時期にたとえ数回であっても作業療法室での個別作業が行えていれば，さらに情緒の安定を促せたのかもしれない．

（4）退院後の評価

外来通院は継続されたが，自宅が遠方であるため近医デイケアに通所することになった．しかし，デイケアは「雰囲気が合わない」といって通所を拒否し，再び自宅に引きこもる生活となった．このため本人の希望もあり，退院3カ月後より外来作業療法を開始することになった．

外来作業療法の導入時に生活形態の調査[4]とSMSF（気分と疲労のチェックリスト）[5]（図1）を用いた面接を行い，次の点が確認された．

息苦しさを感じ，体調不良，緊張・不安，抑うつ，イライラ，混乱，あせり，疲れやすさ，疲労感などを強く感じている．また，「同年代の人たちは仕事もきちんとして結婚しているのに自分はできない」といい，他者との比較により自己評価を下げている．

対人関係の困難さは自覚しているが，家族や周囲の人に「わかってもらえない」という気持ちが強く，過去にいじめられたことによる「対人恐怖症」が原因と捉えている．自宅での作業遂行は気分や身体的な不調感に大きく左右され，気分と体調のよいときには買い物，料理，掃除などの家事手伝いができる．

4）解釈と介入計画

（1）利点と問題点の整理

対象関係機能（対人関係の障害）を患者の中心テーマと考えた．利点は，（1）対人関係の困難さを自覚していること，（2）調子のよいときには，買い物，料理，掃除などの家事手伝いができていることなどであった．問題点として，①他者にわかってもらえないという気持ちが強く基本的信頼（basic trust）が不安定，②対人関係の問題を対人恐怖症に置き換え，自身の問題として捉えていない，③自己評価が低く被害的な対象認知が優位，④情緒不安定になりやすい，⑤コミュニケーション技能が低いなどが挙げられた．

（2）解釈

同棲相手との別れを機に発症しているが，情緒不安定と行動化の背景には基本となる対象関係機能の未成熟さがあり，これが不安定な対人関係，被害的な対象認知，自己評価の低さ，身体化症状などとしてあらわれているものと思われた．治療的な関係を築くために，患者の依存・承認欲求を対人関係のなかで満たそうとすると，思い通りにならない不満が行動化として表現されたり，見捨てられ感から引きこもりにつながったりするのであろう．安定した治療関係を保つには，まずは適度な依存関係の維持と，他者に受け入れられる経験が必要であり，成功体験の積み重ねが肯定的な自己像の発展を促すと考えた．

（3）介入計画

【長期目標】
①セルフモニタリング・セルフコントロール機能を高める
②余暇活動や友人とのコミュニケーションを楽しむことができる
③就労をとおして社会参加する

【短期目標】
①作業遂行を援助する関係のなかで依存・承認欲求を適応的に満たす
②作業を通して自己愛を充足させ，成功体験を重ねて肯定的な自己像を発展さ

せる
③自然な対人交流を促し，他者とのコミュニケーションの取り方を学んでいく

【プログラム】
週1回，外来診察に合わせて作業療法に通う．1回の時間は2時間
① 構成的手工芸：和紙工芸，革細工など．作品は自分で使ったり家族や友人へのプレゼントに用いたりする
② 他者との交流：パラレルな場の利用，小グループで行う卓球・風船バレー・各種ゲームなどの利用，課題集団の経験
③ 相談面接（心理教育）：息苦しさやイライラに対する対処法（リラクセーション，呼吸法），生活相談，認知行動の振り返り，対人関係の取り方など

5）その後の経過

和紙工芸や革細工等に集中し，見栄えのよい作品を完成させ母親にプレゼントした．外来作業療法に通う他患者との交流も増え，メールを交換したり喫茶店に出かけたりなどの行動もみられるようになった．相談面接では，徐々に自身の認知行動の特徴を振り返るようになり，行動修正を試みるようになった．6カ月後には体調不良，緊張・不安，抑うつ，イライラ，混乱，あせりなどの軽減を認め（**図1**），自宅近くのデイケアに移ることになった．「お世話になりました，うまくいかなかったら戻ってくるかもしれないけど……」と述べ，作業療法を終了した．

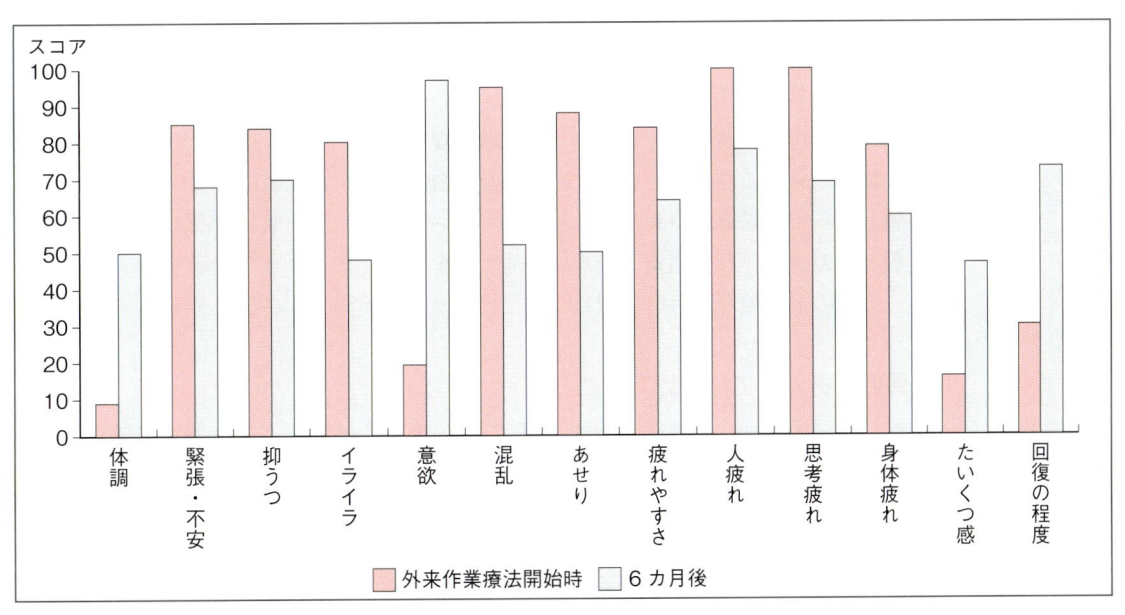

図1 SMSF（気分と疲労のチェックリスト）の変化

3. 事例に学ぶ評価のエッセンス

1）状態像の捉え方と評価のポイント

(1) 身体化症状の扱い方

症例にみられた息苦しさのように，心理的な葛藤が身体化された症状として訴えられることは多い．こうした身体症状の訴えに対しては，まずは基礎的疾患の有無を検討し，症状軽減に向けたケアが優先される必要がある．身体化された症状であっても，訴えが助けを求める要求であることには変わりはない．訴えを真摯に受け止め，たとえ症状と矛盾するような所見がみられても，これを指摘しない（心理防衛をあばかない）配慮が大切である．

(2) 行動化の扱い方

行動化（不適応行動）に対しては，教条的な指導はせず，イライラや怒りなどの背後にある，言葉では表現できない感情を理解するよう努める．安定した治療・援助関係のなかで，これを「なぜそうなるのだろう」「どうしたいのだろう」「どうしてほしいのだろう」と第三者的な視点（客観的視点）で一緒に考えてみるとよい[1]．

(3) 肯定的な評価を重視する

情報収集では不適応行動のエピソードが目につきやすく，スタッフとの関係においても過度の依存や感情的な爆発などに振り回され，これらが問題点として認識されやすい．作業療法士自身が先入観や陰性感情をもってしまうと，患者の健康的な側面，優れた個性，好ましい変化を見落としてしまいがちである．作業療法では，具体的な作業活動をとおして本人が現実的な自己評価をもてるよう支援する必要があり，そのためにもプラスの評価を重視する視点が大切である．

(4) 内在する空虚感に注意

対人関係や作業活動の遂行に目立った問題がない場合には，背景にある「慢性的な空虚感」が見過ごされやすい．このような場合には作業が患者にとっては意味ある体験とならず，達成感や有能感も得られにくい．試行錯誤を楽しめるような作業の選択と場の設定，身体感覚レベルの心地よさを共有できるようなスポーツの導入など，患者の主観的な体験を確認しつつプログラムを検討する必要がある[1]．

2）評価にあたって心がけたいこと

臨床における評価は，治療や援助のための対象者「理解」という側面が強い．BPD患者の情緒不安定や対人操作などの問題行動を列挙することが評価なのではない．それらの背後にある自己コントロールできないという無力感，誰にも理解してもらえない辛さ，何もかもが無意味に感じてしまう空虚感などを想像し，患者への理解を深めることが評価であり，その解決策や対処を一緒に試行錯誤していくことが治療・援助となる．評価では客観的な視点を失わないためにも心理的な距離を

保つことは大切であるが，多少の巻き込まれを経験するくらいでないと，患者の真のニーズは理解できないのかもしれない．

参考文献

1) 小林正義，冨岡詔子：境界性人格障害．作業療法学全書第5巻．精神障害　改訂第2版．協同医書出版社，1999．pp76-83．
2) 髙橋三郎，大野　裕，染矢俊幸監訳：DSM-Ⅳ-TR 精神疾患の診断・統計マニュアル．医学書院，2002．
3) 小林正義：作業面接のコツ．OTジャーナル，42：143-147，2008．
4) 小林正義：外来作業療法における支援の実際．生活を支援する精神障害作業療法（香山明美・他編）．医歯薬出版，2007，pp170-178．
5) 小林正義：回復状態の評価指標．生活を支援する精神障害作業療法（香山明美・他編）．医歯薬出版，2007，pp78-87．

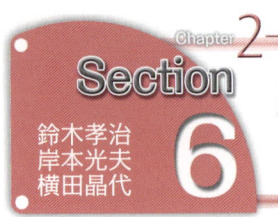

事例編　II．認知・精神面に問題を抱えた事例

Chapter 2-II Section 6 脳血管障害による高次脳機能障害
－空間認知障害により日常生活に混乱をきたした事例－

鈴木孝治
岸本光夫
横田晶代

● KEY WORD　半側無視，構成能力の障害，空間関係の把握の障害

1. 障害の特徴と評価

1）障害の特徴

麻痺は軽度だが日常生活に混乱をきたす例では，運動機能の不完全な回復や気分障害，高次脳機能障害などが原因として考えられる．高次脳機能障害の状態像はさまざまであるが，右半球損傷のうち日常生活に影響を及ぼすことが多い障害に，半側無視をはじめとした注意障害や構成能力の障害がある．

（1）半側無視

右半球損傷による左半側無視が大半であるが，右半球優位といわれている空間性注意の神経機構といえども少数ながらその逆の場合もある．頭部や視線を自由に動かすことを許しても，半側空間に存在する人物や物体を発見し報告することができない状態である．具体的な状態像は表1に示した．方向性注意の障害と捉えられるが，汎性注意も含めた注意機能全般について検討されたい．病巣は，右半球の側頭－頭頂－後頭接合部または下頭頂小葉，中大脳動脈領域梗塞，前頭葉限局病変，視床病変などでもおこり，右半球の損傷であれば，ほとんどどこでもおこりうると考えてよい[1]．

（2）構成能力の障害

構成的な課題にあらわれる障害の総体で，細部を明確に知覚し，対象の構成部分

表1　半側無視の状態像

場面	状態像
食事	左側の食物に手をつけなかったり，右側のお皿の左半分を食べ残す（入れ子現象）．
整容	洗顔・整髪・髭剃りのやり残しや化粧での塗り忘れや歪みを左側で認めたりする．
移乗	車いすのブレーキの掛け忘れ（解除忘れ）や，フットレストへの麻痺足の上げ下げを忘れる．
移動	右または左に大きく寄ってしまったり，左側にある障害物，または目標物をみつけられない．
排泄	トイレのなかで左側にある手すり，トイレットペーパー，水を流すボタン・レバーを探せない．
更衣	左袖の通し忘れや，左足をズボンの左側へ通せなかったり，ウエスト部分を腰までしっかり上げられなかったり，左足の靴の着脱を忘れる．
入浴	左側の洗体・洗髪・拭い忘れ．

の関係を把握して正しく合成することを要する，組み合わせまたは構成活動の障害であり，構成失行ではなく，構成障害と表現する．二次元の図形模写や自発画や，三次元の積み木構成課題などで困難を示す．左右どちらの半球損傷でもおこりうる障害で，中心溝より後方の病変のほうが前頭葉より出現しやすく，大脳・基底核・視床の病巣であれば，どの部位でもおこりうると考えたほうがよい[1]．表2に示す損傷側による違いも理解してほしい．

2）用いる評価

まずは，これまでに受けた医学的治療の経過概要，画像所見，院内関係部門からの情報を入手する．次に，視線の動き，姿勢の状況，目的的な動作，声の大きさ，話のスピード，意欲，感情のコントロールなどについて観察し分析する．高次脳機能障害では，脳の側性を検討するため，利き手の確認が必要である．また，残存している感覚を利用した介入を考えるため，感覚テストが欠かせない．近位・遠位，背側・外側くらいの大つかみで評価する．

日常生活の観察により一側空間の人物・物体の見落としなど，半側無視が疑われる場合は表3に示すVisual extinction testを実施する．視野障害では説明できない半側の見落としや同時刺激による一方向の見落としがあれば，BITや塗り絵課

表2 損傷側による構成障害の特徴

右半球損傷	左半球損傷
知覚の障害の要素が強い．	行為的側面における障害の要素が強い．
細部を逐次描くが，全体を秩序立ててうまく構成できない傾向があり，絵の傾き，回転，歪みや空間的位置関係の誤りなどがある．	内容が大まかで乏しく，単純化しやすい．
誤りや不正確さに対する洞察を欠き，気にしないことが多い．	誤りや不正確さに対する洞察は保持されていることが多い．
見本の有無は成績に関係ない．	見本を与えると成績が好転することが多い．
半側無視の影響は大きい．	

表3 半側無視と構成障害の評価に用いる主な評価法

評価法	目的と特徴
NH利き手テスト[2]	ハサミ・ナイフ・ネジまわしなどの10項目で利き手を判定する質問紙テスト．
Visual extinction test	対座法による視野および視覚消去現象の確認．検者の口頭指示と指を用いて簡便に同名半盲と視覚的消去現象を確認できる．
BIT行動性無視検査日本版	通常検査（古典的机上検査）と行動検査からなる半側無視を診断する検査．
塗り絵課題	数量化できずBITには含まれていないが，同一被験者の継時的変化が捉えられやすい．
標準注意検査法	汎性注意の標準化された検査．このなかに含まれている視覚性抹消課題，SDMT（symbol Digit Modalities Test）などを用いると簡便に確認できる．
空間関係の評価	異なるカテゴリーからの複数の日用物品で，上下・左右・前後・内外などの物品間の位置関係を口頭で指示し，正確に操作できるかを確認する（例：「ハンカチの右に腕時計を置いてください」や，「コップのなかに消しゴムを入れてください」）．
フロスティグ視知覚発達検査	空間関係の把握の能力に関して，同一被験者の継時的変化が定量的に捉えられる．成人は対象年齢外で標準化がなされていない．
コース立方体組み合わせ検査	知覚段階と実際の操作段階での障害を定量的に把握．IQを算出できる．

題で精査する．また，半側無視では，方向性注意の機能不全だけでないことも多く，汎性注意も確認する．

　構成能力の障害が疑われるようであれば，まずは3つから数個の積み木を用い，検者が組み立てた見本を提示し，被験者に組み立ててもらう．なかなか開始できず，いろいろな角度から覗いてみたり，位置がずれているのに気づかないか，気づいても修正できなければ，図形のマッチングや模写などで空間関係の把握の障害を確認するとよい．観察により知覚面の障害が影響して対象を把握できない可能性が高いと判断した場合は，簡単な口頭指示が理解できることを確認したうえで，日用物品を用いて空間関係の評価を実施する．さらに，表3に示すフロスティグ視知覚発達検査やコース立方体組み合わせ検査を実施すると，障害を定量的に把握できる．

2．事例提示

1）基本情報

　対象者：60歳代後半，女性．右手利き
　診断名：高血圧性脳出血（左視床），右片麻痺（軽度）
　既往歴：本態性高血圧症
　現病歴：平成 X 年 10 月中旬発症，A 病院に入院し頭部 CT（図 1）にて上記診断となり，保存的に加療される．同年 11 月中旬に当院に転院し，平成 X＋1 年 4 月中旬より，作業療法開始．
　社会歴：平成 X 年 6 月大手スーパーの閉店まで，施設の清掃に従事し，その後は夫と二人で農業を営みながら生活していた．
　担当者の経験年数：1 カ月

2）担当者の評価・解釈

（1）収集し得た情報

　キーパーソンは長男だが，退院後の生活は夫との二人暮らしの予定．家屋状況は，平屋で段差がとても多く，トイレは別棟に設置されているため，ポータブルトイレに変更の予定．病前性格は，真面目でだれとでも平等に接するが，心配性．

（2）心身機能（表 4）

　高次脳機能面では，意識清明，コミュニケーション能力は，失語はなく，日常会話では特に問題はなかった．HDS-R では正常範囲内，近時記憶もヒントですぐに想起でき，生活場面ではほぼ健常に近い状態であった．認知面では，手指判別のみ困難であった．観

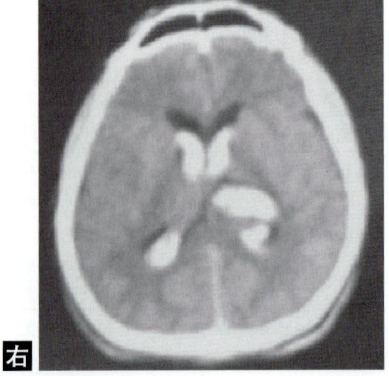

図 1　初診時の頭部 CT（第 1 病日）

表4　検査結果

HDS-R	25/30
ROM（右肩）	屈曲・外転　160°　外旋　70°にて疼痛（＋）
感覚機能	表在・深部ともに軽度鈍麻
Brunnstrom's Recovery Stage	上肢・手指・下肢ともにⅤ～Ⅵレベル
FIM	114／126

察した限りでは，失行症はみられなかった．うつ傾向であるが，作業療法士の指示には素直で協力的であった．微熱が出やすく，体の不調で悲観的な発言が目立ち，退院に対するあせりがみられた．一度に多く指示すると混乱し，ときおり，感情の爆発がみられた．

運動機能面では，筋緊張はやや低下し，随意運動は全身にほぼ十分な分離がみられるレベルで，筋力は若干低下していた．ROMに著明な制限はないが，肩に痛みがあった．感覚は表在・深部ともに軽度鈍麻で，右上肢全体に痺れがあった．静的な座位は多少左に傾いた姿勢で安定していた．運動機能全体としては，生活上，特に困らないレベルと考えられた．

（3）活動

座位での左右への物品移動では，右へのふらつきがあり，バランスが悪かった．セルフケアは見守り～自立レベル．移動能力としてはT字杖歩行が可能．かごをもち，そのなかに物を入れ短距離移動する際に多少戸惑うこともあった．20cmの段差も特に問題なくT字杖を使って乗り越えられた．

（4）参加

日中は臥床傾向で，病棟のレクリエーションへは，自らは参加しない．食事は，スタッフの声掛けにより，歩行器使用にてデイルームで他患と一緒に摂取．他患との交流は，話しかけられれば答える程度で，積極的ではなかった．

3）アドバイザーから担当者へのコメントとアドバイザー（と一緒に行った）の評価

（1）情報の収集＜p.124　2)-(1) に関して＞

キーパーソン，家族の状況・家屋構造，病前性格と必要な項目は網羅していた．

（2）心身機能＜p.124　2)-(2) に関して＞

運動・感覚の麻痺やROMをはじめとした運動機能や高次脳機能全般のスクリーニングはできていた．感情面での変化も捉えられていたが，左視床の病巣ということで，構成能力や空間認知についての検討がなされていなかった．

（3）座位バランスの評価が不充分＜p.125　2)-(3)(4) に関して＞

セルフケアや集団の中での反応は一応つかんでいるが，座位姿勢の評価が不十分

であった．姿勢の評価では，まず，静的な姿勢の特徴をつかむ．体幹筋が低緊張で骨盤への荷重が左右均等でないため不良姿勢となったと考える．次に動的なバランスの状況を把握する．前方・側方や後方への外乱を与え，保護伸展反応および立ち直りの程度を把握する．前方・後方へは体幹の立ち直りが不十分ながら出ているが，右側方へは，右上肢の保護伸展反応が十分には出現せず，体幹の立ち直りも出にくい．随意的に右上肢を右側方へ物品を移動する練習からはじめるとよい．

（4）構成能力の障害＜担当者が見落としていたこと　その1＞

かごのなかに物を入れる際に多少戸惑うという状況を見逃さず，積み木の組み立てという活動を用いて空間での構成能力に問題がないかを考え，机上に呈示された見本を模倣してもらう．見本を忠実に見ようとする姿勢は感じられたが，最初は，積み木1個の模倣でも，左右の方向性の認識が悪く全体の把握ができず，時間をかけても間違いが多かった．さらに左右，上下，前後を組み合わせた複雑な課題を行うと混乱してしまった．しかし，繰り返しの試行により，正答率が上がり，自分の間違いに気づき，自己修正が可能となってきた．

（5）右空間の視覚的認知障害＜担当者が見落としていたこと　その2＞

知覚的側面の問題で構成能力が障害されたと考えられたため，右視空間認知の障害の可能性も考慮して，現実生活により近い状況で確認するとよい．

作業療法室のテーブルの周りにいくつかの課題ポイントを置き，杖なし歩行で，一定方向に歩きながら活動を展開する．部屋のさまざまな場所に置かれた野菜をかごに入れて作業療法室内を1周するという課題に対し，1周につき1つの指示，と1周につき2つ以上の指示の2種類に設定し，①模倣＋口答指示→　②模倣のみ→　③口答指示のみと，段階づけた．右回りで課題を行うと，正中線交叉ができず空間のなかでの混乱が強まり，動作が止まり，右側への注意の低下でテーブルや物に身体をぶつけてしまい，左右差が大きいことがわかった．また，指示が同時に3つ以上になると口頭での確認が増え，混乱が目立ったが，繰り返すことで動作がスムーズになっていった．改めて，課題を単純化し，右への認識を高めていくことにより，動作処理の混乱の減少，課題に対する口頭での確認の減少がみられていった．

4）解釈と介入計画

（1）利点と問題点の整理

利点は，真面目で指示に対して素直に行動すること．問題点は，①座位バランスの低下による右上肢操作性の低下，②構成能力を必要とする課題で混乱しやすい，③視空間認知では，右側への注意の低下による動作の不正確さ，の3つが考えられた．

（2）解釈

症状の中核は，①時折右側にあるテーブルや物に身体をぶつけ，左右逆転や，正

中線交差の困難が頻回にみられ，身体と空間（主に右側）の環境に対する意識性が低下し，空間全体の認識が低下していること（構成障害），②複雑な課題の遂行時，口頭による動作の確認が頻回に目立ち，なかなか行動に移せず，2つ以上の行為の同時処理が困難であること（分配性注意の障害）と捉え，以下のプログラムを考えた．

（3）介入計画
【長期目標】
①行動を起こす際，自発的に周囲の環境の確認を行える
②一日の生活の流れを想定できる
③調理活動を計画，実践できる

【短期目標】
①空間におけるボディ・イメージがつかめ，物との距離感が保てる（特に右側）．安定した座位バランス下で，日常生活で自主訓練を含めた右上肢の使用頻度を高める
②5つ程度のシリーズ化された課題順序を口頭で確認しながら覚えられる．代償手段を用いて，行動計画が記載・参照できる
③2～3の連続した課題（日常生活課題など）を口頭指示のみでできる

【プログラム】
①人物画の模写，構成課題（積み木など），上肢自動介助運動・ワイピング・ハンドグリップ，手指巧緻性課題（おはじき操作，はさみ操作，折り紙，紙ちぎりなど）
②プログラミング課題（買物ゲームなど），メモリーノートへの日課の記載と参照，洗濯活動
③継時処理での調理活動

5）その後の経過

自宅での生活を想定しながら実践的な活動の練習を中心に，作業療法を開始した．初期の頃，活動時に動作が素早く，落ち着いて確認するということがあまりみられず，できない活動に対して「ダメですね」と悲観的な発言が目立っていたが，練習を展開するにつれ混乱が目立たなくなった．同時に，理学療法での機能訓練や歩行訓練時の混乱の減少，病棟での感情の爆発もみられなくなり，他患との話に余裕がみられるようになった．

3．事例に学ぶ評価のエッセンス

1）状態像の捉え方と評価のポイント

（1）損傷部位と臨床症状

右手利きで右半球損傷であれば，左の半側無視が出現する可能性は高いが，空間性注意の神経機構は，右半球優位とはいえ左半球にも存在し，また個人差も大きい

と考えられている[1]．当初から半側無視＝右半球損傷と決めつけると，本事例のような逆の損傷側での出現では，症状や生活上の困難さを見落とす危険性がある．われわれの日常生活は，空間内で行うので，損傷部位にかかわらず，まずは空間と自身の体との位置関係の認識について，観察による評価からはじめるとよい．

(2) 視線とうつ状態に注意

うつ傾向にある対象者の場合，視線の動きが不活発であることが多いが，本事例のように，作業療法士の指示には素直に従い，対象に自ら視線を移動させていることもある．うつと決め込み，課題の負荷が少なすぎても本人の日常生活での残存能力を引き出せない．呼名反応や挨拶程度の声掛けに対する言語反応や視線の動きで，高次脳機能のだいたいの傾向をつかみ，課題に対する負荷を十分に検討する必要がある．

(3) 日常活動の基本である座位の安定性

安定した座位には，座位での保護伸展や立ち直り反応という姿勢保持の神経学的なメカニズムが十分に発揮する必要がある．座位バランスを整え，安定した座位を保持することで，高次脳機能の向上がみられることが多い．高次脳機能障害の改善には身体面への介入が不可欠である．

(4) 何気ない同時処理の難しさ

健常者は，日常，何気なくさまざまな刺激に対処している．しかし，脳損傷患者にとっては，この何気ない刺激は，複雑で，絶えず同時に複数のことを処理する必要性に迫られている．作業療法士が与える指示も患者にとっては，刺激となるので，その与え方には十分な配慮が必要である．重症な場合は，1回に1つの指示を与えるという継時的な処理に徹し，徐々にステップアップさせるとよい．

(5) できることを増やしていくと自信につながる

作業療法開始当初より，難易度の高い作業活動を呈示し，さらにレベルを上げるようなことを続けていると，患者は課題への取り組みが悪くなる．難易度は先の同時処理を要求される程度とも密接に関連しているので，注意したい．できるレベルから徐々に高めてゆくことが原則であり，少しずつできることが増えてゆけば，患者はレベルアップを実感し，自信をもてるようになる．

2）評価にあたって心がけたいこと

身体的に大きな問題がなくとも，軽度の空間認知や注意機能の障害，さらには気分障害などでも日常生活に大きく影響し混乱をきたす．作業療法開始後できるだけ早期に，これらの問題の発見をすることが重要であり，各種の情報収集や日常の作業活動での詳細かつ十分な観察能力が作業療法士に求められていることを肝に銘じなければならない．

参考文献

1) 石合純夫:高次脳機能障害学.医歯薬出版,2003.
2) 八田武志:左ききの神経心理学.医歯薬出版,1996.

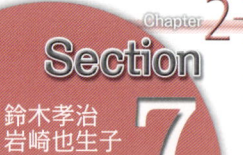

Chapter 2-II
Section 7 クモ膜下出血により意識障害を呈した事例
－情動の重要性－

鈴木孝治
岩崎也生子
日向寺妙子

● KEY WORD　意識障害，注意障害，感情障害

1. 障害の特徴と評価

1）障害の特徴

クモ膜下出血とは，原発性にクモ膜下腔に出血した状態のことで，脳動脈瘤の破裂と脳動静脈奇形による出血が主な原因である．クモ膜下出血の術後には，意識，注意，感情の障害が出現しやすく，これらが回復した後に，記憶障害が顕在化してくることがある．

（1）意識障害・注意障害

意識障害は，通常，覚醒と内容的側面に分けて考える．覚醒は上行性網様体賦活系の機能を反映する神経学的な評価となるが，覚醒度が高まるにつれ，注意が関与してくる．注意は意識内容（気づきの対象）を鮮明にする働きである．情報処理モデルの観点からは，意識は，基盤に覚醒，その上に外界に気づく注意としてのアウェアネス，最上層に自己に向けた注意としての自己意識から構成される（図1）[1]．病巣は，前頭葉のみならず，脳全体のどこの損傷でもおこりうる．なお意識障害と判断されがちな通過症状群は，基本的には意識の障害がない状態である．脳に侵襲が加わり，正常の精神機能状態から意識障害へ移行したり，逆に意識障害から回復し正常状態へ移行するまでの中間段階の状態である[2]．

（2）感情障害

感情とは，主観的経験の原風景であり，主観現象の最も未分化な部分である．喜び・怒り・哀しみ・驚き・恐れ・嫌悪などは，情動性感情で，この動きが強いと運動や自律神経活動の変化として観察できるが，弱い場合でも，血圧・脈拍・消化器などの身体内部環境の変化はあらわれる．一方，感覚に伴う主観的経験である感覚性感情は，起源が内臓ではなく感覚器ゆえ「情報処理様式特異性経験」といえる．主観的な心

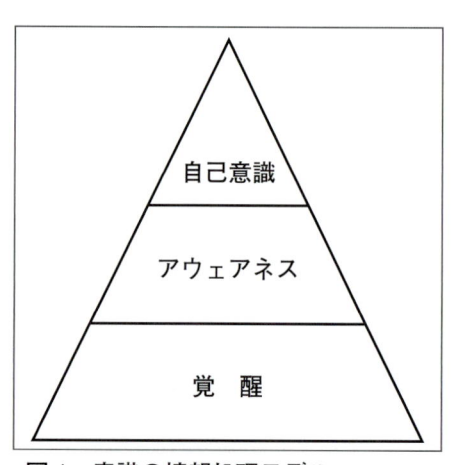

図1　意識の情報処理モデル

の動きに留まり,外部へはあらわれない.意識が働くとこころの動きが自覚(経験)されるが,この経験の最も基底にあるのが感情である.精神生活に持続的影響を与えるような感情の持続を気分という[3].

脳損傷後の急性期から回復期の感情障害では,情動性感情に着目する.量的には,平板化と易変性が,質的には,抑うつや躁状態などが問題となる.

また,意欲とは,自ら意志して,ある目標を設定し,それに向かって計画する能動的な方向性のことである[4].

2)用いる評価

脳血管障害による重度の意識障害では,JCS(Japan Coma Scale)(表1)[2]を用いて変化を捉えるとよい.亜急性期から回復期に多くみられる軽度の意識障害では,覚醒度だけではなく注意の要素が入るため,観察により作業行動を通した注意機能も評価する必要がある.ごく軽度の意識障害の場合,軽症意識障害の12項目評価法(表2)[5]や注意評価スケール(表3)[6]などの評定尺度が有益である.注意の測定には,同一患者の継時的変化を捉えるだけでなく,健常者との乖離が測定でき回復の程度を検討できる標準注意検査法(表4)[7]の利用が考えられる.しかし,検査時間が1時間以上かかり,患者への過度の負担という側面があるので検査実施には慎重でありたい.アウェアネスと自己意識については,インタビューで外界に対する注意と自分自身に対する理解度を確認するとよい.

情動性感情を評価する方法は,SDS(Self-Rating Depression Scale)などのうつ状態の評定尺度があるが,関連する意欲や注意,気分を評定しても患者の変化がわかりやすい(表5)[2].標準意欲検査法は,ほぼ完全な覚醒状態になってから施行するとよい.

表1 Japan Coma Scale(JCS)[2]

Ⅰ 刺激しないでも覚醒している状態(1桁で表現)
1 だいたい清明だが,いまひとつはっきりしない
2 見当識障害がある
3 自分の名前や生年月日がいえない
Ⅱ 刺激すると覚醒する状態-刺激をやめると眠り込む(2桁で表現)
10 普通の呼びかけで容易に開眼する
20 大きな声かけやまたは身体を揺さぶることにより,かろうじて開眼する
30 痛み刺激を加えつつ呼びかけを繰り返すと,かろうじて開眼する
Ⅲ 刺激しても覚醒しない状態(3桁で表現)
100 払いのける動作をする
200 少し手足を動かしたり顔をしかめる
300 痛み刺激に全く反応しない

表2 軽症意識障害の12項目評価法[5]

```
                                                    第   回評価
                                              平成 年 月 日実施
ID No.  －    －        M・T・S・H 年   月   日生（   歳）（第   病日）
氏名                    M・F    教育歴：           職業歴：
診断名
```

①呼名・挨拶への反応	おはよう○○さん, 具合はいかが？	3) 全く反応なし	2) 多少の反応あり	1) かなりの反応あり	0) ほぼ正常
②見当識（場所）	ここがどこかわかりますか	3) 全く反応なし	2) 自宅と病院の区別ができる	1) 病院名がわかる	0) ほぼ正常
③見当識（季節）	今の季節は何ですか	3) 季節がわからない	―	―	0) 季節がわかる
④見当識（人）	身近な人をさして, この人は誰ですか	3) 全く反応なし	2) 周囲のものがわかる（1人でも正解ならよし）	1) 医療関係者がわかる	0) ほぼ正常
⑤意欲	家や仕事のことが気になりますか	3) 反応なし	2) うなずく（内容を伴わない）	1) 何らかの意欲がみられる	0) ほぼ正常
⑥知識	いとこを説明してください	3) 答えられない	2) 説明するがまるでダメ	1) 了解可能な範囲の解答	0) 正解
⑦計算力	100から順々に7を引き算してください	3) 100－7 10秒待っても答なし	2) 100－7 答をいうが間違う	1) 100－7が正しく答えられる	0) 93－7が正しく答えられる
⑧声の調子		3) 聞き取れず	2) とぎれとぎれ	1) 不活発	0) ほぼ正常
⑨診察中の態度		3) 協力得られず（3/3ダメ）	2) 困難（2/3ダメ）	1) やや困難（1/3ダメ）	0) ほぼ正常
⑩自発動作		3) なし	2) 無目的動作あり	1) 目的をともなった動作をするが正常ではない	0) ほぼ正常（身辺処理をする）
⑪自発発語		3) うめき声程度まで	2) 痛いなど数語, 無意味語	1) 簡単な言葉	0) ほぼ正常
⑫注意	目の動きでみる	3) なし	2) 呼びかけに目を向ける	1) 追視できる	0) ほぼ正常

/36点

軽症意識障害の重症度
重度の軽症意識障害　36～24点
中等度の軽症意識障害　23～12点
軽度の軽症意識障害　11～ 1点

表3 注意評価スケール[6]

	注意の分類	まったく認められない 0	時として認められる 1	時々認められる 2	ほとんどいつも認められる 3	絶えず認められる 4
①眠そうで、活力に欠けてみえる	覚度					
②すぐに疲れる	持続性					
③動作がのろい	選択性（情報処理速度）					
④言葉での反応が遅い	選択性（情報処理速度）					
⑤頭脳的な作業（計算など）が遅い	選択性（情報処理速度）					
⑥言われないと何事も続けられない	覚度					
⑦長時間宙をじっと見つめている	覚度					
⑧1つのことに注意集中するのが困難	選択性（転導性）					
⑨すぐに注意散漫になる	選択性（転導性）					
⑩1度に2つ以上のことに注意を向けられない	選択性（分配性）					
⑪注意をうまく向けられないために間違いをおかす	選択性（分配性）					
⑫何かする際に細かいことが抜けてしまう（誤る）	選択性（分配性）					
⑬落ち着きがない	持続性					
⑭1つのことに長く集中して取り組めない	持続性					
合計　（　／56）						

表4 標準注意検査法[7]

下位検査項目	測定可能な注意の側面
① Span 　Digit Span（数唱） 　Taping Span（視覚性スパン）	単純な注意の範囲や強度、短期記憶の課題
② Cancellation and Detection Test 　Visual Cancellation Task（視覚性抹消課題） 　Auditory Detection Task；ADT（聴覚性検出課題）	視覚的および聴覚的な選択的注意の課題
③ Symbol Digit Modalities Test（SDMT）	注意の配分能力、変換能力および制御能力が大きく関与している課題 （⑥は特に注意の監視機能）
④ Memory Update Test（記憶更新検査）	
⑤ Paced Auditory Serial Addition Test（PASAT）	
⑥ Position Stroop Test（上中下検査）	
⑦ Continuous Performance Test（CPT）	持続性注意の課題

＊ADTとPASATでは音声収録がなされたCDを、CPTではパソコンが必要

表5　意欲と注意および気分に関する行動評価表[2]

Ⅰ　意欲と注意

① 促さないと自分からは動こうとしない
② 自分からは自発的に会話しようとしない
③ まわりからの働きかけが少ないと眠ってしまう
④ 表情の動きが少ない
⑤ 動作や動きがゆっくりで遅い
⑥ 多動的（落ち着きがない）
⑦ 寡動的（動きが少ない）
⑧ 課題から簡単に気がそらされる
⑨ 集中力がない（周りに気をそらされるような刺激がないにもかかわらず）
⑩ 他人がそばにいたり，他人から話しかけられたりしても，無頓着（気にしない）
⑪ "スイッチ・オフ"のようにみえる（ぼんやりしている）
⑫ 持っている能力を自分から使おうとしない

Ⅱ　気分

① まわりの人にとけこもうとしない
② ちょっとした注意や指示に対して不適当に反応する
③ 気分が不安定で変わりやすい
④ いつも沈んでいるようにみえる
⑤ いつも意気盛んにみえる
⑥ 過度に泣いたり，あるいは笑ったりする
⑦ 笑ったり微笑んだりすることがない
⑧ 感情の動きが少ない（平板）
⑨ 感情の動きが不適当（その場にそぐわないような感情を示す）
⑩ 暖かみが感じられない
⑪ 無関心（感情的に）

ほとんどない　1点，たまにある　2点，ときどきある　3点，しばしばある　4点，
いつもある　5点　で判定

2．事例提示

1）基本情報

対象者：20歳代後半，男性，右手利き

診断名：クモ膜下出血（シャント術後，右前頭葉梗塞 図2），左片麻痺

既往歴：高血圧（27歳頃に指摘されたが特に治療せず）

現病歴：平成X年4月下旬発症，B病院に救急搬送され，脳血管撮影にて前交通動脈に動脈瘤が認められ，同日開頭クリッピング術が行われた．早期からの理学療法，作業療法も行われた．意識は徐々に改善したが，左片麻痺を合併した．同年5月下旬，合併した水頭症に対して脳室－腹腔シャント術が施行された．同年7月上旬，リハビリテーション目的にて当院回復期リハビリテーション病棟へ転院となった．

社会歴：高校卒業後，物流関係の会社に勤務（荷物取扱い）．現在は療養休暇中．通勤時間は，自家用車で40分．

担当者の経験年数：5年目

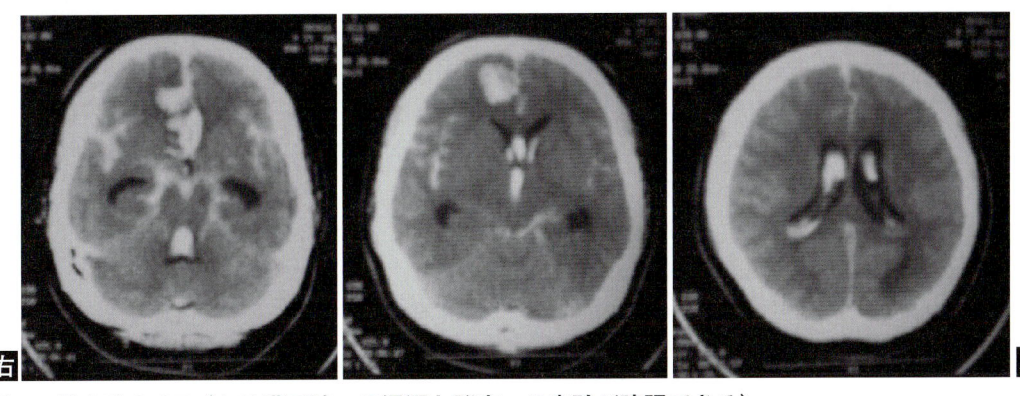

図2 発症時のCT（クモ膜下腔への浸潤と脳室への穿破が確認できる）

2) 担当者の評価・解釈

(1) 収集し得た情報

父親は元大工（現無職）で同居しているが，酒に酔っていることが多く，介護には非協力的．キーパーソンは母親だが，父の身勝手な行動に振り回され，面会時間は少ない．住居は持ち家一戸建（平屋）．病前性格は，職場の上司より「仕事ではがんばり屋で，どちらかというと黙々と一人でがんばるタイプだった」とのこと．サッカー経験，普通自動車および自動二輪の免許あり．

(2) 心身機能

意識レベルはJCS I-2．覚醒状態は日内変動が大きい．情動面は基本的に多幸であり，セラピストの指示には素直に従えるが，過度に疲れたり痛みをともなうと軽い暴言や暴力がでることもあった．口頭での注意で抑制はできた．コミュニケーションは簡単な会話応答が可能になってきているが，自ら話しかけてくることはほとんどなく，会話も刹那的で一貫性がなかった．また，入院時には眼球の水平方向への動揺があり，視線が定まらない様子が観察されたが，現在はそのような眼球運動はみられなくなった．覚醒状態がよいときには眼前の視覚的刺激に反応したり，物品を認知できることがあるものの，頭部と眼球の分離，手と目の協調は不良であり，反応は鈍くなった．覚醒状態が悪いときには，視覚的刺激に対する反応は乏しくなった．また，動作や言語に保続がみられた．観察からは失行の要素は考えにくかった．

身体機能は，B.R.Sで上下肢IV，手指IV．上肢は特に屈筋痙性が強く，伸張痛や中等度の伸展制限があった．また，足関節でも背屈-5°の制限があり，歩行時には踵がやや浮いた状態になった．端座位保持は可能だが，粗大運動ではやや左へバランスを崩しやすかった．立ち上がりや移乗は手すりの使用にて見守りで可能であるが，注意が悪くふらつくこともあった．

(3) 活動・参加

ADLはすべてに介助を要した．夜間の睡眠は，とれているが，日中の車いす乗

車時でも傾眠であった．覚醒が悪いときや疲れているときは律動的に「うん」のみの返答となった．コミュニケーションは，スタッフや他患から話しかけられれば一問一答のように答え，笑顔もみせるが，応答内容はつじつまの合わないことや一貫性のないことも多かった．自分から話しかけることはなかった．食事では覚醒がよければスプーンまたは箸を使用して自己摂取するが，同じ皿ばかりすくったり，中身がないのにすくい続けたりすることも多く，保続様の動作パターンになりやすかった．声かけにて修正は可能であった．移動では，車いす駆動は練習をはじめたところであり，担当作業療法士が前方で誘導すると両足こぎにて操作できるが，人や物への注意は悪く，方向転換も困難であった．他者との交流は，自ら行うことはなく，レクリエーションのプログラムに受動的に参加しているのみであった．

3）アドバイザーから担当者へのコメントとアドバイザー（と一緒に行った）の評価

（1）情報の収集＜p.135　2)-(1) に関して＞

本人から得られる正確な情報が少ないため，病前性格や視力などの情報を家族からも得ることが重要である．母親に確認した結果，病前は，真面目でおとなしい性格で，視力の低下はみられなかった．

（2）心身機能＜p.135　2)-(2) に関して＞

視覚的認知は意識障害のために悪いのか，視力低下もあるのか，原因をはっきりさせるために視力検査なども行ったほうがよい．視覚情報がきちんと入力されていないとすれば，「見る」こと自体に注意力を要し，疲れやすくなっている可能性もある．

画像所見からは前頭葉症状，左半側無視，記憶障害，感情障害が予測される．意識障害が強く残存している現在では，精査が困難なものもあり得るが，今後顕在化してくるであろう症状と，それに対するプログラムや代償手段は考慮しておくべきである．

（3）情動面に訴えかけ，自発性を促す＜担当者が見落としていたこと　その1＞

覚醒レベルをコントロールするには，情動面に訴えかけることが有効である．好きな話題に触れたり，好きな活動を実施するのはもちろんのこと，かかわるなかで何か突発的な出来事をおこして驚かせたりするなどである．かけ声や歌など，自然に出やすい言葉を促していくことや，病棟での役割をつくって自己有能感を高めることも有効である．

（4）視覚的認知を促す＜担当者が見落としていたこと　その2＞

視覚的認知の向上がみられはじめているので，上記（3）に留意しつつ，視覚的課題を積極的に取り入れていくとよいだろう．たとえば，積み木を倒れそうな限界まで重ねていくというゲームも単純でわかりやすく，視覚的にも情緒的（驚き）に

もよい刺激となり得る．

（5）保続と注意の転換のコントロール＜担当者が見落としていたこと　その3＞

保続と注意の転換は相反するもののようであるが，うまくコントロールしていけば動作パターンを広げていくことも可能である．たとえば食事場面で一皿を食べ続けるようであれば，全体を右回りに食べていくパターンにして，結果的にすべてを食べられるようにするなど，保続を利用することも考えてよい．

（6）本人への指示の出し方＜担当者が見落としていたこと　その4＞

動作の保続があるので，はじめが間違った動作でスタートしないように注意する．課題は終了や成果が一目でわかりやすいもの，タイマーで知らせるなどの視覚や聴覚を利用した工夫をするとよい．また，車いす駆動の練習では，実際の動作を行う前に言語でリハーサルし，自分で予測させると失敗が少なくなる可能性がある．

4）解釈と介入計画

（1）利点と問題点の整理

利点は，真面目で指示に対して素直に行動できること，体性感覚および聴覚が良好に保たれていること，である．問題点は，①覚醒レベルが不安定であること，②視覚障害が残存していること，③注意の持続，転換が困難であること，④感情コントロールが不良であること，⑤左上下肢の麻痺があること，である．

（2）解釈

症状の中核は，①覚醒レベルの低い状態が続いており，見当識，情動，注意，記憶などがADLのあらゆる面に影響を及ぼしていること，②視覚的認知の障害が持続的注意の低下，自発性の低下にも影響を及ぼしている可能性があること，③暴言・暴力の出現，④左上下肢の麻痺による活動制限と病識の低下による危険行為出現の可能性，である．

（3）介入計画

【長期目標】
①覚醒水準がJCSの1桁で安定し，介助に協力が得られる，または主体的に取り組める
②自発語が増えて，自分の感情を適切に表出することができる
③身体認知能力が向上し，自発的に「できる」動作が増えて成功体験を構築できる
④目と手の協調性が向上し，道具を視覚的に確認しながら操作できる

【短期目標】
①活動をとおして情動性感情を賦活し，覚醒度を高め，注意の持続時間を延長する

②疲労や痛みのある場合に，暴言・暴力を使わず，適切に感情を表出し，休息を取れる
　③口頭での誘導で，障害物を認知して安全確認をしながら車いす駆動を行える
　④自己介助運動や両手動作時に麻痺側を参加させることで，麻痺側の注意を促す
　⑤食事の際，食器を確認しながら，箸やスプーンで主食・主菜・副菜をバランスよく摂取できる

【プログラム】
　①立位でノコギリを引く木工作業（身体認知とバランスの向上）
　②車いす駆動（視覚的注意，遂行機能，運動企画の向上）
　③風船バレー（はじめは1対1で声かけや回数数えを促し，慣れてきた頃に小集団で対人交流の機会を増やす）
　④バスケットボールをゴールに入れる（覚醒水準と持続的注意の向上）
　⑤バットで風船やボールを打つ（視覚的な転導性注意の向上）
　⑥ボール蹴り（身体認知とバランスの向上）
　※①，②は毎日行う．③〜⑥はその都度本人に選択させる．
　※その他，役割を持つこと，見当識向上，他患とのコミュニケーションの促通目的にて病棟での食事案内の放送を事例に実施してもらうようにNsにお願いする．

5）その後の経過
　覚醒レベルは緩徐な改善がみられたものの，依然不安定な状態は続いている．しかし，会話を広げるような応答の場面は時々みられるようになってきている．病棟での食事放送では，マイクを向けられるとハキハキと話し，自己有能感が得られるとともに，他患やスタッフからの賞賛による，コミュニケーション促通の機会となったと考えられる．また，食事場面では二皿程度の食べ分けを行えるようになり，車いす駆動では障害物を自ら避けられるようになるなど，転導性注意および視覚的認知面の改善も図れた．感情の表出やコントロールは，まだ援助が必要な状態であり，今後さらなる覚醒レベルの向上にともない顕在化してくると予測される．左半側無視や記憶障害とともに留意してゆくべきと考える．

3．事例に学ぶ評価のエッセンス

1）状態像の捉え方と評価のポイント
（1）基盤となる覚醒障害としての意識障害〜高次脳機能障害の階層構造的な捉え方
　脳損傷が重度であると，覚醒度が低下し，感覚刺激を受容できなくなってしまう．この段階では，注意の障害はほとんど問題とはならず，覚醒度を高めるための適切な感覚刺激を入力することが大切である．具体的には，閉眼しているため視覚刺激は利用しにくいので，聴覚刺激や振動覚・痛覚・温度覚などの比較的原始的な

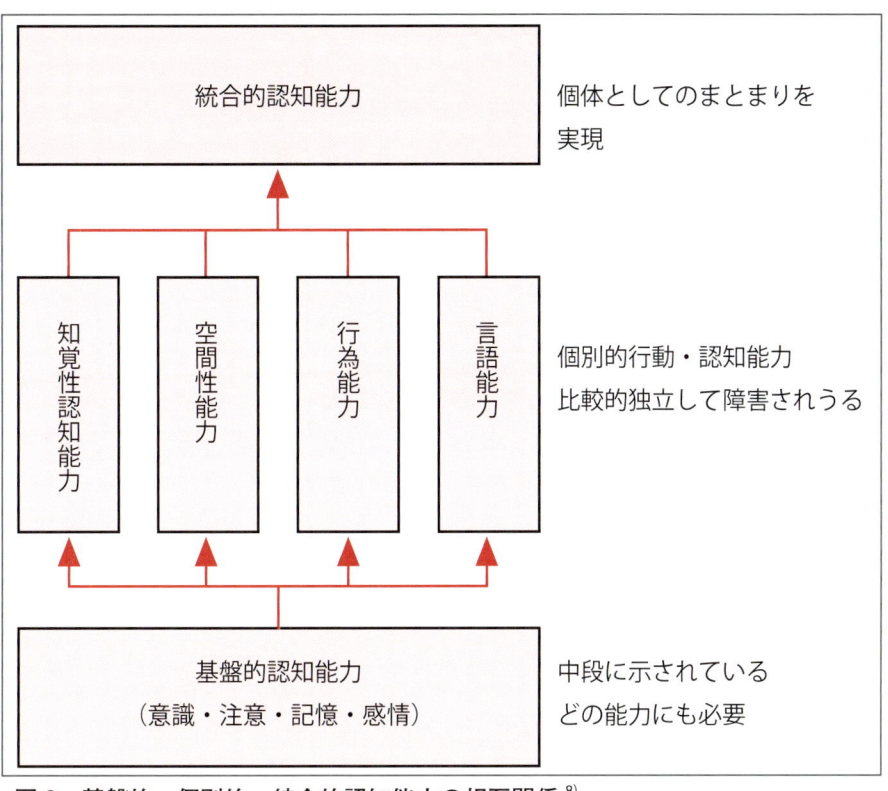

図3 基盤的・個別的・統合的認知能力の相互関係[8]

（図の内容）
- 統合的認知能力：個体としてのまとまりを実現
- 知覚性認知能力／空間性能力／行為能力／言語能力：個別的行動・認知能力、比較的独立して障害されうる
- 基盤的認知能力（意識・注意・記憶・感情）：中段に示されているどの能力にも必要

体性感覚を用いて，どのような刺激が反応しやすいかを同定することも大切な評価である．意識状態，特に覚醒はすべての認知活動の最も基盤的認知能力である．高次脳機能を考える際には，基盤的認知能力（意識・注意・記憶・感情）と，その上に存在する比較的独立した個別的認知能力（行為・言語・知覚性認知能力・空間性能力），さらにその上に位置する統合的認知能力という階層構造的な理解が必要である[8]（図3）．

(2) 潜在化している症状と顕在化してくる症状

覚醒障害が重度の時期は，注意障害は潜在化しているので，あまり問題とはならないが，徐々に覚醒してくると，ボーっとしてすぐに飽きてしまう状態（持続性低下）や，反対にきょろきょろと落ち着かない状態（転導性亢進）が目立ち，注意障害が顕在化してくる．また，忘れっぽい状態であると記憶障害と判断しがちであるが，まずは注意の低下について確認する必要がある．注意の持続が困難であったり，転導性が亢進していると，記憶すべき題材に注意が向けられず，記銘できない状態があり得るからである．このように潜在化し背景となる症状と顕在化し前景となる症状とを見分けることが大切である．

(3) 感情・情動の重要性

人の行為は，喜び・怒り・哀しみ・驚き・恐れ・嫌悪などの情動性感情に左右される．これは，高次脳機能の階層構造的な理解からも明らかなように，基盤となる能力に感情が位置しているからである．特に，覚醒や注意の障害が併存している状況では，情動性感情の影響を受けやすい．脳損傷後の急性期から回復期では，その量的な変化としては，感情の平板化や易変性を観察する必要があり，質的変化として，抑うつ状態や躁状態の評定だけではなく，患者の行為の変化として，関連する意欲や注意，気分の評定も欠かせない．

2) 評価にあたって心がけたいこと

経験の少ない作業療法士が，覚醒状態が悪く，ほとんど反応が引き出せない患者を担当すると，何から手をつけたらよいのか理解しづらいと思う．まずは，高次脳機能障害の階層構造的な理解を基本に，背景と前景という症状の出現するシーン（scene），基盤となる意識や注意に深く関連する感情，特に情動性感情について丁寧に評価することが大切である．

参考文献

1) 安西祐一郎，苧阪直行・他編：岩波講座　認知科学9　注意と意識．岩波書店，1994．
2) 福井圀彦，藤田勉・他編：脳卒中最前線－急性期の診断からリハビリテーションまで－　第3版．医歯薬出版，2003．
3) 山鳥重：知・情・意の神経心理学．青灯社，2008．
4) 山鳥重：神経心理学入門．医学書院，1985．
5) 佐野圭司，間中信也，喜多村孝一・他：軽症意識障害の評価方法に関する統計的研究－評価尺度の妥当性および簡便実用尺度の検討．神経研究の進歩，26：800-814，1982．
6) 先崎章・他：臨床的注意評価スケールの信頼性と妥当性の検討．総合リハ，25：567-573，1997．
7) 日本高次脳機能障害学会編：標準注意検査法．新興医学出版社，2006．
8) 山鳥重，早川裕子・他：高次脳機能障害マエストロシリーズ1　基礎知識のエッセンス．医歯薬出版，2007．

Section 8 意識障害と失語症を呈した事例
Chapter 2-II

鈴木孝治
岩崎也生子
白井沙緒里

－把握しづらい生活能力－

● KEY WORD　失語症，意識障害，両側大脳半球の障害

1. 障害の特徴と評価

1）障害の特徴

言葉が少ないか，皆無の場合は，失語症，知的機能の低下，意識・注意障害，構音障害などが考えられる．失語症では，発語，聴覚的理解だけではなく，読解，書字，計算も障害される．両側大脳半球の障害では，意識・注意障害や知的機能の低下が出現しやすい．

（1）意識障害

脳損傷患者の状態を把握するには，言葉による指示が必要となることが多いが，その指示に協力を得るためにも，意識や注意の機能を確認しなければならない．急性期意識障害の評価方法には，GCS（Glasgow Coma Scale，**表1**）[1] とJCS（Japan Coma Scale）がある．GCSは，急性期頭部外傷に適用され，開眼・発語・運動機能の3因子を用い，それぞれ最大刺激による最良反応で評価する．合計点数（最高15）が7以下は重症例で一般に予後不良とされる．JCSは頭蓋内の重大な疾患にともなう意識障害にはよく適合し，実用性は高いとされている．JCSおよび軽症意識障害，注意障害の評価方法については，クモ膜下出血により意識障害を呈した事例（p.130）を参照されたい．

表1　GCS（Glasgow Coma Scale）[1]

開眼 （Eye Opening）	E4　自発的に開眼する E3　呼びかければ開眼する E2　痛みを加えれば開眼する E1　開眼しない
言葉による最良の応答 （Best Verbal Response）	V5　見当識あり V4　混乱している V3　不適当な言葉 V2　理解不能な発声 V1　発声なし
運動による最良の応答 （Best Motor Response）	M6　命令に応じた運動 M5　痛みを払いのける M4　逃避的な屈曲運動 M3　異常な屈曲運動 M2　異常な伸展運動 M1　運動なし

表2　多発脳梗塞症候群〜両側大脳半球の障害[1]

障害（症候）名	特徴
仮性球麻痺症候	①発声・構音障害，②嚥下障害，③感情失禁（強迫笑い・泣き），が主症状．軟口蓋・舌の動きが悪く，咽頭反射・軟口蓋反射の減弱・消失，下顎反射亢進，病的反射（吸綴反射・口とがらし反射）の出現．両側顔面神経麻痺が出現することもある．
認知症	アルツハイマー型認知症と比較して，①初期に心気的訴えが多い，②病識が保たれる，③健忘が主症状，④人格の崩れが軽い，⑤感情失禁を呈すること，が特徴である．
起立・歩行障害を主とする血管性パーキンソン症候群	固縮は，paratonic であったり，鉛管様であったり，痙性が混在する．振戦は動作時に多い．寝返り・起き上がりなどの床上動作で体幹の寡動，立位姿勢の不安定性（後方転倒）が顕著，歩行時の小歩症やすくみ足が目立つ．上肢の障害が軽度で，起立・歩行のみの障害例が多く，lower body parkinsonism といわれる．
両側錐体路徴候（両側片麻痺あるいは片麻痺）	チャドック反射が陽性のことが多い．体幹筋の麻痺，筋緊張異常が高率に認められる．寝返り，起き上がり，立ち上がり，立位バランスの障害で，リハビリテーションは予後不良となることが多い．
排尿・排便障害	排尿障害では，頻尿（特に夜間），切迫性尿失禁，排尿開始遅延，残尿．排便障害では，便秘，イレウスなど．
眼球運動障害	注視運動障害では，垂直注視で上方注視障害が多く，水平注視で固視ができず，無理に注視させると，その方向に顔を向けようとする．眼球運動は全方向に saccadic となり，スムースさを欠くことが多い．

（2）両側大脳半球の障害

両側性多発性の脳血管障害による症候を，多発脳梗塞症候群（multi-infarct syndrome；MIS）としており，その病変は多発脳梗塞が多いが，出血でも構わないとされている．その症状は，①仮性球麻痺症候，②認知症，③起立・歩行障害を主とする血管性パーキンソン症候群，④両側錐体路徴候（両側片麻痺あるいは片麻痺），⑤排尿・排便障害，⑥眼球運動障害，である（表2）[1]．

（3）失語症

言語には，話す・聴く・読む・書く，の機能があるが，失語症では，発話，理解，呼称，復唱の4側面の障害を把握することが重要である（表3）[2]．しかし，呼称は，どのタイプの失語症でも障害され得るので，発話の流暢性，聴覚的理解，復唱の3つの要素について，良好／不良に分ける．まず，主要な失語型である，全失語，ブローカ失語，ウェルニッケ失語，健忘失語に分類できるかを考えるとよい（図1）[2]．なお，失語症のタイプは，さまざまな側面の障害をパターン化した症候群であり，事例ごとに症状の質と程度はかなり異なる．

2）用いる評価

まず，耳元に音叉を近づけ，聞こえなくなったら知らせてもらうという簡便法で，聴力を確認する．感覚レベルを確認できたら，基盤である意識・注意について把握する（p.138〜139参照）．

言語機能については，まず，表4[3] に示した順序で，ベッドサイドでの簡易失語スクリーニングを実施するとよい．次に，言語機能全般を評価できる標準化された検査法には，話す・聴く・読む・書く，の4つのモダリティに計算を加えた

表3　失語症の主たる障害[2]

発話の障害	①発語失行（非流暢性の主因．努力性で試行錯誤を示す構音運動の探索と自己修正の試み，同じ発話を繰り返したときに構音が一定しないこと，発話の開始困難，プロソディー障害） ②換語困難（言いたい語が出てこない症状．指示代名詞が多くなり，迂遠な表現も多い） ③錯語（発話における，音または語の選択の誤り．音韻性錯語（タバコ→タビコ）と語性錯語（時計→メガネ）がある） ④文法構造（失文法…電報のような文体） ⑤内容（意味があるか，おかれた状況に適切か．意味を理解できない発語をジャルゴン（jargon）という） ⑥流暢性（普通の長さの文を，滑らかに滞りなく，抑揚が適切な状態）
聴覚的理解の障害	①語音の認知障害（1つ1つの音あるいは連続する音を正しく聞き取ることができない症状．復唱が正しくできる場合は，語音認知が成立していると考えられる） ②語の理解障害（一般的な語についての聞き取りは可能と考えられるが，意味はわからない状態） ③簡単な文の理解障害（「目を閉じてください」などの命令文では理解し実行できるが，「はい／いいえ」で答える質問文では理解し実行できない状態） ④継時的・文法的理解障害（「○○を指してから，××を指してください」という簡単な継時的命令で障害がみられることがある）
呼称障害	呈示された物品や絵の名称を言うことができない状態．発話の自発性・構音の障害，錯語など，表出面での問題は呼称障害の要因となる．構音の障害・音韻性錯語を考慮して，目標語に換語できているかの判定が必要．
復唱障害	聴覚的に呈示されたことを繰り返して言うことができない状態．発話の自発性・構音の障害，錯語など，表出面での問題に影響を受ける．復唱が非常に良好という場合は，発語失行がないことを前提としている．

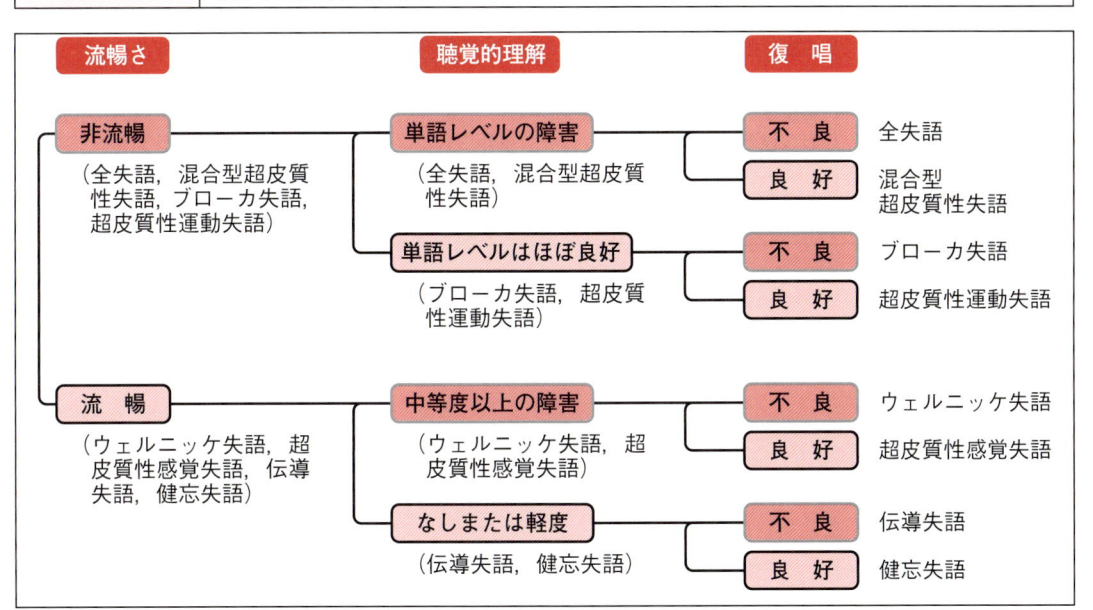

図1　失語症のタイプ分類[2]

流暢さ

- **非流暢**（全失語，混合型超皮質性失語，ブローカ失語，超皮質性運動失語）
  - **聴覚的理解**
    - 単語レベルの障害（全失語，混合型超皮質性失語）
      - 復唱　不良：全失語
      - 復唱　良好：混合型超皮質性失語
    - 単語レベルはほぼ良好（ブローカ失語，超皮質性運動失語）
      - 復唱　不良：ブローカ失語
      - 復唱　良好：超皮質性運動失語
- **流暢**（ウェルニッケ失語，超皮質性感覚失語，伝導失語，健忘失語）
  - **聴覚的理解**
    - 中等度以上の障害（ウェルニッケ失語，超皮質性感覚失語）
      - 復唱　不良：ウェルニッケ失語
      - 復唱　良好：超皮質性感覚失語
    - なしまたは軽度（伝導失語，健忘失語）
      - 復唱　不良：伝導失語
      - 復唱　良好：健忘失語

　26項目からなる標準失語症検査（Standard Language Test of Aphasia；SLTA）と，自発話の流暢性に主眼を置きタイプ分類が可能なWAB失語症検査（Western Aphasia Battery）がある．通常，これらは言語聴覚士により実施されるので，作業療法士はこれらの言語機能に関する情報を入手し，介入の手がかりとするだけではなく，検査の概略を理解しておく必要はある．可能ならば実用コミュニケーション能力検査（CADL）を実施するとよい．この検査は，実際の生活用品を用い，検

表4 ベッドサイドでの簡易失語スクリーニング[3]

①自然な話しかけ（患者をくつろがせ，できるだけ自然な状況の会話に，テストと思わせず，質問を盛り込む．理解能力と発語能力を大体推定する）
②7個の物品の呼称
③その物品を使っての系列指示
④そのうち2つを選んでの2物品間の操作命令（文法の理解）
⑤復唱（1音節から17音節の俳句まで）
⑥簡単な書き取り
⑦簡単な読解

表5 主な失語症検査

検査名	項目数	特徴
標準失語症検査	26	①プロフィール分析による重症度・タイプの判定，②各言語機能の成績の算出と継時的変化の把握，③リハビリテーションの指針が得られる．課題は，聴覚的理解，漢字読解，仮名読解，復唱，自発語，漢字音読，仮名音読，自発書字・書き取り，の各モダリティについて，音節（仮名一文字），単語，短文，文章の各レベルで構成されており，それぞれ6段階で評価する．
WAB失語症検査	31	検査得点から，ブローカ失語，ウェルニッケ失語，全失語などのタイプ分類ができ，失語指数，大脳皮質指数が算出され，全般的な重症度がわかる．自発話（内容，流暢性），話し言葉の理解（はい・いいえの反応，単語の聴覚的認知，継時的命令），復唱，呼称（物品呼称，語想起，文章完成，会話での応答），読み（文章理解，文字による命令，絵・物品・話し言葉と文字単語の対応，文字の弁別，漢字の構造の認知），書字（指示に従って書く書字表現，書き取り，写字），行為，構成（描画，積木問題，計算，レーブン色彩マトリックス検査）の項目からなる．
実用コミュニケーション能力検査	34 （短縮版は11）	重症度とコミュニケーションレベル（全面介助・大半介助・一部介助・実用的・自立の5段階）が判定される．また，使用されたコミュニケーション・ストラテジー（聞き返し・代償反応・自己修正・回避）から，コミュニケーション活動の特徴を知ることができ，失語症以外の，右半球損傷・認知症などのコミュニケーション障害にも適応されている．

査者とのやり取りを通じて，情報伝達の実用性を評価できる（**表5**）．

2．事例呈示

1）基本情報

対象者：50歳代半ば，男性．右手利き

診断名：脳出血（左被殻），右片麻痺，失語症（流暢型）の疑い

既往歴：高血圧，クモ膜下出血，V-Pシャント術施行後

現病歴：平成X年7月10日，仕事中にめまいがし，転倒．救急病院搬送．同年7月19日，血腫除去術施行され，翌日から理学療法・作業療法開始．意識レベルは，GCSでE4-V1-M5，発語はなく，うなずきはみられるが不正確．同年9月12日当院に入院し，翌日から作業療法開始．

社会歴：高校卒業後，家業の農業（メロン栽培）に従事してきた．

担当者の経験年数：1年3カ月

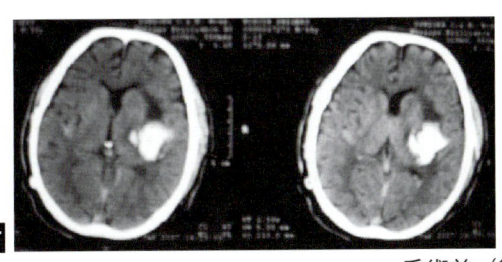

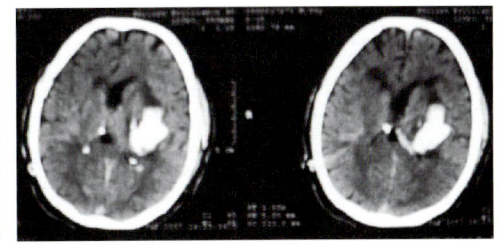

手術前（第5病日）

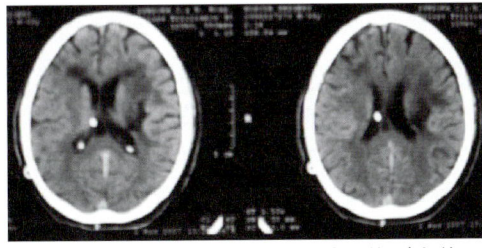

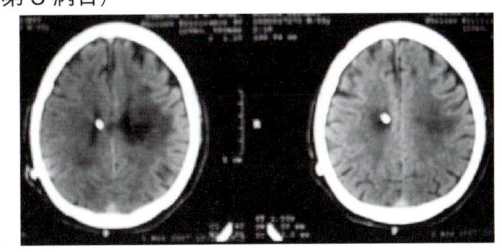

手術後（術後26日，第34病日）

図2　頭部CT

2）担当者の評価・解釈

(1) 収集し得た情報

妻，長男の3人暮らし．妻とメロン農家を経営．10年前にクモ膜下出血を発症しているが，今回の脳出血発症まで問題なく仕事はできていた．前医では夜間譫妄あり，睡眠薬が処方され，身体拘束も止むを得なかったとのこと．家族からの情報で，病前性格は頑固であった．妻，長男ともに，リハビリテーションには協力的で，身辺処理が可能となった状態で，家庭復帰させたいと意欲的である．

(2) 心身機能（表6）

意識レベルはJCSでⅡ-2～Ⅰ-3．覚醒レベルは一定せず，夜間覚醒していることが多く，訓練中はほとんど傾眠状態であった．表情は，ボーッとしていることが多く，顔面の筋が弛緩していた．コミュニケーションでは，発語失行がなく発語は流暢だが，発音は不明瞭で，錯語の出現頻度が高く，意識障害のためか指示理解が悪く，復唱が困難であった．仮性球麻痺症状はみられなかったが，流涎が目立ち，自分で拭うことはなかった．高次脳機能検査は協力得られず，実施できなかった．運動機能では，ROMは制限なし．筋緊張は麻痺側上下肢・体幹ともに低緊張で，随意性はなく，B.R.S.は上下肢・手指すべてⅠと推測した．四肢に炎症所見や浮腫はみられなかった．感覚は，ベッド上側臥位で麻痺側上下肢が下に位置しても痛みの訴えがないことから，表在・深部ともに鈍麻と推測された．非麻痺側の筋力はMMTで5レベルであった．

(3) 活動・参加

日中臥床傾向だが，看護師に促され，車いすに乗車し，ナースステーションで過ごしていることもあった．起居動作は非麻痺側で可能であるが，麻痺側の自己介助

表6 検査結果

JCS	Ⅱ-2〜Ⅰ-3
ROM	特に制限なし
感覚機能	表在・深部ともに鈍麻
Brunnstrom's Recovery Stage	上肢・手指・下肢ともにⅠ
ADL	FIM 20／126（全介助レベル）

の忘れがあるため監視が必要であった．端座位は骨盤後傾位で安定．車いす座位を取る際に，転落防止のため腰ベルトを装着するが，「右手を上げてください」と口頭で指示すると，左手で右手をもち上げられた．立位は麻痺側の支持性はなく，中等度の介助を要した．移動では，車いす駆動は可能だが，駆動時に，右側にぶつかることが多く，動作も粗雑であることが多かった．ブレーキ・フットレストの操作を忘れることも目立った．滑落・転倒防止のため，ベッドは4点柵，車いす乗車時はベルトを着用していた．食事は食べこぼしがあるが，介助の協力は得られた．更衣は，覚醒時に脱衣のみ自力で可能．その他のADLは全介助であった．

3）アドバイザーから担当者へのコメントとアドバイザー（と一緒に行った）の評価

(1) 情報の収集　＜p.145　2)-(1) に関して＞

クモ膜下出血の前後での注意・記憶・性格などの変化について家族から聴取する．もし，変化があれば，作業療法の目標は今回の左被殻出血前の状態であり，クモ膜下出血前の状態ではない．薬の影響による覚醒度の低下もあるので，服薬状況も確認する．

(2) 心身機能　＜p.145　2)-(2) に関して＞

左被殻出血だけではなく，クモ膜下出血の部位も画像で確認しておく．クモ膜下出血による右半球損傷を左脳で代償していたと推測されるが，今回の左被殻出血で両側半球の障害となり，一気に認知機能全般が低下し，意識の回復も遅延する可能性が考えられる．意識障害があり，巣症状による問題が表面化していない時期には，主に画像所見と日常生活場面の観察から障害を検討し，意識清明となった頃に，失語症を含めた精細な高次脳機能の評価を行う．この事例の場合，右前頭葉内側，眼窩上の欠損があり，記憶低下，病識低下が予測される．また，机上検査が困難でも，観察で評価することは十分可能で，ベルトを装着する際，自分で右手を上げられることから，身体感覚はそれほど悪くないことがわかる．担当者の顔や自室を覚えていれば日常生活での記憶も保たれていると推測できる．

(3) 活動・参加　＜p.145　2)-(3) に関して＞

視覚の代償で，麻痺側上肢に気づくことができる．覚醒レベルの低下によりリハ室では患者の潜在的な能力を評価できていない可能性がある．覚醒レベルが高いときの基本動作，ADL状況を担当看護師から情報収集し，潜在的な能力を評価する

必要がある．運動機能の障害はそれほど重度ではなく，意識障害のために残存している機能を発揮できていない可能性が考えられる．バランスの障害は，両側性の大脳半球の障害で出現することが多い．また，昼夜逆転の生活リズムを変えていくために，病棟スタッフと協力し，定期的に散歩などの活動を取り入れていく必要がある．動作の粗雑さや，うっかりミスなど，全体としてかなり身辺処理能力が低い印象があるが，1つ1つの具体的な活動に注意を持続させれば，協力動作が得られるため，基本動作訓練やADL訓練につながる可能性がある．

(4) 失語症状 ＜担当者が見落としていたこと　その1＞

「(2) 心身機能」でも述べたように，意識障害で状態が判断しづらい時期は，画像所見が有益である．手術後の画像所見からは，左の上側頭回から縁上回にかけてのWernicke領野は直接障害されておらず，意識障害と血腫による圧迫で聴覚的理解が低下したと推測される．看護師の口頭指示が十分に理解できていたのか，また，ジェスチャーなどを加えないと指示が理解できなかったかを確認するとよい．症状の回復の指標として，発する言葉にどの程度，錯語が出現しているのかをつかんでおくとよい．口頭言語だけではなく，書字言語の能力も把握しておく必要がある．総じて，意識障害が存在する時期では，失語症状の詳細な評価は困難で，むしろコミュニケーション障害が病棟生活にどの程度影響しているのかをつかんでおくことのほうが大切である．

(5) コミュニケーション意欲 ＜担当者が見落としていたこと　その2＞

生活場面でのコミュニケーション障害では，患者自身のコミュニケーション意欲が影響する．右前頭葉および両側半球損傷であるから，意欲の低下は十分に考えられ，この点を考慮した状態像の把握に努めるべきである．

(6) 興味や趣味の聴取 ＜担当者が見落としていたこと　その3＞

本人の興味・趣味については，情報が得られていない．本人に確認した上で，家族からも聴取し，それを話題にして覚醒を高めれば，さらなる評価につながると考えられる．

4）解釈と介入計画

(1) 利点と問題点の整理

利点は，覚醒時には，①注意を集中すれば手指を随意的に屈曲できること，②起居動作やADLの一部が自力で可能であること，③失語症はあるものの比較的状況理解がよく指示が入りやすいこと，である．問題点は，①日中の覚醒レベルが低く指示が入りにくい，②言語指示だけでは理解が得られにくい，③注意の持続が困難で，起居動作時に麻痺側の置き忘れがある，④重度の右片麻痺，⑤ADL全介助レベル，と考えた．

(2) 解釈

症状の中核は，薬の影響もあるが，日中の覚醒レベルが低く，活動性が低下し，言語理解が不十分で指示が入らず，注意も低下し，ADL が全介助であること，である．

(3) 介入計画

【長期目標】
① 日中の活動量が向上し，ADL が自発的に行える
② トイレでの排泄が見守りで可能となる
③ 入浴が軽介助で行える
④ コミュニケーション能力が向上し，集団のなか（社会生活）で自分の意思を伝えられる

【短期目標】
① 40 分間の作業療法場面で，覚醒レベルを維持できる
② 高次脳機能の紙筆検査を施行できる
③ 座位・立位バランスが向上する
④ 麻痺側上下肢に注意を向けられ，見守りで起居動作が可能となる
⑤ 成功体験をとおして，コミュニケーション意欲が向上し，自発語が増える

【プログラム】
① 起居動作練習（プラットホームでの寝返りから起き上がり，端座位までの一連の活動を用い，起居動作の自立を図る）
② 座位バランス練習（いす座位でビーチボールを用いた座位の安定性の向上を図る）
③ 両手動作の練習（サンディングを用いて，非麻痺側による自己介助運動）
④ 立位バランス練習（眼前の机を用い，机上の物品を左右に移動する活動で立位安定性の向上を図る）
⑤ 集団作業療法（週 1 回 40 分，5〜6 人で行う音楽活動）

5）その後の経過

服薬の中止に伴い，日中の傾眠が軽減し，指示が入りやすくなった．注意を集中させれば上下肢とも随意的な屈曲運動が可能だが，他患の様子が気になり，注意持続の困難さは継続した．高次脳機能検査として「かなひろいテスト」「星印抹消課題」「TMT – A」が実施できた．結果から患者の注意の低下は，覚醒が大きく関係していたと考えられた．11 月上旬より週 1 回の集団作業療法に参加し，集団のなかで賞賛され，笑顔や長文の自発語が増えてきた．聞き取れる言葉も多くなった．ブレーキやフットレストの操作忘れは徐々に減少し，身体拘束も不要となり，トランスファーが自立できた．また，病棟で早い時期からズボンの上げ下げの練習をした効果もあって，立位バランスも向上し，排泄も自立となった．

3．事例に学ぶ評価のエッセンス

1）状態像の捉え方と評価のポイント

(1) 画像診断の重要性

患者の評価は，観察からはじめるのが常套手段であるが，意識障害が重度で判断が難しい場合は，画像所見から推測し観察のポイントを絞ることが有益である．本事例のような場合は，両側半球障害による意識・注意障害と左被殻の大量出血による失語症状を想定し，意識障害と言語症状を中心に観察を進めるとよい．

(2) 損傷部位と周辺部位，臨床症状

画像所見の判断では，細胞の壊死による症状と，脳浮腫による一過性つまり回復可能性のある症状との違いを把握する．本事例では，出血部位の左被殻自体は重度損傷の可能性があるが，周辺部位である Wernicke 領野は脳浮腫による一過性の圧迫で直接障害されなかったと考えられる．

(3) 失語症状の大づかみな理解

作業療法士といえども，失語症状の基本的な理解は必須である．失語症のタイプを理解しておくと，医療関係者間である程度の共通のイメージがもて，介入の手がかりが得られる．さらに，主要な失語型である，全失語，ブローカ失語，ウェルニッケ失語，健忘失語の基本的な症状は，十分に理解しておく必要がある．

(4) 両側半球の症状

最初の発作では無症候であっても，2回目の発作をきっかけにこれまで出現していなかった症状が顕在化する可能性がある．特に，血管性認知症と診断名されやすい多発性脳梗塞では，安易に認知症と決めつけず，各病巣と症状との関連性を検討したい．本事例では，右前頭葉の症状が2回目の左被殻出血により顕在化したと考える．

(5) コミュニケーション意欲を見落とさないように

意識障害があっても，比較的覚醒のよいときに，人と話したいという態度をみせることがある．そのようなコミュニケーション意欲を示す場合は，作業療法士なら，言語的な反応に限局せず，身振り・手振り，場面設定などの非言語的な手段で，コミュニケーションが取れるように工夫を心がけてほしい．

2）評価にあたって心がけたいこと

急性期で言語障害に直面したら，まず難聴や意識・注意障害，知能低下を疑い，次に失語症を考えてほしい．覚醒・注意に問題がなく，筆談や書字も可能で話すことだけが困難であれば，構音障害が考えられる．本事例のように急性期で，意識障害と失語症状が重なり，症状の把握が困難な場合，どこから手をつけてよいのかわ

からない，といった印象をもつ人が多いと思う．こういうときこそ，画像所見による判断と予測が有効である．非言語的なコミュニケーションも十分に活用して評価・介入を進めるのが，作業療法士である．

参考文献

1) 福井圀彦，藤田 勉・他編：脳卒中最前線―急性期の診断からリハビリテーションまで― 第3版．医歯薬出版，2003．
2) 石合純夫：高次脳機能障害学．医歯薬出版，2003．
3) 山鳥 重：神経心理学入門．医学書院，1985．

Chapter 2-II Section 9 右半球損傷による高次脳機能障害
－「着衣」という日常活動への影響－

鈴木孝治
桑野美鳥
石崎侑里

● KEY WORD　着衣障害，右半球症状，半側無視

1. 障害の特徴と評価

1）障害の特徴

　右半球機能は，意識体験としては直接自覚されることがなく，意識の枠組みをつくり上げている機能とされている[1]．このため，脳損傷による右半球症状は，わかりにくく，みえにくいという障害の特徴があるが，日常活動にさまざまな影響を及ぼすことが知られている．

（1）右半球症状（表1）

　認知的側面として，時間・空間的な注意の維持の障害，形態認知障害，空間情報の認知・操作の障害，身体空間の認知の異常があり，運動的側面として，運動維持困難，本能性把握，過書，pacing障害などがある[1]．

（2）着衣障害（表2）

　着衣には，①自分の体の部位，位置関係を正しく理解する，②衣服の構造を正確に理解する，③身体と衣服の相応する位置関係を理解する，④着衣手順をイメージし，適切に遂行する，のプロセスが必要であるとされている[2]．着衣の障害をきたす原因としては，半側無視，失行，構成障害，着衣失行が考えられるが，半側無視の場合以外は誤反応が両側に出現する．なお，着衣失行はごく少数例であり，自己身体と衣服の空間関係の把握が困難なために着衣できないが，衣服の種類や着衣方法を理解している．

（3）半側無視

　「事例編Ⅱ-6　脳血管障害による高次脳機能障害—空間認知障害により日常生活に混乱をきたした事例—（pp122-123）」を参照されたい．ここでは，①病態に対する無関心，②外空間に対する無視（extra-personal neglect：食事動作などの身体外側への動作時に問題）と自己身体つまり内空間に対する無視（personal neglect：整容動作などの自分の身体に向かう動作時に問題）との相違[2]を押さえたい．

2）用いる評価

　まずは，画像所見を含めた医学的治療の経過概要および他部門からの情報を分析し，次に，覚醒レベルをはじめとした意識を把握し，姿勢の状況，目的的な活動，

表1 右半球症状[1]

注意機構に関する異常	①汎性注意障害（覚醒し，周囲との応答も一応保たれているが，注意が集中せず思考や行為の脈絡が失われる．首尾一貫性の消失，記憶錯誤，エラーの添加，周囲刺激への無関心，書字障害，自己の状態に対する洞察の障害，などの臨床的特徴がある） ②方向性注意障害（半側無視）
対象の視知覚能力の異常	知覚対象の範疇化過程の異常（個々の形態知覚は可能だが，角度を変えた呈示や照明確度の違いにより，同定できなくなる） ①画像認知障害（少し情報量を少なくした文字や図形の視覚認知障害） ②相貌失認（一過性）
空間情報についての認知および操作の異常	①構成障害（視空間認知障害，特に空間関係の把握障害） ②ランドマーク失認（街並失認：熟知した建物や風景をみて既知感がなく，誰の家かどこかがわからないが，異同弁別やマッチングは可能） ③道順障害（ナビゲーション障害：実際の行動異常で，目印となる固有の建物や風景は認知できるが，それに基づきどの方向に進んでよいかわからない症状） ④地誌的見当識障害（主に新しい環境に限定した地誌的障害で，ランドマーク認知とナビゲーション学習の双方が障害され，道順を覚えられず迷い，見取り図を描けない．熟知した環境では認知でき，迷わない）
自己身体についての認知の異常	①片麻痺無認知（Anosognosia：麻痺に気づかず，行動上も片麻痺がないかのように振る舞う．麻痺をはっきり否定するものから，無関心で尋ねると麻痺を認めるものまで程度はさまざまである） ②半側身体失認（Hemiasomatognosia：左身体空間の方向性注意障害：身体一側に対する認知異常で，時に喪失感などの訴えがある） ③半身パラフレニー（Somatoparaphrenia：片麻痺無認知に合併し，「麻痺手が自分のものではない，自分の赤ちゃん」とか麻痺手のほかにもう1本よく動く手があるなどの奇異な主張をする．片麻痺無認知が陰性症状とすれば，こちらは陽性症状）
感情に関する異常	感情が平坦化し，周囲の出来事に無関心，あうんの呼吸は失われ，淡々とし，対人的緊張も失われる プロソディの障害（Aprosodia：言語にみられる感情表現および感情知覚の障害）
運動に関する異常	①運動維持困難（Motor Impersistence, MI：命令に応じ，特定の運動を開始することはできるが，その運動を維持することができない状態） ②右向き徴候（Right Neck Rotation：左側からの声掛けなどの刺激により，右向き回転が強化） ③右同側性本能性把握（右手への刺激を契機として，手を刺激のほうへ向け，その刺激を把握しようとする一連の運動：たとえば，非麻痺側である右手で手摺り・自分の衣類など自己周囲のものをやたらと把握する行動） ④過書（Hypergraphia：目の前の紙や鉛筆などの筆記用具が誘因となって半自動的に書きはじめる症状で，まとまりを欠く内容で，文字の空間の配置は散漫で字形も崩れている状態） ⑤Pacing 障害（動作が性急でせっかち，不用心で短絡的，あぶなっかしい状態）

表2 着衣障害の誤反応[2]

	半側無視による着衣障害（軽度の無視）	構成障害による着衣障害（重度の無視）	失行による着衣障害	着衣失行
誤反応	一側	両側	両側	両側
左右の誤り	なし	あり	なし	あり
衣服と身体の左右位置関係の認知障害	なし	あり	なし	あり

視線の動き，声の大きさ，話のスピードなどについて観察を基に分析する．

高次脳機能障害では，右半球損傷の場合，**表1**を基に活動場面で右半球症状を確認する．注意の持続性，選択性，転導性，分配性などの異常を示す汎性注意障害と左右の空間的偏りを示す方向性注意障害（半側無視）を把握する．さらに，対象

表3 着衣障害の評価に用いられる主な評価法[2]

	衣服の左右部位の認知	衣服構造の認知	衣服と身体の左右位置関係の認知
衣服の状況	机上に畳んである	机上に畳んである	ハンガーにかけてある 正面・背面の2方向で呈示
要求される反応	指示された部位を左右誤りなく指す	上下左右を正しく合わせ正面を向け広げる	衣服と身体が相応する部位を左右正しく指す

の視知覚能力の異常，空間情報の認知・操作の異常（構成障害・ランドマーク失認・道順障害・地誌的見当識障害）を確認する．また，自己身体の認知に関し，麻痺側上肢について治療者側から確認する必要がある．意欲や感情の異常については，覚醒度を考慮しつつ把握するとよい．麻痺では説明できない運動に関する異常は右半球損傷では見落としやすいので必ず確認する．

着衣の評価を表3[2]に示す．①衣服の左右部位の認知では，ワイシャツを畳んでおき，右袖はどこですかなど検者の言語指示に従い，服の部位を指で示させる．②衣服構造の認知では，①で服の部位を指した後に，畳んだ状態に戻し，服の上下左右を正確に合わせて，服の正面を上に向けて広げさせる．③衣服と身体の左右位置関係の認知では，ハンガーにかけたワイシャツ（正面・背面の2方向で呈示）を前に，事例の右肩など検者が触れた部位について服のどの部分相応するかを指で示させる．また逆に，検者が触れた服の部分が事例の体のどの部位に相応するかを指で示させる．

2. 事例提示

1) 基本情報

対象者：70歳代，女性，右手利き
診断名：右中大脳動脈領域（広範な右前頭葉）の脳塞栓（図1）
障害名：左片麻痺
既往歴：心房細動，不整脈，高血圧
現病歴：平成X年8月下旬発症，同年9月下旬当院に入院
社会歴：会計士として働きながら，生け花や編み物を習い，旅行などを楽しんでいた
担当者の経験年数：8カ月

2) 担当者の評価・解釈

(1) 収集し得た情報

キーパーソンは長女で同居しており，娘夫婦はともに教師である（図2）．転帰先は，「立位保持可能であれば家に，無理なら施設も検討」と家族は希望．施設への方向で進んでいたため，詳細な家屋状況資料はいまだ入手してないが，集合住宅ではあるが購入物件のため改修はある程度可能とのこと．エレベータの利用が可能

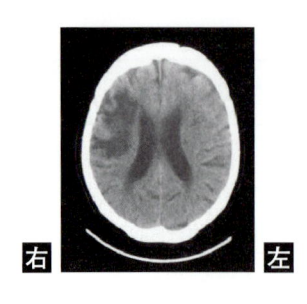

図1 初診時の頭部CT（発症後1カ月）

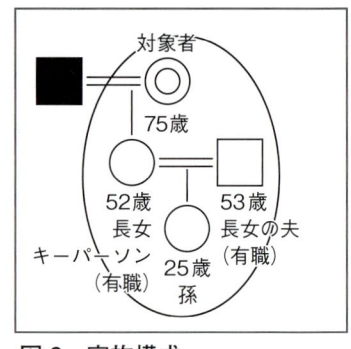

図2 家族構成

の6階に位置し，バリアフリーで段差はなく間口も広いが，玄関のみ幅が狭く車いすの利用が困難である．

娘は頻回に面会に来ており，作業療法士が頼んだ三角巾などは即日準備するなど，「（多弁という症状を理解した上で）話すこともリハビリ」と非常に積極的であった．

性格は，鏡をみて何度も髪を整えたり，他人も使う箸・スプーンは滅菌洗浄しても使いたくないなど，きれい好きであった．主訴は，店での買い物，両手での支払いをしたいであった．

(2) 心身機能（表4）

高次脳機能は，意識は清明．コミュニケーションは，軽度構音障害，注意機能の低下，左半側無視のため，他者が正面にいても右側に頭部を回旋させて話し，徐々に声量が小さくなり聞き取りが困難になっていく．多弁になるほど，注意の持続が低下するため，更衣練習中でも話しはじめると下着のみになっても着る動作を停止する．感情失禁があり，作業療法開始当初は1セッション中に1回は泣いていた．視覚的注意は，右側で転導性が亢進するため，動作中右側に注意が引きつけられる．

以下の検査結果は言語聴覚士からの情報である．HDS－Rは17点であるが，日常生活上，記憶力が低下した場面は少ない．線分抹消（図3）および線分二等分検査，立方体および花の模写，時計の自発画，コース立方体組合せ検査より，空間認知は左側で低下していた．汎性および方向性注意の低下が日常生活に影響を与えていると考えた．

運動機能は，筋緊張は上下肢，体幹とも亢進しており，麻痺側肩，肘，手，膝関節の痛みが強く，手指DIP，PIP関節は軽度の拘縮がみられた．疼痛により夜間不眠傾向であった．下肢の麻痺は中等度だが，上肢の随意性は低い．感覚は，表在覚が中等度鈍麻，深部覚は重度鈍麻であった．

(3) 活動・参加

静的座位は左に傾いた状態で保持でき，動的座位は一部介助で倒れる認識はなく，上肢が非麻痺側へリーチするとそのまま転倒しそうになる．

立ち上がりは体幹が前傾せず，ベッドへの移乗はPusher様症状にてベッドを押してしまい，車いす駆動では非麻痺側足底で床を前方に押してしまいバックしてしまうため，介助を要する．車いすのブレーキは促しなしではかけられず，左右とも

表4 検査結果

HDS－R	17/30 点
線分抹消	左3列0個，右3列全て抹消
線分二等分	中央から6.5～7.5cm右へ偏位
立方体模写	左右に2つ，分離させて描く
花の模写	花弁16枚，葉脈描き足す
時計（自発画）	右半分に12～6を描く
コース立方体組み合せ検査	IQ 40.63
ROM（麻痺側肩）	屈曲・外転100°，外旋30°で疼痛（＋）
感覚機能	表在：中等度鈍麻　深部：重度鈍麻
B.R.S	上肢Ⅱ，手指Ⅰ，下肢Ⅳ
FIM	58/126 点

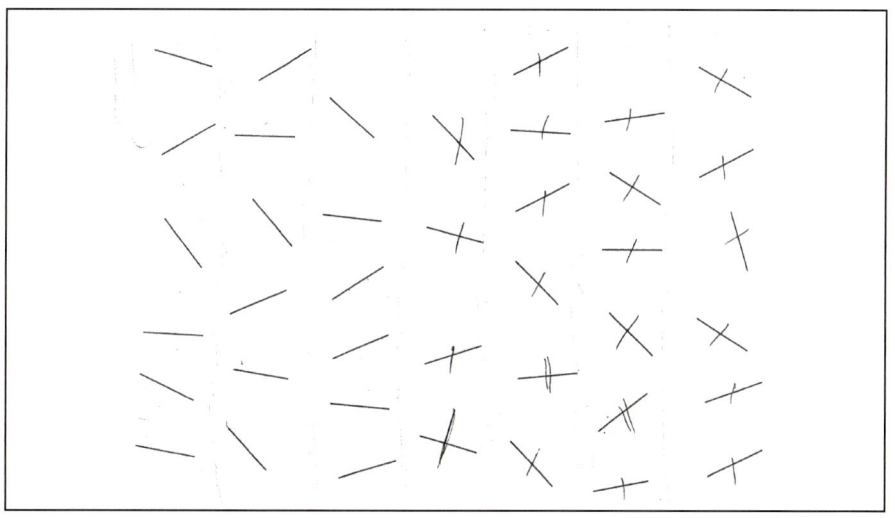

図3 線分末梢試験の結果

掛けられるときと右のみ掛けるとき，またブレーキをしてもすぐに解除してしまうときがあった．右ブレーキ，左ブレーキ，フットレストの順でキーワードとして唱えながら実施すると可能なこともあった．食事では器の左半分を食べ残し，整容場面では左側の髪をとかさず，更衣では服の左右の袖の間違い，腕を裾からでなく襟から通してしまうことがみられた．

同室の利用者やスタッフに気さくに声を掛け，積極的に交流を取っていた．

3）アドバイザーから担当者へのコメントとアドバイザー（と一緒に行った）の評価

(1) 情報の収集＜ p.153　2)-(1) に関して＞

キーパーソンや家族の協力度，家屋環境については，必要な情報は入手できている．

(2) 心身機能＜ p.154　2)-(2) に関して＞

運動・感覚機能は実際の場面で把握しているが，高次脳機能関連の検査は言語聴覚士だけでなく，作業療法士も分担して直接実施すべきである．

(3) 注意機能＜p.154　2）－(3) に関して，担当者が見落としていたこと　その 1 ＞

静的座位は左に傾いた状態で保持できれば，空間認知の歪みが推測される．

左半側空間無視への対策では，車いすのブレーキは右からでなく，キーワードを「左ブレーキ，右ブレーキ，フットレスト」の順にすると，左側を忘れずにすむ．また，事例自身「左側が見えない」と語っており，半ば自覚があることから左半側無視の治療は今後，効果が期待できると考えられる．

左半側無視の評価および練習として，コンピュータによる左右反転画像を用いた練習を 5 日間行っていき，効果をみてみるとよい．

(4) 着衣障害＜担当者が見落としていたこと　その 2 ＞

「2)－(3) 活動・参加」の項で多少触れていたが，着衣障害が疑われるため，さらなる評価と介入が必要である．自身の体の左右や服の上下・左右の認識があるのか疑問である．三次元での構成能力が関与し，かつ形が変化してしまう実際の服では難しいため，まずは服の構造を認識させ，事例自身の体の部位との対応を確認する必要がある．また，服を着る手順について口頭で説明をしてもらったところ，手順の理解はされていた．

4）解釈と介入計画

(1) 利点と問題点の整理

利点は，①左半側無視においては，「左側が見えない」ことを事例自身が半ば認識できていること，②左右反転画像を用いた練習を実施する上で，ビデオに映った左右の区別ができていること，③着衣練習に意欲があり，作業療法士の説明を理解できること，が挙げられた．

問題点は，①視空間認知に左右差があり，刺激に対する右空間の転導性の亢進と左空間の注意の低下，②注意の持続が困難で動作が止まりやすい，③多弁で 1 つのことに集中できず話し出してしまう，④食事の際には器の左半分の見落としがあり，対象物を中心とした左半側無視であること，⑤服の構成（上下，左右，表裏）を見誤ること，⑥服の形を理解しても服を置いたときの形状の変化で混乱が生じやすいこと，の 6 つが挙げられた．

(2) 解釈

症状としては，食事，更衣，整容，トイレ，移動などほぼすべての活動において左側の認識が低下し，左空間内にあるものの見落としがある．また，食事での器の左側の見落とし，整容場面での左側の髪のとかし忘れなど，身体の左側および対象物を中心とした左半側の無視が考えられた．さらに更衣では，左右の袖の取り違えや，腕を襟から通してしまうことがみられ，服と身体の位置関係の不十分な認識による着衣困難が考えられた．これは重度の半側無視患者にみられる，構成障害による着衣障害と判断した．

(3) 介入計画

【長期目標】
① 食事，更衣，整容，トイレ，移動などでの左半側空間の見落としをなくすことができる
② 更衣動作の手順を認識し，服の構成を理解し修正されずに着ることができる

【短期目標】
① 食事では食べ残しを減らし，整容では髪を左側までとかせ，覚醒時には正面から左側を自発的にみることができる
② 服の構成を認識し，身体部位と服の位置関係を把握できる
③ 更衣の際，服と身体の位置関係を認識できる

【プログラム】
① 左右反転画像を用いて，事例の左空間および物体の左部分への視覚的な認識を促す
② 服の位置関係の確認，服と身体の対応部位の確認
③ 更衣動作の手順の確認と反復練習（服と身体の対応部位を確認後，服を事例の身体腹側に当てさせ，そのまま背部を上向きに机上に広げて手順を説明させた後，着てもらう）

5）その後の経過

　左右反転画像を用いた練習では効果判定として実施した星印抹消課題の見落とし数が，5回の介入で4回，介入後のほうが増加した．しかし，介入前に比べ介入後のほうが真剣に見落とし確認をしている様子があり，生活場面においても，器の左側の見落としや，髪の左半分のとかし忘れの減少がみられ，正面から左側を向くようになってきた．また，「左側が見られるようになってきた」という自身の発言が確認できた．

　更衣では，服の構成を認識でき，時間はかかるものの促しなしで手順通り着衣が可能となった．

3．事例に学ぶ評価のエッセンス

1）状態像の捉え方と評価のポイント

(1) 右半球症状

　本事例は右手利きの右半球損傷ゆえ，右半球症状は確実に押さえる必要がある．脳損傷の急性期には，意識障害（覚醒レベル），さらには全般的な注意（汎性注意）障害を確認すべきである．これは右半球損傷でなくとも，確認する必要がある．本事例では，覚醒レベルはほぼ問題なかったため，すぐに注意持続性の低下が顕著となった．しかし，注意機能は持続性だけでなく，選択性・転導性も活動時には問題となる．右半球症状としての多弁や感情コントロール不全があると注意の選択性や転導性の問題を増幅させる．運動コントロールの問題として，右向き徴候や

pacing 障害なども併発することがあるので注意されたい．空間および物体，さらには重度になると自己身体の認知異常につながる半側無視については次項に譲る．

(2) 半側無視

　半側無視については，p.122 でも説明したが，視野の障害とは異なり，空間性注意の右方向への病的な偏りという方向性注意障害が現在の考え方の主流である．対象者が病態に対して無関心であることが特徴である[3]．介入のポイントは，左からの聴覚刺激に対して左側に首を回旋せず，むしろ右側へ過剰に反応し，右回りで左側の刺激を探索するような重症例では，作業療法士の視線の誘導と声掛けにより，正中線を目標に刺激を探索させるべきである．逆にちょっとした刺激ですぐに左側に反応するか，時々自ら左を向くような軽症例では，左側からの聴覚刺激で対応できる．いずれの場合でも，最終的な目標は事例自身が，左側の刺激に反応しにくいことをしっかりと自覚することである．

(3) 着衣障害

　「服を着られない」という訴えを聞くと，すぐに着衣失行を想像する人が多いようだが，実際に着衣失行はごくまれで，ほとんどの場合，重度の半側空間無視などの認知面の障害や構成障害が原因となっていることが多い．また，着衣失行自体にも体と衣服の空間関係の把握の困難さを有しており，観念失行のような失行と同列に考えるのは難しく，認知面の異常を無視できない．したがって，服を着られない事例と出会ったら，体の部位・位置関係の理解，服の構造の理解，体と服の位置関係，着衣手順，のプロセスを着実に確認し，どこで問題が生じているのかを把握することが大切である．

2) 評価にあたって心がけたいこと

　高次脳機能障害の検査は，言語聴覚士にすべて任せるのではなく，できれば知能検査，失語や嚥下障害以外の検査は，互いに相談しあって，できるだけ作業療法士が直接検査することを勧める．本事例のような着衣の障害では，視覚的認知や空間関係・構成能力や行為の側面など，どの心身機能が影響しているのかを検討しなくてはならない．このためには，作業療法士が自ら検査を実施し，実際の活動場面との乖離を直接確認することが求められる．

参考文献

1) 山鳥 重，早川裕子・他編：高次脳機能障害マエストロシリーズ1　基礎知識のエッセンス．医歯薬出版，2007．
2) 鈴木孝治，早川裕子・他編：高次脳機能障害マエストロシリーズ3　リハビリテーション評価．医歯薬出版，2006．
3) 石合純夫：高次脳機能障害学．医歯薬出版，2003．

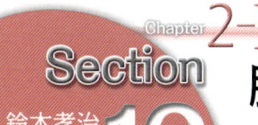

Section 10 脳梗塞による失行症の疑い
Chapter 2-II
－感覚障害も併発しセルフケアが困難であった事例－

鈴木孝治
桑野美鳥
中村美圭

● KEY WORD　　失行症，感覚障害，失語症

1．障害の特徴と評価

1）障害の特徴

「さようならと手を振る」などの象徴的行為がぎこちなかったり，パントマイムが不自然であったり，目的に応じた道具の使用ができないと，日常活動で障害が生じる．このような状況では失行症を疑いがちとなるが，意識・注意障害や随意運動障害，感覚障害もその原因として考えられるので注意が必要である．

（1）失行症

失行とは，学習された意図的行為を遂行する能力の障害で，中枢神経系の損傷によって生じる．失語症と合併しておこることが多く，左右の上肢と口部・顔面に症状がみられる．失行症の病巣は，右手利きの左半球損傷，特に左中大脳動脈領域とされている．失行症と呼ぶためには，表1[1)]に挙げた障害が直接の原因となってはならない．また，失行症には，①学習されたすべての動作が障害されることはない，②同じ動作でもできるときとできないときがある，③口頭命令よりも模倣のほうが容易，④物品を使う身振りよりも実際の使用のほうが容易，⑤検査場面よりも日常生活場面のほうが容易，という一般的な特徴があることも忘れてはならない．なお，失行症は，観念運動失行，観念失行，肢節運動失行，拮抗失行などに分類される（表2）[1)]．

表1　失行症と判断できない行為障害 [1)]

①動作を行う筋群の麻痺，失調，不随意運動などの運動障害
②失語による理解障害
③視覚失認や触覚失認による対象の認知障害，重度の半側無視やバリント症候群のような視空間性障害
④認知症，全般性注意障害
⑤動作を正しく遂行するために必要な感覚あるいは視覚によるフィードバックの障害

表2 失行症の分類と症状[1]

分類名	定義	症状
観念運動失行	象徴的行為や道具使用の身振りの誤り	さようならや軍隊の敬礼などの身振りがうまくできない，道具使用の真似で，自分の手指を道具に置き換える（BPO）
観念失行	道具や物品を使用する際の誤り	道具の選択，使用法，把持，操作対象の選択，系列動作の順序の誤り，省略
肢節運動失行	熟練しているはずの運動行為の拙劣化	ポケットに手を入れる，本のページをめくる，ボタンをかける，手袋をはめる，などの行為が不器用で，ぎこちない
拮抗失行	右手の意図的な動作の際，左手が反対目的や無関係な動作を行う現象	右手でドアを開けようとすると左手が閉めようとする，右手でコインを取ろうとすると，左手が邪魔をする

表3 失行症のスクリーニングテスト[1]

①さようならと手を振ってください
②おいでおいでをしてください
③兵隊さんの敬礼をしてください
④「しー」といって静かにさせる身振りをしてください
⑤歯ブラシをもったつもりで歯を磨く真似をしてください
⑥櫛をもったつもりで髪の毛をとかす真似をしてください
⑦ドアに鍵をかける真似をしてください
⑧金槌をもったつもりで釘を打つ真似をしてください

(2) 失語症を考慮した失行症のスクリーニングテスト

失語症による指示理解の障害では，首を傾けたり，反応の遅延などがある．真似をすること自体の指示をやっと理解できる程度でも，状況理解が良好な場合は，動作の模倣の可否で状態像が把握できる．模倣が可能であれば，介入に利用できるというメリットがあり，評価の大きなポイントとなる．失行症のスクリーニングテストでは，まず口頭命令で実施し，うまくできないときに検者の行為をみせて模倣させるという検査の順序が重要である（**表3**）[1]．

2）用いる評価（表4）

最初に，覚醒レベルと全般性注意障害，知的レベルの程度，および失語について確認する．次に，失語がないかごく軽度であれば，感覚検査を実施する．失語が中等度から重度の場合は，精査が困難であるため，活動時の特性を観察し，感覚障害の程度を推測する．

行為の検査では，指示様式に注意し，口頭命令→模倣の順で行為の質的側面を確認する．模倣が困難な場合は，日常活動の自然状況下を観察し，検査場面とのギャップを検討する．自然状況下では容易にできるが，検査場面で困難な場合は，失行に起因する行為障害の可能性が高い．さらに**表1**に示した失行症以外の行為障害との鑑別もしておかねばならない．

失行症では，日常生活で最も問題となりやすい道具（客体）使用障害の確認が必要であり，検査では上述した指示様式に加え，客体の有無という視点をADL評

表4　失行症の評価に用いられる主な評価法

評価法	目的と特徴
ADL評価	実際のセルフケア，家事動作，交通機関の利用などの場面で，道具の選択，使い方，位置，順序などについて，誤りの質的な観察評価を実施し，その特徴を記述する．
WAB失語症検査	言語以外の行為・認知に関する項目が含まれている．失行に関する項目は，行為（上肢客体のない動作，顔面動作，道具使用，複雑な動作）および構成（描画）．合計得点により重症度が評価でき，失語はタイプ分けが可能．
標準高次動作性検査	失行症を総合的に分析的な評価ができる．顔面動作，物品を使う顔面動作，上肢慣習的動作，上肢手指構成模倣，上肢（両手）客体のない動作，上肢（片手）連続的動作，上肢・着衣動作，上肢・物品を使う動作（客体あり・なし），系列的動作，下肢・物品を使う動作，上肢・描画（自発），上肢・描画（模倣），積み木構成の，13の大項目からなる．行為の誤りを，保続，錯行為，拙劣，修正行為，開始の遅延など，質的に分析が可能．

価のなかに取り入れる．WAB失語症検査では，失語症のタイプ分けと重症度，行為および構成が評価できる．標準高次動作性検査には，行為の誤りを，正常反応，錯行為，無定形反応，保続，無反応，拙劣，修正行為，開始の遅延，その他，に質的に分類できるという特徴がある．どちらの検査も，指示条件は，口頭命令→模倣，客体の条件は，客体なし→実物の使用，という順序で実施する．さらに，動作性障害の質的な検討では，強制把握，使用行動，模倣行動などの前頭葉性の動作障害との鑑別が重要である．ポイントは，失行症が自然状況下での自動的な動作はできるのに意図した動作が困難という自動性－随意性の乖離を示すのに対し，前頭葉性の障害は自動性が亢進した状態ということである[2]．

2．事例提示

1）基本情報

対象者：70歳代半ば，男性

診断名：脳塞栓（左中大脳動脈領域梗塞），出血性脳梗塞，右片麻痺（軽度），失語症

既往歴：心房細動，肥大型心筋症，高血圧

現病歴：平成X年7月下旬，旅行中に突然の右片麻痺，言語障害にて発症．A病院に緊急搬送され，入院となる．頭部MRIにて脳塞栓と診断され保存的に加療される．同年8月上旬に少し発語悪くなりMRIにて右頭頂葉に出血性梗塞を認める（図1）．同年8月下旬にB病院に入院し作業療法開始となる．

社会歴：中学卒業後，トラック運転手など運転手として働いてきた．妻とは7年前に死別．

経済状態：年金受給で，現状はなんとか生計をまかなっている．

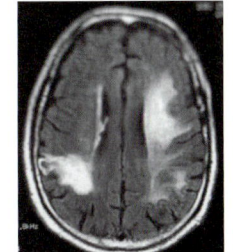

図1　初期の頭部MRI（発症後1週）

転帰先：施設（グループホーム）の予定
担当者の経験年数：8カ月

2）担当者の評価・解釈

(1) 収集し得た情報

キーパーソンは長男であるが，長男夫婦は共働きのため日中独居での生活が必要とされた（図2）．出血性脳梗塞後の急性期という要因に両側半球損傷も加わり，病識がなく当初から作業療法の拒否や離棟がみられた．

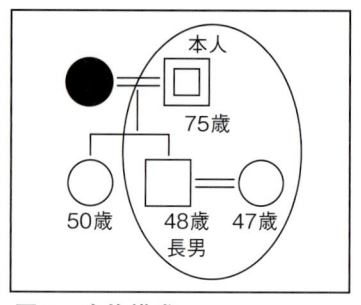

図2 家族構成

(2) 心身機能（表5）

作業療法中に傾眠状態となることがあり，覚醒レベルはJCSでⅡ−1から1桁レベルへの変動があった．周りの人をキョロキョロと見ることが多く，注意の転導性の亢進が考えられた．ほかの高次脳機能障害としては，失語症があり，標準失語症検査では，聴く・話す・読む・書く・計算のすべての正答率が0％であったが，簡単な日常会話は理解可能であった．喚語困難によるいら立ちもみられ，発話は唐突ではあるが場面に即した発語がみられることもあった．病棟生活での観察から観念失行・観念運動失行がみられたが，標準高次動作性検査の実施は失語症の影響もあり拒否された．運動機能では，ROM・筋緊張もほぼ正常範囲で，随意運動も十分に分離していた．移動は歩行にて可能であった．感覚は，失語症のため精査困難であったが，軽度から中等度の鈍麻が想定された．

(3) 活動・参加

食事は，右手でスプーンを把持しヨーグルトをすくえるが，口元まで運ぶことが難しく，顔を器に近づけ，直接口をつけて啜るように摂取していた．ほかの料理では左手の手づかみでの摂取が多く，汚れた手をおしぼりで拭いていた．整容は，口頭指示にて準備は可能で，鏡を見て外見を気にすることがあった．歯磨きでは，歯磨き粉を口に入れようとすることがみられ介助が必要で，ブラッシングの際，鏡は見ずに，下を向いて行うことが多かった．下顎の歯は磨けるが，上顎の歯は誘導しても磨くことが難しかった．ひげ剃りでは，スイッチを入れずに動かすことが多く，

表5 検査結果

検査	得点
筋緊張	右肩甲帯周囲のみ軽度亢進
ROM	特に制限なし．右手指屈曲時に疼痛出現
感覚	表在・深部ともに軽度〜中等度鈍麻と想定される（精査困難）．タオル畳み，作業療法士の手を握っているなどは可能
B.R.S	上肢・手指・下肢ともにⅥ
FIM	86/126点

電源を入れてもシェーバーを顔面に沿ってあてられないため剃り残すことが多かった．入浴は，シャンプー・ソープボトルの操作は全介助で，排泄は誘導するも拒否が多く，失敗していることが多かった．病棟内では，スタッフからの指示待ちが多く，他患との交流もまったくなく，レクリエーションに誘導してもほとんど参加しなかった．

3) アドバイザーから担当者へのコメントとアドバイザー（と一緒に行った）の評価

(1) 情報の収集＜p.162 2)-(1) に関して＞

キーパーソン，家族構成に関しては把握しているが，本人の病前の性格と生活習慣に関する情報がいまだ不十分である．

(2) 心身機能＜p.162 2)-(2)(3) に関して＞　感覚障害と失行症

ごく軽度の感覚障害が正しい動作の遂行に直接に影響していなければ，失行と考えることも可能である．しかし，感覚鈍麻の場合は，単純に失行症とは考えられない．実際の物品の把持など，活動時の観察や，上肢の位置覚の検査などではあまり左右差はなかったとのことだが，視覚遮断の状態での簡単な確認は必要である．実施した結果，感覚は深部・表在とも中等度〜重度鈍麻と考えられた．感覚鈍麻の状態であるが，模倣の程度の確認も重要である．確認してみると，歯磨きやシェーバーなどの道具使用の際，模倣も不十分であったため失行症も併存している状態と考えられた．

(3) 失行症によるセルフケアの困難さ＜担当者が判断しかねたことp.162 2)-(3) に関して＞　視覚の代償

鏡の利用について検討してみる．左右のオリエンテーションの混乱が生じるため，下を向いて歯磨きをしていると思ったが，ひげ剃りでは鏡を利用したため，視覚的フィードバックを利用することもあると考えられた．しかし，注意の転導性亢進が妨げとなり，鏡による視覚の代償も十分ではなく安定したひげ剃りができない場合が多かった．このためビデオ撮影による視覚的フィードバックの利用を試みた．

(4) 食事動作の拙劣さ＜担当者が見落としていたこと＞

食事動作時に，右手で把持したスプーンを口元まで運ぶことが困難な理由を検討する．撮影協力が得られたので食事場面をビデオ撮影し担当者と録画を確認すると，スプーンを口元へ運ぶたびに驚き・感激の反応がみられた．視覚的なフィードバックを行うことで異常行動発現の契機に気づくことができるのではないかと考えた．また，録画の確認後には，若干だが口元まで運ぶ動作に改善がみられたため，繰り返しの練習が開始された．

4）解釈と介入計画

（1）利点と問題点の整理

利点は，①ビデオを利用した視覚的フィードバックの可能性，②反復練習による正確な動作の向上，が挙げられた．問題点は，①模倣やジェスチャーはあまり有効でなく，状況理解への依存度が大きいこと，②病識欠如もあり苦手なことに対する拒否のため，自発行動の誘導が困難なこと，であった．

（2）解釈

本事例の障害に対処するためには，覚醒レベルと注意機能の変動を考慮し，環境に配慮した動作を促すことを前提とする．動作を促す際には，①ビデオを利用した視覚的フィードバックを加えながら，状況理解を促進させる，②提供する作業によっては拒否がみられるため，病識欠如と感覚障害を考慮しつつ自発的な両手動作の促しを図る，という方針で，以下のプログラムを考えた．

（3）介入計画

【長期目標】
　退院後，グループホームでの安定した生活の獲得

【短期目標】
　①食事時，スプーンやフォークを使用して摂取できる
　②整容（歯磨き・ひげ剃り）活動の自立
　③自ら収納棚を整理することができる

【プログラム】
　①食事・歯磨き・ひげ剃り場面でのビデオ撮影および録画確認
　②スプーン・フォークの使用で，おやつを摂取する課題を録画の確認で修正する
　③整容（歯磨き・ひげ剃り）活動を録画の確認で修正する
　④両手を用いて洗濯物の取り込み，タオル畳み，の課題を，生活場面で口頭指示での反復練習から自発的な活動へとすすめる
　⑤自発性を促すため，散歩や読書（写真集）の導入

5）その後の経過

ビデオ撮影に興味をもったのか，食事場面で待つしぐさがみられ，録画確認では満足している様子であった．グループホームへの入所が決まり，理学療法・作業療法・言語聴覚療法が終了となる．後日，グループホームから連絡を受けたが，食事はスプーンの使用がみられるものの，使いにくくなると左手の手づかみで行っており，整容動作では開始時の介助のみ必要とのことであった．入所当初から特に拒否はみられず，最近では職員の手伝いも行っている様子．しかし，病識は依然欠如しており病院への通院拒否がみられるとのことであった．

3．事例に学ぶ評価のエッセンス

1）状態像の捉え方と評価のポイント

(1) 左右大脳半球の損傷と本事例の臨床症状

　本事例は短期間で2度の発作が生じ，両側性障害となり，覚醒レベルの回復が多少遅延したと考えられる．感覚障害を認めるものの，失行症状も認められ，失語も残存している状態は，左半球の病巣からも理解できる症状である．しかし，右半球の頭頂葉病変から考えられる空間認知障害や，両側性障害で出現しやすい知的レベルの低下（認知症）は，日常活動の観察からは確認されていない．左右大脳半球の障害では，覚醒を基本に，注意・知的レベル（認知症）・立位バランスなどの確認を行ってほしい（p.142 参照）．

(2) 感覚障害の影響

　体性感覚のフィードバックが行為に及ぼす影響は，軽視されがちであるが，体性感覚野のみの限局病変で随意運動がまったく障害されず，感覚障害だけが残存した事例を考えてほしい．このような事例では，食塊をスプーンで口に運ぶ途中，ちょっと目をそらすとこぼしてしまう．道具がうまく使えないのは失行症だけではないのである．

(3) 視覚フィードバックの重要性

　動作の模倣障害は新たな動作の学習を遅らせる原因となる．模倣は，通常，視覚を用いて動作を認知し真似をするが，運動覚が残存していればこれも積極的に用いるとよい．しかし，本事例では，運動覚が利用できなかったため，視覚の活用を図り，ビデオを用いた視覚フィードバックにより，まず動作の異常な発現に気づき，これを修正することを優先した．左右の混乱の回避や再現性という観点から，鏡よりはビデオのほうが利用価値は高いと考えられる．

(4) 失行症と捉えるためには

　失行症の定義は，前述の通り，失認などの認知障害，運動麻痺，失語による理解障害，全般的な注意障害，感覚障害が存在しないことが前提である．しかし，実際の事例では，これらの障害も併存しているため，失行症の疑いとして解釈される．

(5) 病前の生活習慣と性格

　複数物品の操作に問題を感じ，お茶入れテストを実施し系列的操作に問題をみつけ，観念失行であると判断しても，病前にお茶を入れた経験がまったくない人であれば，この評価は不正確である．やはり病前の生活習慣を考慮する必要がある．さらに，自らの意思に従って行為することが困難な事例では，意欲も低下しやすいため，病前性格も確認しておく必要がある．

2）評価にあたって心がけたいこと

　失行症は，作業療法で対応することが多い．しかし，道具がうまく使えないからという理由だけで，すぐに失行症と判断することは，生活障害に対して介入する専門職としては，まだ考察が不十分である．まず，事例がしなければならない活動，したい活動を詳細に観察することである．そして，行為のしにくさの分析では，情報処理の流れを基に，意識・注意障害，感覚障害，視覚失認などの認知機能の障害，失語，さらには運動麻痺などが存在しないかを確認し，利用できる残存機能を発見することが，われわれに与えられている職務である．これを実施すれば，自ずから適切な作業療法の介入プログラムは考えられるのである．

参考文献
1）石合純夫：高次脳機能障害学．医歯薬出版，2003．
2）鹿島晴雄，種村 純編：よくわかる失語症と高次脳機能障害．永井書店，2003．

Section 11 Chapter 2-II ターミナルケア

目良幸子

● KEY WORD　　緩和ケア，トータルペイン，コミュニケーション

1. 障害の特徴と評価

1）障害の特徴

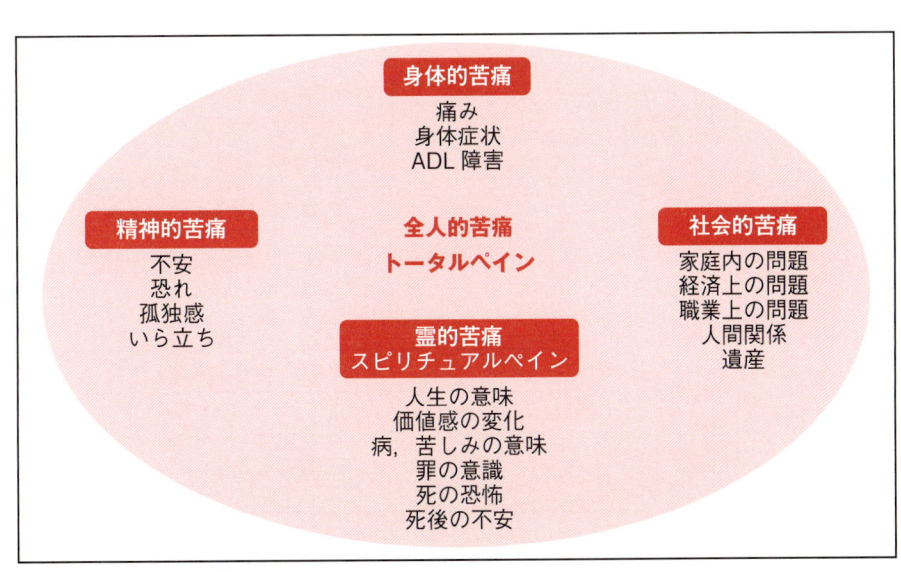

（1）トータルペイン（全人的苦痛）

　終末期になり病状が悪化すると，疼痛の増悪のみでなく全身倦怠感，食欲不振などのさまざまな身体症状がおこってくる．そのためセルフケアも自分でできることが少なくなり，介助の度合いが増す．身体症状のみでなく不安や抑うつなどの精神症状や，家族に対しての心配や気兼ね，経済的なことへの不安などの社会的苦痛，また死を間近に感じ，死んだらどうなるのかといった不安や自らの人生の意味や価値について悩むスピリチュアルペイン（霊的苦痛）も患者・対象者を苦しめる．

　このようなさまざまな痛みはそれぞれが関連して存在し，人が生きて生活していくということに関する痛みや苦しみであり，トータルペイン（全人的苦痛）と呼ばれる（図1）．ターミナルケアの役割は患者・対象者のトータルペインを軽減し，QOLを維持，向上させることにあり，その人の生き方全体を理解して働きかける

図1　トータルペイン

ことが必要である．

(2) 苦痛の緩和とQOLの維持

終末期におこるさまざまな症状のなかでも特に痛みに対しては優先的にその緩和を図ることが必要である．身体的な苦痛，精神的な苦痛に対する主な治療方法は薬物治療である．内科，外科などの主治医のほか，緩和ケアチーム担当の医師，サイコオンコロジスト（精神腫瘍医）などや看護師，サイコオンコロジーナース（がん疼痛専門看護師）などがその治療にあたる．作業療法士は薬物治療などの疼痛緩和がどのような状況にあるかを理解し，そのときに応じたADL動作の指導や心理的支持を行っていく．そのため疼痛治療の基本的知識が必要となる（図2）．

2) 用いる評価

患者・対象者に負担をかけない効率的な情報収集と検査を実施することが必要である．そのためにまずカルテから各担当部門の記録を確認する．主治医の治療経過と方針について，緩和ケアチームの治療経過と方針について，看護記録と看護方針について，ほかに理学療法，薬剤指導，栄養指導，ソーシャルワーカーによる面接，臨床心理士による面接などの記録があれば参考にする．記録による情報収集で不十分な点に関しては直接担当スタッフからインタビューすることが必要である．

患者・対象者個人の性格や考え方，生活歴や家族の状況は特にトータルペインを理解する上で重要である．情報収集で不十分な点は直接患者本人から聴取するか，家族へのインタビューを行う．

身体機能に関してはADL動作を観察することでおおよその機能を把握する．その後ポイントとなる機能を確認するために最低限必要な関節可動域や筋力，感覚などを検査する．

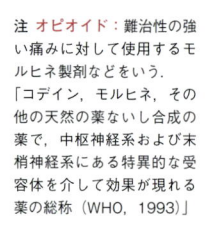

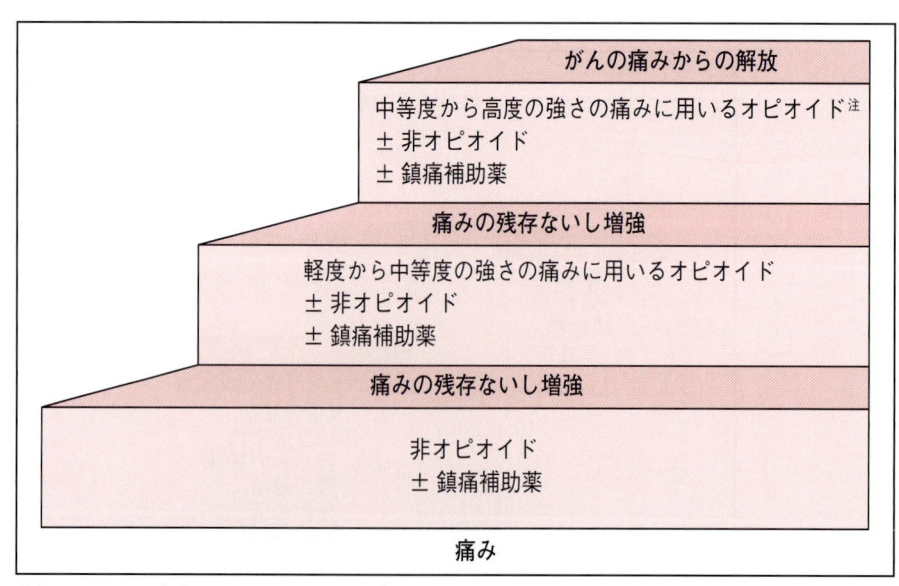

注 **オピオイド**：難治性の強い痛みに対して使用するモルヒネ製剤などをいう．「コデイン，モルヒネ，その他の天然の薬ないし合成の薬で，中枢神経系および末梢神経系にある特異的な受容体を介して効果が現れる薬の総称（WHO, 1993）」

図2 WHO疼痛コントロールラダー

- がんの痛みからの解放
- 中等度から高度の強さの痛みに用いるオピオイド注
  ± 非オピオイド
  ± 鎮痛補助薬
- 痛みの残存ないし増強
- 軽度から中等度の強さの痛みに用いるオピオイド
  ± 非オピオイド
  ± 鎮痛補助薬
- 痛みの残存ないし増強
- 非オピオイド
  ± 鎮痛補助薬
- 痛み

表1 Performance status（PS）

Grade	症状と活動状況
zero	無症状で社会活動ができ，制限を受けることなく，発症前と同等にふるまえる．
1	軽度の症状があり，肉体労働の制限は受けるが，歩行，軽労働や作業はできる．例えば，軽い家事，事務．
2	歩行や身のまわりのことはできるが，ときに少し介助がいることもある．軽労働はできないが，日中の50％以上は起居している．
3	身のまわりのある程度のことはできるが，しばしば介助がいり，日中の50％以上は就床している．
4	身のまわりのこともできず，つねに介助がいり，終日臥床を必要としている．

表2 痛みの測定

疼痛ビジュアル・アナログ・スケール（VAS）

10cmの長さの線の左端が「痛みがない」，右端が「最大の痛み」

ペインスケール
0：痛みがまったくなく，とても幸せである
1：わずかに痛みがある
2：軽度の痛みがあり，少しつらい
3：中等度の痛みがあり，つらい
4：かなりの痛みがあり，とてもつらい
5：耐えられないほどの強い痛みがある

　精神機能に関してもできるだけ情報収集のなかから把握し，最低限必要な検査のみ実施する．ADL動作は看護からの情報と実際の動作の観察を行うが，場合によっては家族からの情報収集が役立つ．がん医療でよく用いられる活動性評価としてPerformance status（以下，PS）がある（表1）．

　痛みに関しては日により，または時間により変化するためその都度痛みの度合いを直接確認することが必要である．一般的にはペインスケール（表2）を利用する．さらに1日24時間の変化を知ることでどのような因子が影響しているのかがわかれば，ADL動作の実施のタイミングや訓練実施時間の設定の参考になる．

2．事例提示

1）基本情報

対象者：40歳代半ば，女性
診断名：肺がん，骨転移
既往歴：特になし
現病歴：平成X年11月，市の検診で胸部レントゲンの異常を指摘され近医を受診する．肺がんの疑いありとのことで当病院を紹介され，12月から外来で化学療法を実施する．平成X＋1年10月より腰部痛が出現し，骨転移が確認される．放射線治療を実施するため2カ月間の入院．その後退院し自宅にて療養生活するが平成X＋2年5月，疼痛と呼吸困難感

の増悪のため再入院となる．6月作業療法開始．

社会歴：短大卒業後保険会社に勤務する．25歳で同僚であった夫と結婚し，退職．その後専業主婦として生活する．

担当者の経験年数：2カ月．

2）担当者の評価・解釈

（1）収集し得た情報

夫は保険会社の営業担当部長で仕事が忙しく，帰宅が遅い．子どもは二人で長男は高校3年生で大学受験を控えている．長女が中学2年生である．夫の72歳の母親が自宅近くで独居している．自宅は公営団地の2階．自分では「我慢強い性格である，ごく普通の主婦」という．趣味は歩くこと，ハイキング．

（2）心身機能

精神機能は意識清明でコミュニケーションは問題なし．表情は明るく一見元気そうだが無理にそのように振る舞っているのかと思われることがある．

動作時，特に入浴時などは息苦しいときがある．体動時，特に朝は腰部の痛みが強い．関節可動域は上肢は著明な制限はないが，体幹から股関節には運動痛があり可動域も制限されている．筋力は上肢4レベル，下肢4⁻レベル．食欲が低下し，吐き気がある．夜はなかなか眠れない．便秘ぎみである．PSはグレード3レベルである．

（3）活動

食事と整容はベッド上で自立している．更衣と排泄は痛みのため時間がかかり，時に介助を要す．伝い歩きが数メートル可能であるが，長い距離の移動は車いすを使用している．

（4）参加

体調がよければデイルームでの病棟レクなどに参加する．友人の見舞いや家族の見舞いも多く，楽しそうな場面がみられる．日曜日には家族と車いすで院内やガーデンを散歩している．

3）アドバイザーからのコメントとその後確認したこと

（1）情報収集について

病名告知，予後告知はされているのかを確認すること（病名は告知されているが予後に関しては明確に伝えられていない）．患者・対象者自身が病気のことをどのように捉えていて，どのように対処しようとしているのかを理解することが必要である（病気になったことは仕方ないと思っている．しかしあきらめずに前向きに病気と向き合い，もしかしたら乗り越えてよくなるかもしれないという期待があ

る）．その上で患者・対象者自身が何を望んでいて，ニードがどこにあるのかを明確にすることが必要である（できるだけ自分のことは自分でして，家族に負担をかけたくない．できれば退院して家族の世話をしたい）．家族の生活状況についてもできるだけ詳しく情報収集することが望ましい（家事は義母が行っている．夫もできるだけ早く帰宅し，休日は病院に子どもと一緒に来るようにしている．長男は受験勉強で忙しく，長女は甘えん坊だが家事を手伝うようになった）．誰がキーパーソンであるか，夫や義母の性格や家族内での役割について，患者・対象者自身がどのように捉えているかを情報収集することで家族を含めたケアの必要性が理解できる（キーパーソンは夫である．夫は無口だがまじめで仕事熱心で，いままでは家庭内のことを全部妻である患者に任せてきた．現在は早く帰宅するように努力し，休みの日は子どもと一緒に病院に来るようにしている．義母はさっぱりした性格で細かいことにこだわらない人である．いままでは嫁である自分がお世話をしてきたが，いまは家事をしてくれている．早く元気になって家に帰らないとみんなに申し訳ないと思っている）．

（2）症状とそのコントロールおよびリスクについて

転移の部位と運動時のリスクについて確認すること（骨転移が腰椎と大腿骨にある．急激な負荷や運動は骨折の危険性がある．今後腰椎部の進行により麻痺をきたす可能性がある）．疼痛緩和のために現在どのような薬剤を使用しているのか，それによって痛みがどの程度コントロールされているのかを確認すること（疼痛緩和のためにモルヒネ製剤の内服を行っている．痛みが強いときにはレスキュードーズも服用する．痛みの程度はペインスケールにして，強いときが4，弱いときが1程度である）．食欲低下と嘔気，不眠，便秘の状況を確認することが必要（食欲は日によって違うが多いときで6割程度摂取する．少ないと1割弱となる．嘔気は現在服薬で軽快した．不眠は眠剤を服用するが真夜中に目が覚めて朝まで眠れない日がある．便秘は下剤を服用するが3日以上便秘が続くと浣腸を行っている．便秘が続くと食欲も低下する）．

（3）ADL動作について

更衣動作を観察，分析し，困難となっている原因を明確にする（体幹の可動性に制限があるために丸首シャツやセーターの着脱が困難である．また靴下などの着脱の際に足部に手が届きにくい．ズボンの上げ下ろしに時間がかかる）．また排泄動作の観察，分析も実施する（ベッドからの起き上がりとトイレまでの移動に時間を要す．特に夜間は動くのが辛い．便座へのしゃがみこみと立ち上がりは手すりを使用する）．

4）解釈と介入計画
（1）利点と問題点の整理

利点は，判断力があり，希望をもって前向きに努力していること．問題点は，①

体幹と下肢の可動域の制限と筋力低下による移動動作，排泄動作，更衣動作の制限，②食欲不振と嘔気，便秘などの身体症状による体力の低下，③呼吸困難による活動性の低下，④家族への役割が果たせず，依存することへの苦痛の4つが考えられる．

(2) 解釈
「できるだけ我慢する」「自分のことは自分でしたい」という思いが時間をかけても人に頼らずにセルフケアを行うという行動につながっている．そのため上肢，体幹，下肢に動作時に負担がかかり痛みが増悪している可能性がある．我慢することなく疼痛緩和のために必要な処置を受けること，過負荷にならないような管理が必要である．食欲不振と便秘は臥床時間が長く，運動不足による可能性がある．負担の少ない方法で活動量を増やすことで改善が期待できる．呼吸困難による活動性の低下については腹式呼吸や呼吸筋の訓練を行い，効率的なADL動作の工夫をすることで改善を図る．病気への不安や家族への依存に対して苦痛を感じていることが不眠にもかかわっていると考えられるので，心理的な支持と感情の表出が望ましいと考えられる．

(3) 介入計画
【長期目標】
①自宅に退院して生活をする
②退院までに外泊を繰り返し，自宅での生活に慣れる
③残された期間を有意義に悔いなく生活できるようにする

【短期目標】
①疼痛や呼吸状態に配慮しながら，一日の活動量の目安を理解して，スケジュール管理をできるようにする
②更衣動作，排泄動作を無理せず，安全で確実に実行できるようにする
③自室のベッド上または座位で実施できる作業活動を導入し，活動量を増やす

【プログラム】
①1週間単位と一日単位のスケジュール表を作成し，効率的にしたいことができるように目標を設定する
②起きあがり，ベッドから車椅子への移乗，更衣動作を練習し，必要に応じた工夫と環境設定を行う
③ちぎり絵でカレンダーを作成する

5) その後の経過
目標設定とスケジュール管理を実行するようになって，体調に応じて一日の作業量を調整できるようになった．そのため日々を充実して過ごしているという実感がもてるようになってきた．また，我慢しない，無理をしないという原則を守りながら，必要に応じて介助を依頼することで痛みが軽減されることがわかった．
医師や看護師とも遠慮せずコミュニケーションを取ることで，病気への理解と対

応が進んだ．また，ちぎり絵にも取り組むことで精神的にも落ち着いた様子がみられるようになって，スタッフとの自然な会話が増えた．

3．事例に学ぶ評価のエッセンス

1）状態像の捉え方と評価のポイント

(1) 疾患の特徴と臨床症状

　がんはその部位と悪性度，進行度によりどのような障害がおこり，どのような治療の可能性があるのかを理解することが必要である．その基本知識により患者・対象者の状況をおおよそ把握することができる．患者・対象者は肺がんの発症後化学療法を受けるが完治にいたらず，骨転移を併発して放射線療法を受けている．肺がんと骨転移による疼痛や呼吸困難が引きおこす動作の制限（一次障害）と，疼痛を我慢した無理なADL動作による過労や廃用による機能低下（二次障害）が混在していると考えられる．一次障害に対しては薬物療法による疼痛緩和などの治療を期待するが，作業療法士としての役割は二次障害を軽減し，残存能力を高めることにある．

(2) 性格と行動パターンを理解する

　がんをはじめ命にかかわる疾患に罹患した場合や死の不安を間近に感じるときにその局面でどのような対応をするか，または自分にとって厳しい，辛い状況になったときにどのように反応するかは人それぞれである．本事例の場合には「我慢強い性格」と本人が認識しているように痛みや辛さは自分でできるだけ耐えることが必要と思い，そのように行動しがちである．身体的痛みは適切な処置で軽減可能であり，心理的な痛みも一人で抱え込まず，うまく医療サービスを利用することで改善できることを伝える．医療者側はしっかり支えられるように体制を整えることが必要である．

(3) 時間とエネルギーの効率的な使い方

　病状が進むにしたがって身体的な活動能力は低下してくるが，心のエネルギーは十分に残されていることがある．患者・対象者が残された時間を有意義に使えるように支援することが必要である．そのためには本当にしたいことは何か，やり残したことや気がかりはないかを話しあうことが望ましい．しかし，そのためには十分に病気と余命について受容できていることが条件になる．

(4) 動作の無駄をなくす

　そのときの病状により，また体調により一日24時間にできることが限られてくると，必要な介助をタイミングよく行うことや，必要な道具を適切に使用することが動作の無駄，すなわちエネルギーの浪費を防ぐ．患者・対象者自身は頑張ってしまいがちであるので，介助者が介助のタイミングをはずさないことが必要となる．

具体的にその状況に応じて「このようなときは必ず看護師を呼んで,手伝ってもらってください」というような指示が有効なことがある.

2) 評価にあたって心がけたいこと

　患者・対象者の表情,言葉,態度,反応から表面にはあらわれない内面の思いや葛藤に気がつき,その人に応じた対応ができることが望ましい.そのためには自然な態度を取りながら,注意深い観察や洞察が必要である.不用意に決めつけたり,推測せずに率直なコミュニケーションができれば望ましい.作業療法士が気持ちにこだわりをもたず,常にニュートラルに思いやりをもって接することができれば,それは必ず患者・対象者に伝わる.

参考文献

1) 恒藤 暁:最新緩和医療学.最新医学社,1999.
2) 辻 哲也・他編:癌のリハビリテーション.金原出版,2006.
3) 島崎 寛将:末期がん患者に対する作業療法.作業療法ジャーナル,42(13):1321-1328,2008.

Chapter 2

事例編

Ⅲ. 発達に障害のある事例

1. 髄膜炎後遺症による重症心身障害児
2. 孔脳症により右片麻痺を呈した脳性麻痺児
3. 広汎性発達障害（自閉性障害）
4. 子どもの不安障害

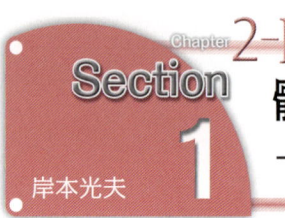

Section 1 Chapter 2-III
髄膜炎後遺症による重症心身障害児
－容易に驚愕反応を引きおこす特徴をもった事例－

岸本光夫

● KEY WORD　　覚醒変動，感覚感受性，適応反応

1．障害の特徴と評価

1）障害の特徴[1]

　重症心身障害とは「身体的・精神的障害が重複し，かつ，それぞれの障害が重度である児童および満18歳以上の者」をさすと定義されている．重症心身障害児の約半数は，周産期の脳障害に基づく重度の脳性麻痺であり，次いで脳炎・髄膜炎後遺症，てんかん，先天性小頭症，水頭症，染色体異常などが主要な病因となっている．また原因不明の精神遅滞も多く含まれている．病因がさまざまであるように，重症心身障害児の病態もまったく一様でない．24時間の医療的監視を必要とする症例から，生活介助のみが中心となる子ども，運動能力はよいが，重度の精神遅滞のため自傷行為・他傷行為があり，保護的管理が必要な症例も含んでいる．

　一般的には図1の大島の分類がよく用いられる．これは出生前，周産期，乳児期に生じた重い障害を，運動発達障害と知能障害の両面から捉えたものであり，図中の1～4に加え，5～9で，①絶えず医療の管理下におくべきもの，②障害の状況が進行的と思われるもの，③合併症のあるもの，のどれか一つでも該当するものとしている．

　重症心身障害児の死亡原因は，その50％以上が肺炎などの呼吸器感染と呼吸不全であり，死亡年齢が低いほどその割合が高い．そしてこれらには，誤嚥や痰の喀出困難が影響しているという点に注目しておかなければならない．

　また重症心身障害児には，これ以外にもさまざまな複合的な症状がみられ，結果的に，以下に述べるような評価項目が必要となる（表1）．

					IQ
21	22	23	24	25	80
20	13	14	15	16	70
19	12	7	8	9	50
18	11	6	3	4	35
17	10	5	2	1	20
走れる	歩ける	歩行障害	すわれる	寝たきり	0

図1　大島の分類

表1　重症心身障害児の評価の指針

① 医療的管理
② 睡眠と覚醒のリズム
③ 感覚刺激に対する反応
④ 呼吸機能と摂食機能
⑤ 知的発達状況，コミュニケーション能力
⑥ 身体機能と上肢機能：姿勢筋緊張と姿勢運動パターン
⑦ 変形拘縮の進行の経過と今後の危険性

表2　覚醒状態の分類[3]

状態1	・閉眼した規則正しい呼吸での睡眠 ・眼球運動，自発運動はない
状態2	・閉眼した浅い睡眠，呼吸は不規則 ・わずかな自発運動
状態3	・開眼し，眠そうな反居眠り状態 ・刺激に対し，覚醒レベルが上がる
状態4	・覚醒しているが，自発運動は少ない ・感覚刺激に対し，注意を向ける
状態5	・覚醒し，外部刺激に対し大きく反応 ・ぐずって声を出す
状態6	・啼泣状態 ・外部刺激を受けつけない

2）用いる評価（評価の視点）

(1) 医療的管理

痙攣発作の特徴や頻度，体温調節機能，肺炎などの感染症の既往，胃食道逆流症やイレウスなどの合併症の有無と程度，栄養状態と身体の発育状況，抗痙攣薬の服薬状況とその副作用などの情報は，作業療法の評価と治療において危険を回避し，安全な手段を用いるために非常に重要なものである．投薬の変更に対する子どもの症状の変化などは，その後の治療内容に大きく影響するため，医師，看護師，介護員，家族らとの頻繁な情報伝達が必要である．

(2) 睡眠と覚醒のリズム

重症心身障害児には，睡眠と覚醒の日内リズムが確立していない例が多くみられ，このような特徴は，外からの働きかけに対する適応性が育たないだけでなく，摂食など生命維持機能にも停滞をきたすことになる．この問題は，抗痙攣剤の影響などもあり単純なものではないが，子どもの日内リズムを調べてみると，いくつかの解決策を探るきっかけを得ることもある[2]．ブラゼルトンの新生児行動評価[3]などを参考に，表2に示すような6つの覚醒状態で，観察してみることもよい．

(3) 感覚刺激に対する反応

視覚，聴覚，触覚，固有受容覚，前庭覚，それぞれの感覚機能の発達状態を評価する．重症心身障害児においては臨床観察評価が中心になるが，この際，症例によっては，日本感覚インベントリー（Japanese sensory inventory revised；JSI-R）[4]が役に立つ．JSI-Rは，重症心身障害児を対象としたものではないが，家族へのインタビューや観察項目を抽出する助けになる．視覚機能を詳細に評価し，治療プログラムを考案するために，Erhardt視覚機能評価[5]なども利用できる．

(4) 呼吸機能と摂食機能

重症心身障害児にみられる呼吸機能障害の多くは，胸郭の拘束化や上気道通過障害による低換気状態である．そしてこれらの背景に，異常姿勢筋緊張と異常姿勢運動パターンの積み重ねが影響していることに留意した総合的な評価が必要となる．同様のことは，摂食嚥下障害についても当てはまる．これらの詳細は，関連文献が多く出ているので，それらを熟読してほしい．現在，摂食嚥下障害に関して十分信頼性のある客観的な評価法は確立されておらず，筆者は金子ら[6]の臨床評価表などを参考にしている．

(5) 知的発達状況，コミュニケーション能力および身体機能と上肢機能

現在の子どもの発達状況を把握するために，各種発達検査が利用されているが，これらはすべて，治療の手がかりを模索するという観点で応用すべきである．重症心身障害児の場合，標準化された知能検査や発達検査の使用が難しいことが多くあり，簡易な，新版K式発達検査や遠城寺式分析的発達検査，乳幼児精神発達質問紙などが利用しやすい．運動発達検査では，粗大運動能力尺度（gross motor function measure；GMFM）が標準化された評価法として広く用いられるようになった．発達検査については，本書の「事例編Ⅲ-2（p. 184）」，「事例編Ⅲ-3（p. 192）」も参考にしてほしい．ただし，子どもの障害と能力の現状は，あまりにも個別性が広く，観察評価と組み合わせて把握していく必要がある．

(6) 変形拘縮の進行の経過と今後の危険性[7]

変形拘縮の原因を，a.自発的運動性の欠如による固定的姿勢，b.自発的運動性の欠如による固定的姿勢，c.限定された姿勢運動パターンの慣化，d.身体部分の障害の差による代償性，e.異常な感覚感受性や疼痛，知的障害による常同行動，環境因子，という観点で推察してみる．そしてROM検査は，すべてを網羅するよりも，将来予測に基づいて，必要な部分を優先順位に従って，簡易な方法で実施するほうが現実的である．

2．事例提示

1）基本情報

対象児：7歳，女児
診断名：髄膜炎後遺症による脳性麻痺，精神運動発達遅滞，てんかん
現病歴：生後11カ月時に発熱，痙攣，意識障害を発症し，結核性髄膜炎と診断される．同年生後1歳2カ月時，水頭症に対するV－Pshunt術を受ける．その後，複数の病院で入院，外来の理学療法と作業療法を受けながら在宅で過ごしていた．7歳11カ月時に当重症心身障害児施設に入所した．
社会歴：母，祖母，本児の3人で在宅生活をしていた．就学後は，B養護学校に週2回通学し，当施設入所後は併設されているC養護学校の訪問学級

に週3回通学している．

担当作業療法士の経験年数：2年9カ月（重症心身障害児施設職員）

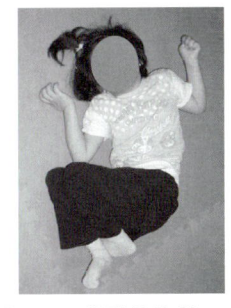

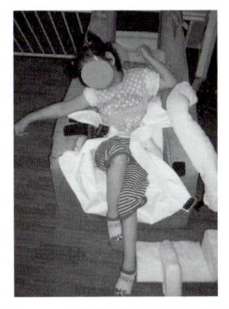

図2-a　背臥位姿勢　　図2-b　不安定な座位姿勢

2）担当作業療法士の評価・解釈

(1) 収集し得た情報

大島分類1に該当する重症心身障害．頭部画像診断において，結核性髄膜炎に特徴的な脳室拡大と脳底部の著明な異常造影所見がある．

発達年齢は，姿勢・運動，認知・適応，言語・社会のすべての領域で，2〜3カ月となっていた．環境刺激で姿勢が極端に崩れてしまうこと，これが嘔吐につながることなどが療育上の問題となっていた．

(2) 心身機能・身体構造

睡眠と覚醒のリズムが確立されておらず，日中も覚醒状態が不規則に変化する．この影響を受け，感覚感受性も容易に変動し，環境刺激に対して低反応と過剰反応が混在する特徴をもっている．覚醒時は，特に聴覚刺激に対して過敏性を示し，声掛けにさえも驚愕反応（モロー反射）を引きおこす．同様に移乗や更衣の介助刺激に対しても，全身を一過性に屈曲させる，あるいは大きく反り返ってしまうといった極端な反応になりやすい．比較的穏やかな覚醒状態のときは，人の顔やおもちゃを追視し，優しく声を掛けると笑顔をみせることがある．

基本的な姿勢筋緊張は低緊張であり，痙性麻痺はみられない．覚醒時はモロー反射や非対称性緊張性頸反射（ATNR）の影響が著明．目立った構築的変形拘縮は進行していないが，過剰な全身性の反応のなかで，頭部が右側に側屈し右体幹が短縮してくる傾向を推察させる（図2-a，2-b）．

過剰な精神的興奮や咽頭への刺激による嘔吐も多く，現在は経管栄養である．開口していることが多いが，唾液を嚥下する様子は観察されている．

(3) 活動・参加

呼び掛けに注目し，愛らしい表情を浮かべるので，周囲にかまってもらいやすい一面と，容易に出現する驚愕反応のために，介助全般と遊びの展開の難しさがあった．また笑っているようにみえる驚愕反応もあり，これが周囲には伝わりにくいといったコミュニケーションの問題もあった．

複数の座位保持装置と車いすをもっているが，いずれも子どもの全身性の反応ですぐに姿勢を崩してしまうために介助者の目が離せず，日中の活動を制限するので，安定した姿勢保持のために多くの改良を要する点があった（図2-b）．

母親のディマンドは，「機嫌よく，施設生活に慣れてほしい」「食べる機能が育っ

てほしい」に集約されていた.

3）アドバイザーから担当者へのコメントとアドバイザーと一緒に行った評価

（1）全般的な評価について

担当者は，情報収集と観察（自然観察とセラピストがかかわったときの子どもの反応）から対象児の全体像を大変よく捉えている．つまり，感覚感受性が一定せず，刺激に対する反応が極端に変動してしまう特徴が，摂食機能，姿勢保持能力，遊びやコミュニケーションの発達に大きく影響しているという点である．ここで，これらを具体的な治療プログラムに結びつけるために，もう少し詳細な評価を整理していくことが望まれる．評価の指針は表1が主なものであるが，本児に特有と思われる項目について，アドバイザーと再評価した内容を以下に述べる．

（2）睡眠と覚醒のリズム

表2の覚醒状態の分類を参考にしてみると，日中は，状態4の頻度と持続時間が少なく，状態5，6か状態2，3に容易に変動していることがわかった．状態4は，入浴後などに比較的持続しやすく，また環境刺激を制限し，担当者が優しく歌ってあげるといったかかわりにおいて誘導しうることも確認した．

（3）感覚刺激に対する反応

すべての感覚は機能しているが，上述の覚醒状態との関連もあり，非常に混乱しやすく（特に聴覚刺激），また刺激の強弱に適応できない．一方で段階的に刺激の強さを変動させると，苦手な感覚であっても適応していける．担当者との手遊びでは，偶然的に加わる刺激で驚愕的反応があっても，回復できることが確認された（図3）．しっかりと抱きかかえた状態での前庭刺激は，子どもの快反応を引き出し，その後，穏やかな表情（状態4）が持続する．

（4）摂食機能

口腔感覚運動機能において，形態的な異常性は進行しておらず，未発達なサックリングのパターン（下顎，口唇，舌の働きが分離していない）に留まっている．最も大きな問題は，口腔顔面周囲と咽頭部の過敏性があり，食物の刺激で嘔吐につながるという点である．ただし，(状態4で)指しゃぶりをしているときなどは，嚥下と呼吸のリズムも整っていることから，潜在的な摂食機能を引き出しうる可能性が示唆される．睡液の嚥下が可能なことから，甘味のあるキャンディーをなめることを導入してみると，受け入れの抵抗が少ないことがわかった．また柔らかいキャラメルをガーゼに包み，奥歯で咀嚼させると，舌の側方移動や下顎の回旋運動

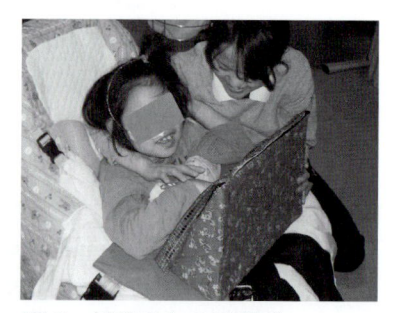

図3　担当者との手遊び

など分離した動きが引き出せることを確認した（図4）．

(5) 姿勢保持に関して
モールド型座位保持装置の採型器を用いて評価したところ，接触支持面を肩甲帯にまで広くつくることで，安定した姿勢保持が可能となることがわかった．加えて，驚愕的反応が生じても大きく上肢が外転してしまわないことを考慮した柔らかい表面素材のテーブルを担当者に作製してもらい試したところ，これと一体化した座位保持装置の設計が効果的であることも確認した．

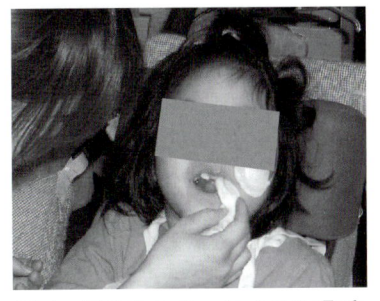

図4　柔らかいキャラメルを咀嚼

(6) 拘縮・変形の危険性
近年用いられているGoldsmith指数（股関節を中心とした非対称性を計測する）[8]などを参考に，将来の危険性を予測した定量的な評価を実施しておくと，その対策を模索できる．本症例の場合，股関節は全体に右に偏位する変形Windswept deformityの危険性が推察され，左を下にした側臥位のポジショニングの必要性も示唆された．

これらの再評価において，驚愕的反応を少なくすることや，回復できることが可能であり，嘔吐につながることを避けうる手段をもてることを確認できた点は，意義深いものであった．

4) アドバイザーと立案した治療介入計画
上述の再評価から，子どもの問題点を，①環境刺激に対し，段階的に適応していく経験が乏しい．②その結果，子どもの潜在能力を活かした学習の積み重ねが難しい．③驚愕反応と関連した嘔吐の繰り返しは，呼吸・摂食機能に深刻な悪影響を与えるとし，治療目標と治療プログラムを以下のように立案した．

【治療目標とプログラム】
① 施設生活をストレス少なく過ごすことができることを目標に，子どもとの個別的なかかわりのなかから，受け入れられる刺激の種類と量を増やし，生活範囲の拡大につなげる
② より安心感があり安定できる姿勢保持が可能となることを目標に，座位保持装置の作製・改造と日常のポジショニングを工夫する
③ 嘔吐せず安全な摂食機能の向上を目標に，長期的計画で，味わう楽しみから段階的に口腔顔面周囲の刺激に対する適応性を拡げていく

5）その後の経過

上述のような評価と治療計画のもと，約6カ月が経過し，以下のような成果が得られている．

① 施設スタッフが子どもの驚愕反応と適応反応についての理解を深め，子どもの状態に合わせた柔軟なかかわりができるようになった．
② 同時に安定した座位姿勢が確保されたことで，生活範囲を病室からプレイルームへ，そして施設内外の散策へと拡大することができた．
③ このような経過で，依然として感覚感受性の変動はあるものの，摂食機能において食形態への適応性が増え，かかわり遊びの種類が増えるなど，子どもの潜在能力が浮き彫りになってきた．

担当者は，引き続き再評価を繰り返し，経過を追跡している．

3．事例に学ぶ評価のエッセンス

1）状態像の捉え方と評価のポイント

本症例のような特徴をもつ子どもの評価においては，以下のような点に留意しておくことが大切である．

(1) 全身状態を常に把握する

睡眠のリズムや便通，気候，活動の内容によっても，子どものコンディションは大きく変化する．とりわけ投薬の内容や量の変更などは，良くも悪くも，子どもの状態を劇的に変えてしまうこともある．評価は，いつもこのことを配慮して実施する．子どもを取り巻く環境づくりも作業療法士の大切な役割になるからである．

(2) ストレス反応と適応反応を観察すること

同様に，刺激の種類，その与え方によって，子どもの反応は紙一重に変化する．さまざまな刺激に注意を向ける能力（定位）と，一方で刺激に対し突発的に過剰に反応すること（驚愕）の両方の特徴をあわせもつ子どもは多くいる．重症例では，経皮的動脈血酸素飽和度（SPO_2）や心拍数をモニターしながら評価を実施することで不必要なストレスを避けることができる．いずれにしろ作業療法士は，自分の与えている刺激とそれに対する子どもの反応を第三者的視点で捉える習慣をもつべきである．

(3) 子どもにとっての快の状態をつくり出す

そして何より，子どもの心地よい状態をつくり，子どもの愛らしい面，個性が浮き彫りになるような場面を工夫することが，潜在能力を評価することになり，前向きな治療プログラム立案につながる．

(4) 必ず生じてくる二次障害への対応

さらに，深刻な変形・拘縮，呼吸・摂食嚥下などの二次障害は，ある程度予測可能である．重要なのは，生じてきた二次障害への対症療法ではなく，先手を打った積極的な予防策を導く評価である．

2) 評価にあたって心がけたいこと

①評価は作業療法士一人で行うものではなく，子どもにかかわる家族，療育関係者の共同作業である．子どもに関する情報を集約し，共有し，統合する評価を進めていくなかでこそ，実生活を支援する効果的な治療プログラムが得られる．

②評価と治療は表裏一体である．複雑な問題点や潜在的な子どもの能力を紐解いていく作業は簡単ではない．作業療法士は，まず子どもにとって大切と思える手段を講じていくなかで，評価が深まっていく．そして，評価が適切であったかどうかは，その後の子どもの経過をみて判断するものである．

この意味で，本症例の担当者は実に地道に，この作業を実践していると感心させられた．

参考文献

1) 黒川 徹（監修）：重症心身障害医学 最近の進歩．（社）日本知的障害福祉連盟，1999．
2) 岩崎清隆，岸本光夫：発達障害と作業療法（実践編）．三輪書店，2001．
3) Brazelton TB 編著：ブラゼルトン 新生児行動評価 第3版（穐山富太郎監訳）．医歯薬出版，1998．
4) Japanese Sensory Inventory（JSI）サポート．URL:http://atsushi.info/jsi/
5) Erhadt RP：視覚機能の発達障害−その評価と援助−（紀伊克昌監訳）．医歯薬出版，1997．
6) 金子芳洋監修：障害児者の摂食・嚥下・呼吸リハビリテーション その基礎と実践．医歯薬出版，2005．
7) 岸本光夫：発達障害における拘縮予防−脳性麻痺を中心に−．作業療法ジャーナル，40（4），324-328，2006．
8) 今川忠男：発達障害児の新しい療育．三輪書店，2000．

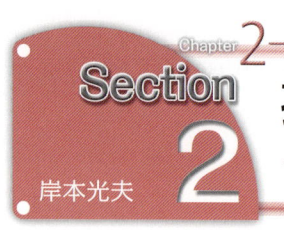

Chapter 2-III Section 2 孔脳症により右片麻痺を呈した脳性麻痺児
― 典型的な片麻痺と異なった臨床像を示した事例 ―

岸本光夫

● KEY WORD　片麻痺，アテトーゼ，触覚過敏性

1. 障害の特徴と評価

1）障害の特徴[1]

　脳性麻痺の片麻痺にみられる全般的特徴は，以下のごとくである．つまり，生後すぐからの左右非対称的に分布する姿勢筋緊張と感覚感受性のために，子どもの運動機能は非麻痺側を多く使用することで獲得されてくる．そして，左右の両側性，対称性といった活動をうまく経験できないまま，非麻痺側の代償性による連合反応を積み重ね，結果的に両側性の身辺技能の獲得が困難になるという悪循環に陥る．この経過で生じてくる麻痺側の拘縮や変形の進行は，子どもが必要に迫られ，意識的に両手を使わなければならない年長になった時期に大きな弊害となる（図1）．

　片麻痺児の多くは痙直型であるが，一部アテトーゼ型片麻痺，またその両方の特徴を示す事例もある．アテトーゼの症状をもつ場合，動きの多様性があるが，触覚刺激に対する過敏性をもっており，一過性に強く握り込むことや，不随意に大きく動き過ぎてしまうといった特徴をもつ．そして，無意識的・自動的な麻痺側や両手の動作は比較的スムーズに行えるが，意識的に麻痺側上肢を使おうとしたり，精神的に緊張したりする場面では，まったく使えないといった症状がみられることがある．このように片麻痺児においても，臨床像の幅は大きい．

2）用いる評価（評価の視点）

（1）情報収集と家族へのインタビュー

　医師からの医学的診断，画像所見，合併症，医学的治療の経過概要，理学療法・

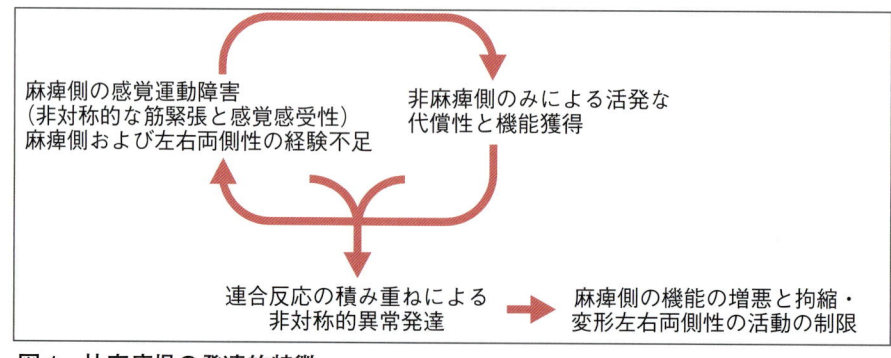

図1　片麻痺児の発達的特徴

言語療法など，ほかの専門職による評価・治療内容を把握する．家族からは，日常生活での子どもの様子を細かく聴取し，子どもの性格や興味，不機嫌になったときの対処方法なども把握しておく．

(2) 観察

　幼少時の場合，自然観察は評価の基本となる．インタビューから子どもの能力や障害が浮き彫りになるような日常生活場面を想定し，家族にあやし，遊んでもらっているところを観察するのが一番よい．子どもが治療室に慣れ友好的になってきたら，セラピストの刺激や操作に対する反応を観察していく．主として以下の項目などが重要である．

①**全般的発達状況**：子どもの年齢に対比させ，現在の状況（発達の各領域のばらつきや落ち込み）を大まかに把握する．詳細な評価が治療プログラム立案や治療効果判定において必要と思われる場合は，後述する各種発達検査を実施する．

②**覚醒状態，活動性，行動の特徴，情緒の安定性**：片麻痺児の場合，衝動性や多動性を示すことが多くあり，一方で疲れやすく活動性が不安定であるといった特徴もよくみられる．注意集中が難しく，すぐに癇癪をおこすといった場合，その予測と治療環境の工夫が必要になる．

③**姿勢筋緊張と姿勢運動パターン**：全身および麻痺側上肢の姿勢筋緊張の特徴，麻痺側上肢の使用状況とその運動パターンを観察・分析する．一般的に麻痺側上肢は屈曲パターン（肘関節屈曲，前腕回内，手関節掌屈，手指屈曲）になりやすいが，姿勢筋緊張の分布は個人差が大きい．活動時と非活動時において変化する点なども詳細に評価する．遊びを工夫していくなかで，両側活動は，どのような条件下で観察されるかを導いていくことが，治療プログラムのための貴重な情報になる．連合反応による麻痺側の姿勢筋緊張の変化と将来的な拘縮や変形の危険性の予測分析も重要である．

④**感覚刺激に対する反応**：麻痺側の感覚鈍麻，感覚過敏はよくみられる症状であるが，衝動性・多動性といった特徴の背景に多くの感覚調整障害が推察されるので，環境と子どもの行動との関係をよく観察しておくことが大切である（「事例編Ⅲ-3（p.192）」なども参照）．

⑤**知覚，認知面の特徴**：片麻痺児は脳の両側統合の発達障害があるために，麻痺側の無視傾向と非麻痺側の過度な代償性を身につける過程で，身体像の発達が阻害され，3歳頃より視空間認知障害の症状が目立ってくることがある．就学準備のプログラムを進めていくために，この点の評価も求められる．

(3) 検査

　全般的な発達状況を簡易に検査できるものとして，遠城寺式乳幼児分析的発達検

査（適用年齢：0カ月から4歳8カ月）や乳幼児精神発達診断法（適用年齢：0歳から7歳）がある．また新版K式発達検査（適用年齢：0歳から14歳）は長期の経過追跡に役立つ．日本版デンバー式発達スクーリング検査（適用年齢：0歳から6歳）は，暦年齢線を基準に個々の特徴が細かく評価できる．

運動発達やADL能力を評価するために，以下に挙げるものが近年多く使われるようになっている．

粗大運動能力尺度（Gross Motor Function Measure；GMFM）
脳性麻痺の粗大運動機能を質的，量的に評価するもので，治療前後の変化や運動機能の経時的変化を客観的に検出できる．

粗大運動能力分類システム（Gross Motor Function Classification System；GMFCS）
脳性麻痺児の粗大運動能力を5段階に重症度別に分類する判別的尺度であり，より具体的に子どもの臨床像を表すことができる．予後予測的な尺度としても有用である．

こどもの能力低下評価法（Pediatric Evaluation of Disability Inventory；PEDI）
6カ月から7歳6カ月相当の子どもの機能的制限と能力低下の2つの階層を測定するADL能力の包括的評価方法である．ADL能力を同じ年齢の子どもたちと比較できる点で，集団生活への適応援助に役立てることができる．

2．事例提示

1）基本情報

対象児：2歳0カ月，女児

診断名：脳性麻痺，孔脳症による右片麻痺

現病歴：在胎39週，2,695 gで出生．生後8カ月で発達の遅れを主訴にT病院受診，脳性麻痺と診断された．頭部MRIにて左孔脳症を認め，左側頭葉，頭頂葉に強い萎縮を認め隣接する側脳室の拡張が認められた．また脳波検査においては痙攣波が認められた．この時点で，寝返りが可能であったが，座位保持はできず，右上肢の動きが目立って弱かった．9カ月時，リハビリ目的で当該施設を受診し，作業療法開始となった．

生育歴：寝返り5カ月，座位保持1歳3カ月，四つ這い1歳4カ月，つかまり立ち1歳9カ月

社会歴：父，母，祖母，本児の4人暮らし．当該施設での週一回の外来作業療法以外に，現在までB病院に2回母子入院し，作業療法士，理学療法士，言語聴覚士の指導も受けている．

担当作業療法士の経験年数：3年10カ月

表1　初診よりの経過

9カ月時	寝返りはできるが，座位保持，四つ這いはできない． 麻痺側手は握り込んでいることが多く，両手動作はみられない． 麻痺側手に触られることを極端に嫌う． 右側へ追視することが少ない．
1歳3カ月時	座位が安定，四つ這いが可能になる． このとき，麻痺側上肢を支えに使用する． 麻痺側上肢で払いのける動作や非麻痺側に添える動作がみられる． はじめて麻痺側でおもちゃを把持する．
1歳9カ月時	つかまり立ちが可能になる．このとき，麻痺側上肢を支えに使用する． まれに，麻痺側上肢だけでリーチする場面がみられる． 非麻痺側から麻痺側へもちかえる動作がみられる．

2）担当作業療法士の評価・解釈

（1）収集し得た情報と現在までの経過

　遠城寺式乳幼児分析的発達検査における発達年齢は（2歳0カ月時），移動運動10カ月，手の運動11カ月，基本的習慣11カ月，対人関係1歳0カ月，発語1歳4カ月，言語理解1歳4カ月となっており，全般的な発達の遅れを認めた．生活リズムは安定しており，現在のところ痙攣発作はない．

　当該施設での経過観察記録を振り返り，要約すると，**表1**のようになる．

（2）心身機能・身体構造

　生活リズムは安定しており，合併症はない．周囲に対する興味が旺盛で，注意が次々に移っていき，遊びを制限されると癇癪をおこす．麻痺側上肢に触られることを嫌う，手についたゴミを払い除けようとするなど触覚過敏性を示していた．麻痺側の手を使わせようとすると拒否傾向が強くなってしまう危険性が推察され，家族支援や治療場面の配慮が必要であった．活発に四つ這いで動き，つかまり立ちをする．姿勢筋緊張は中枢部で低緊張であり，全身的な抗重力活動とバランス反応の未発達さが目立つ．麻痺側上肢は，非麻痺側の活動による連合反応の影響で中等度の痙性がみられる．このとき麻痺側上肢は屈曲パターンとなる．ROM制限はなく，拘縮や変形もみられない．

（3）活動・参加

　日常の簡単な言葉を理解し，2～3の単語を話す，テレビの体操を見て真似る，などから1歳4～5カ月の知的発達レベルと判断した．身辺動作は全介助であり，食事動作などは食器での遊びになってしまう．日常生活のほとんどは母親と過ごしている．母親は社交的で治療に協力的であり，バギーでの外出の機会も多い．

（4）担当者の評価のまとめ

　現在両手動作が多くみられるようになり，握り離しやもちかえを行っている場面もみられる．しかし，麻痺側のみのリーチや把持は困難である．この原因を，a. 麻

痺側手の過敏性により触覚情報が正確に入力されていないこと，b. 痙性や連合反応によって運動が制限されていること，c. 過去の右側の無視傾向によって視覚情報との統合ができないこと，と解釈した．

3）アドバイザーから担当者へのコメントとアドバイザーと一緒に行った評価

(1) 全般的な評価について

担当セラピストは，一般的な片麻痺の臨床像と発達の特徴を鑑み，麻痺側上肢と両手動作の評価を中心に行っている．このとき，感覚過敏性に留意し，決して子どもに無理強いしない配慮はとてもよい．また経過記録もわかりやすく整理されており，現在の臨床像の分析と将来的予測を導く大きな手がかりになる．しかし，対象児の特徴は，典型的な痙直型片麻痺にみられるものとは異なった部分も多く，治療プログラムに結びつけるために，さらなる詳細な再評価が必要であった．

(2) 過去の経過記録と現在の臨床像を比較し，総合的に分析してみる

事例の特徴は，座位の安定や移動能力の向上という全身的な姿勢反応の発達と平行して，麻痺側の上肢機能がよく伸びてきている点にある．このことは治療プログラムを考える上で，とても貴重な情報となる．つまり，今後麻痺側の上肢機能の発達を促し，両手動作をスムーズにしていくために，全身の粗大運動のなかで麻痺側上肢の参加を促すといった課題も大いに利用すべきことである．

(3) 麻痺側上肢機能の特徴

注意深く子どもの行動を観察していると，以下のような特徴が分析できる．

①四つ這いやつかまり立ちなどのときに，手の体重支持と交互の運動性などが観察され，保護伸展反応など自立的反応がよく出現している（図2）．
②また無意識的な日常動作のなかでは，痙性パターンではなく，多様な分離性がみられる（図3）．
③一方で，意識的な動作，努力的な動作では，触覚過敏性が高まり，屈曲優位の筋緊張を高め，極端に非対称性を強めてしまう（図4）．
④積み上げた大きなブロックを麻痺側上肢で倒すといった単純な遊びを誘導すると，麻痺側のリーチがスムーズに行える（図5）．

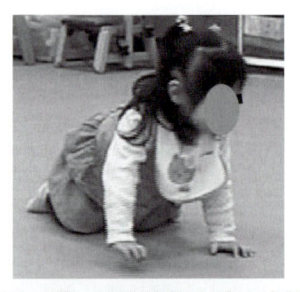

図2 四つ這いで麻痺側上肢の支持と交互性が観察される

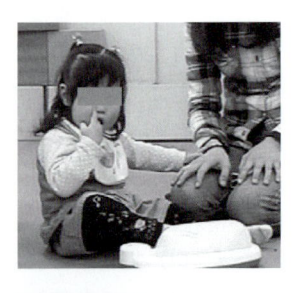

図3 麻痺側手をなめている多様な分離性が観察される

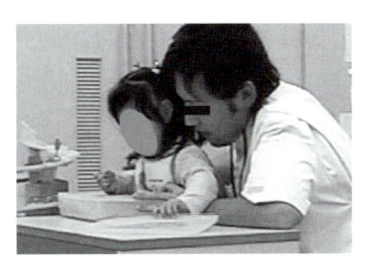

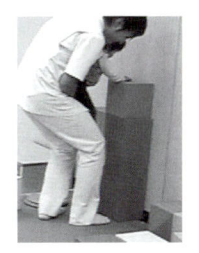

図4　非麻痺側手で容器のふたを開けるときにみられた連合反応

図5　ブロックを倒す動作などでは，スムーズなリーチを誘導できる

つまり，無意識的，自動的な動作に比べ意識的，努力的な動作が極端に難しいというのが本事例の個別的特徴である．

(4) 連合反応の特徴
(3) と関連して，非麻痺側での巧緻性の高い動作，パワーやスピードを要求される動作において，連合反応が高まり，麻痺側の参加が難しくなってしまう（図4）．ただし連合反応による麻痺側上肢の屈曲パターンは一過性のものであり，粗大な動作のなかで容易に抜け出しており，拘縮や変形の危険性は少ないと推察される．精神的緊張が加わっているときの連合反応は，麻痺側手関節の掌背屈や手指の不規則な不随意運動にあらわれていることもある．このようなことから，ピンチ力や巧緻性が必要なボタンはめなどの動作の獲得に困難さがあることが推察できる．

(5) 認知，行動的特徴
担当セラピストが過去観察していた右側の無視傾向は，右側からの声掛けやおもちゃを提示したときの反応からみて，また自然な子どもの行動観察（図3）から改善してきていると考えてよい．暦年齢，発達年齢を考慮すると，生理的多動性を示している時期であり，自我が強くなってくる時期でもあり，ストレスを与え過ぎない治療環境が必要となる．

4) アドバイザーと立案した治療介入計画

上述の再評価から，子どもの利点は，活発に動き回る粗大運動発達のなかで麻痺側の立直反応や上肢機能が伸びていること，問題点は，アテトーゼの症状をあわせもち，触覚過敏性の症状と関連して意識的な麻痺側の動作が難しいこととし，治療目標と治療プログラムを以下のように立案した．

【治療目標】
①痺側上肢のスムーズなリーチ動作が可能になり，非利き手としての機能が向上すること
②同時に今後要求される身辺動作が，両手動作で自立できること

【プログラム】
①くぐりぬける，よじ登る，といった立体的な遊びのなかで，全身のバランス反応を促し，保護的な上肢の使用，支持性を高め，両手動作の使用に役立てる

②発達年齢に合わせた遊びを工夫し，強制しない必然的な両手動作を誘導する
③これらを育児のなかで家庭療育プログラムに結びつけていく

5）その後の経過

上述のような評価と治療計画のもと，約6カ月が経過し，以下のような成果が得られている．①麻痺側を触られることに対する拒否が少なくなった．活動に興味をもたせるなかで，過敏性が減少してきている．②2～3歩の独歩が可能になり，子どもの右側にある玩具に自発的にリーチする場面も多くみられるようになった．③家庭で麻痺側上肢にもちかえる場面がみられるようになった．両手にもったおもちゃを打ちつけるような遊びが増えた．

3. 事例に学ぶ評価のエッセンス

1）状態像の捉え方と評価のポイント

（1）運動反応だけでなく，感覚，認知，行動面との関連性を評価解釈する

片麻痺という臨床像をもとに，子どもができること，その方法，できないこと，その理由を推察する．これらは，さまざまな場面の自然観察とセラピストが遊びに誘導したときの反応をつなぎ合わせて分析していく．このとき，感覚過敏や感覚鈍麻，発達のなかで欠落してきた未経験な部分，無視傾向やこれとは逆の拒否などの背景にある誤学習の要素，将来的困難性や危険性の予測などを総合的に評価していくことが大切である．

（2）全身的な運動発達と上肢機能の関係

本事例では，全身の発達と上肢機能の発達の関連性がよく把握でき，治療プログラムに活かすことができた．幼少期の作業療法では，このような評価の視点が重要である．事例によっては，活発な粗大運動の発達のなかで，それまでできていた麻痺側の動作や両手動作がみられなくなるといった発達的特徴を示すこともあるので注意が必要である．

（3）脳性麻痺のタイプ別の特徴と個別性を配慮

脳性麻痺は，その麻痺の特徴と障害部位からいくつかのタイプに分類され，治療の指針も示されている．しかし近年脳性麻痺の臨床像は多様化しており，各タイプに共通する点と個別的特徴をよく分析していくことが望まれる．片麻痺は痙性麻痺と決めつけると，子どもには適さない画一的な治療プログラムを導いてしまうことになりかねない．

（4）麻痺側上肢機能の評価場面の工夫

自然観察に加え，麻痺の特徴や障害の程度を考慮しながら子どもの興味に合わせて，いかに麻痺側や両手の動作を誘導できるかが大きなポイントである．つまり評

価とは治療と一対のものであり，子どもにストレスを与えず，夢中で遊ばせるなかで，子どもの潜在能力をみつけ出す作業である．

2) 評価にあたって心がけたいこと

　幼少期の子どもは，自己中心的なものである．当然，評価場面においてもセラピストの計画通りにはいかない．大切なことは，評価は両親との共同作業であることを理解してもらい，常に協力を得ることである．子どもが安心して能動的になれる環境，好きな遊びやおもちゃは，子どもの能力の評価に大いに役立つ．また画像所見から推察される障害像は，実際の子どもの臨床像とは大きく異なっていることも多く，予後的な先入観をもってしまうことにも注意したい．

　そして，子どもの潜在的な発達の力は凄まじく，短期間で変化していくことも考慮し，常に観察の眼をもっておかなければならない．

参考文献
1) 岩崎清隆，岸本光夫：発達障害と作業療法（実践編）．三輪書店，2001．
2) 穐山富太郎，川口幸義（編著）：脳性麻痺ハンドブック 療育にたずさわる人のために．医歯薬出版，2002．

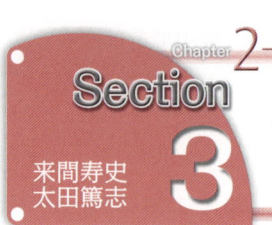

Section 3 Chapter 2-III 広汎性発達障害（自閉性障害）
－注意散漫で机上課題が困難である事例－

来間寿史
太田篤志

● KEY WORD　コミュニケーション障害，感覚統合障害

1. 障害の特徴と評価

1）障害の特徴

広汎性発達障害は，自閉性障害やアスペルガー症候群などを中核とした発達障害の総称である．自閉性障害では，社会性の障害・コミュニケーションの障害，こだわりなどの行動特徴が中核的な症状であるが，これらの障害の程度はさまざまであり，また知的能力も重度障害から知的障害をともなわないものなど幅も広いため，その臨床像は多彩である．

(1) 社会性・対人的相互反応における質的な障害

楽しみや興味を他者と共有することが少なく，対人関係が希薄となる．またアイコンタクト，表情，身ぶりなどを用いる非言語コミュニケーションの障害がみられる．知的障害をともなわない高機能自閉症・アスペルガー症候群では，「心の理論」の障害として対人関係の問題を捉えることも多い．「心の理論」とは，他人が自分とは違う信念や思いをもっていること，自分とは別のことに興味をもっているということを理解する能力であり，この能力に問題が生じると，他者の意図が読めず，いわゆる空気が読めない，ちぐはぐな対人関係となる．

(2) 意思伝達の質的な障害

知的障害をともなう場合，話し言葉の遅れや欠如がみられることがある．また独特のイントネーションや反復的な言語の使用などもある．言語でのコミュニケーションが困難である場合，絵カード，VOCA（Voice Output Communication Aids）などの代償的ツールを用いることがある．広汎性発達障害の場合，言語－聴覚系での意思伝達よりも，文字，絵などを視覚的な情報を介した意思伝達のほうが理解しやすいことが多いと考えられている．

(3) 限局した興味や独特の行動

特定の事柄に過度に興味をもつことや，決まり切った習慣や行動パターンにこだわる傾向，さらに反復的な常同運動などがみられることがある．これらの行動は，周囲との関係のなかで適切に行動することを妨げる因子ともなりうるが，対象児にとっての楽しみ活動である場合も多い．これらの行動の背景について評価し，可能であれば，こだわりを生かした活動を提供することも重要な介入である．

（4）感覚統合機能の障害（感覚調整障害と行為機能障害）

　感覚統合障害は，自閉性障害の診断基準には含まれていないが，作業療法において介入することが多い領域である．手足が汚れることを過度に嫌がる，にぎやかな場所が苦手で物音に過敏であるなど，感覚刺激に対して過度に過敏で怖がること（感覚過敏）や，逆に感覚刺激に気づきにくい状態（低登録），過度に感覚刺激を求める傾向（感覚探求）がみられることがある．これらの問題は，感覚統合理論において，感覚調整障害と呼ばれており，日常生活活動を制限する要因となる．

　不器用も広汎性発達障害にみられる特徴のひとつである．机上活動での坐位姿勢が悪い，バランスが悪く転びやすい，ボール運動や縄跳びが苦手などの状態がみられることがある．感覚統合理論では，人が物理的環境にかかわる際の運動行為を企画し遂行する機能の行為機能という枠組みにて整理しており，この障害は，遊び余暇活動やADLにおける運動行為の発達を妨げる要素となる．

2）用いる評価

　評価は，最初に子どもと出会った瞬間からはじまる．子どもの様子（多動性，行動のまとまりなど）や体の使い方，言語，情緒面，対人面の状態を観察する．遊びの場面は，行動観察の絶好の機会である．CARSやJSI－Rなどで示される行動特徴に留意し行動を分析すると整理しやすい．保護者との面接では，主訴やこれまでの生育歴，療育歴，家庭での様子などについて情報を収集する．また対象児が通学・通園している学校・保育園・幼稚園などとの情報交換を行うことが望ましい．

　ADL・IADLは，新版S－M社会生活能力検査などの検査紙によって発達年齢を算出することができるが，自閉性障害の場合，スキルは習得しているものの行動面での問題によって，その能力が発揮されていないことも多い．ゆえに実際にADLを実施している場面の状況と関連づけた分析が重要である．

　各種検査では，まず発達全般を把握する検査を実施し，その結果を基にしてさらに情報が必要な領域の検査を実施するとよい．KIDSは，養育者からの聞き取りで発達の状態の大枠を捉えることができる簡便な検査である．自閉児発達障害児教育診断検査（PEP－3）は，知的障害をともなう場合でも比較的実施しやすい検査のひとつであり，発達の特性のみならず自閉性障害の特性を分析することができる．JMAPは，発達スクリーニング検査であるが，体性感覚や平衡感覚の項目など幼児でははじめて標準化された評価もあり，対象児の感覚統合機能を評価する上で非常に有用な検査である．これらの発達検査において問題がみられた領域について，さらに詳細な情報が必要であれば，各領域に対応した知能検査（WISC－Ⅲ，K－ABC），言語検査（ITPA），感覚統合検査（JPAN感覚処理・行為機能検査，JSI－R）などを実施する．知的障害や行動上の問題をともなう場合，標準化された検査を実施することが困難であることも多い．そのような場合，遊びや生活場面での行動観察によって対象児の能力，特性の評価を実施する．

表1　広汎性発達障害に用いられる主な評価

自閉児発達障害児教育診断検査－心理教育プロフィール（PEP－3）	認知，コミュニケーション，運動などの発達年齢，行動適応レベルなどを評価するための172の検査項目と，ADL，問題行動などに関する養育者に対するアンケート調査からなる評価である．
小児自閉症評定尺度 CARS	自閉症に特徴的な15項目の行動により，自閉症を鑑別することを目的とした評価である．対象児の行動特徴を質的に整理することができる．
新版S－M社会生活能力検査	身辺自立，移動，作業，意志交換，集団参加，自己統制の6領域からなる質問紙であり，養育者が記入し評定する．
乳幼児発達スケール KIDS	発達全般を評価する発達スクリーニング検査で，運動，操作，言語，概念，社会性，社会性などについて，養育者が記入し評定する．
新版K式発達検査2001	姿勢・運動領域，認知・適応領域，言語・社会領域の3領域に大別される発達検査である．新生児から成人まで一貫して使用できる．
日本版ミラー幼児スクリーニング検査	発達スクリーニング検査であり，基礎的な神経学的能力，協応性，言語，非言語，複合能力の5つの領域からなる．
JPAN感覚処理・行為機能検査	感覚統合障害を推測するための診断的検査として，日本で作成，標準化された検査で，姿勢・平衡反応，体性感覚，視知覚，行為機能の4領域からなる．
JSI－R日本版感覚インベントリー	感覚調整障害に関連すると思われる質問項目にて構成された質問紙であり，各々の行動の日常生活における出現頻度を評定することで，感覚調整障害の有無を評価しようとするものである．この評定は，養育者によって行われる．
心の理論課題発達検査 TOM	他者の信念や意図，思考などを理解する能力を評価するための検査であり，心の理論課題の代表である「サリーアン課題」などが含まれる．

2．事例提示

1）基本情報（表2）

対象者：5歳7カ月，男児

診断名：広汎性発達障害

生育歴：1歳6カ月時に小児科で自閉傾向と診断，経過観察．2歳頃には，壁に頭を打ちつける，かみつくなどの自傷・他傷行為がみられた．4歳6カ月で広汎性発達障害と診断，5歳時に作業療法が開始された．

家族構成：本児，父，母，母方祖父，母方曾祖父母（別棟）

就　　学：現在，幼稚園に通園．次年度より普通小学校特別支援クラスへ就学予定．

服薬状況：リスパダール1 mg/日，デパケン100 mg/日

担当者の経験年数：7カ月（広汎性発達障害担当経験），総臨床経験8年7カ月

表2　実施された検査

検査	得点
新版K式発達検査 （検査時年齢5歳3カ月）	姿勢・運動：3歳10カ月以上 認知・適応：4歳1カ月（78） 言語・社会：3歳11カ月（75）
小児自閉症尺度 （検査時年齢5歳3カ月）	29点（自閉症の傾向は低い）
JSI－R（検査時年齢5歳）	赤（感覚刺激の受け取り方に偏りの傾向が推測される感覚系） 　：前庭覚，聴覚，視覚 黄色（若干，偏りの傾向が推測される感覚系） 　：触覚，味覚
JMAP（検査時年齢5歳）	危険域：総合点，基礎能力，協応性，言語，複合能力 注意域：非言語

2）担当者の評価・解釈

（1）収集し得た情報

ニーズは，「自宅で5分ぐらい座って机上で遊べるようになってほしい」であった．母親は本児を温かく見守っているが，幼稚園の様子を把握していない面もみられた．幼稚園では本児が混乱すると，加配の保育士が丁寧に説明すること，静かな場所へ連れていくことで対応している．

（2）心身機能・身体構造

全身的に低緊張で，姿勢を崩していることが多い．椅子から体がはみ出していても，身体の軸が歪んでいても気づかないことが多い．触覚によって物の形や手指を判別することは苦手である．前庭覚はコントロールされた刺激量では積極的に楽しめる．聴覚刺激が苦手で，にぎやかな場所や突発的な音により混乱がみられる．また，視覚刺激で注意が容易にそれる．多動は状況理解が難しいときや突然の聴覚刺激入力により著明にあらわれ，笑いながら離席するためふざけていると誤解を受けやすい．

（3）活動・参加

穏やかな性格で，ゆっくりとしたペースを崩さない．私立幼稚園年長組では，他児の後ろをついていくことで集団生活がなんとか継続できているものの離席や混乱した場面もみられる．2つまでの行動を含む指示ではまとまった行動を取ることができるが，3つ以上では不確実となり多動に結びつく．

セラピストと対象児との遊びの場面では，決めたその日の遊びの流れをホワイトボードに絵で順に描き示すことで，行動がまとまりセラピストの意図を理解させやすくなる．また遊びの終了時にはタイムタイマーを利用することで，自発的な行動の切り替えを引き出せる．好きな活動の傾向は，机上課題よりも粗大運動であり，

前庭・固有受容覚刺激が含まれる活動を行うと，その後，注意の集中が得られやすい．また，担当作業療法士に遊びたいものを言語を介して要求する．セルフケアは年齢相応に自立している．

(4) 環境因子・個人因子
　幼稚園から帰宅後は曽祖父母とともに過ごし，就寝時に母のもとに戻る．父母間で子どもが置かれている状況の理解が一致せず，療育方針は食い違う面が多い．父親は育児には参加せず威圧的な態度で本児に接するため，本児は不安となりパニックなどをおこす．

3) アドバイザーから担当者へのコメントとアドバイザーの評価
(1) 情報収集
　本児は月2回程度の外来ケースである．家庭での状況を把握することはもちろんであるが，1日の大半を過ごす幼稚園での状況を把握するための情報収集が行えている．家庭と幼稚園それぞれの生活の場において本児が異なる評価と対応を受けていたという重要な情報が得られている．本児の困り事への気づきと理解の仕方が親と療育関係者の間でギャップがあることを把握できたことによって，作業療法セッション以外にも支援の必要があることに気づくことができたのではないか．

(2) 心身機能・身体構造
　JSI－R（日本版感覚インベントリー）により感覚刺激に対する本児の反応傾向をつかもうとしている．しかし評価者が誰なのかが記載されていない．JSI－Rは採点する人によって観察する視点や評価基準が異なるために結果に差がみられることがある．もし母親が評価したのであれば，本児の行動にどの程度気づき，どのように理解しているのかを想像するのに利用できる．また，保育士も評価したのであれば，母親の評価結果と対比しながらフィードバックすることで双方の本児の理解にギャップがあることを伝えることができるだろう．JSI－R評価結果は緑・黄・赤の3段階尺度で評定されているが，感覚過敏，感覚探求，低登録の傾向であるのかは不明確なので，147ある項目にどのような傾向があったのか質的なコメントが追記されていると理解しやすい．また，その情報は本児にも実施されているJMAPなどより細かい検査や行動観察の実施において，本児の反応傾向を予測する材料にもなる．

　認知機能に関する評価は，新版K式発達検査が実施されているが，広汎性発達障害の場合，認知機能のアンバランスな発達により能力の個人内差が大きい場合がある．評価においては，全般的な発達水準の確認のみならず，得意もしくは苦手な検査課題に共通する因子を確認し，苦手な部分を得意な部分で補いながらも，苦手な部分の発達を段階的に促すことができる情報の整理が重要である．

(3) 活動，参加

　本児は保育士の全体指示にはなかなか従えないものの，周りの子どもの動きを見て幼稚園の生活を送っていた．他児とは遊びを共有できず，独りで走り回るか大人にべったりとまとわりつくことが多かった．ADLは自立レベルの能力をもっているものの，同年齢の集団生活では十分に発揮されていなかった．このような活動・参加において不適切な状況が生じている背景には，担当者も評価しているように感覚調整障害があると考えられる．たとえば，聴覚への過敏性により集団場面での不適応が生じ，前庭・固有受容覚の感覚探求傾向が多動を引きおこしていると考えられる．感覚刺激に対する子どもの反応を分析することを通じて，いわゆる不適応行動を軽減し集団のなかで本児にとって意味のある適応行動やコミュニケーションを引き出す目的的活動のヒントが得られる．

　本児は来春に就学を控えているため，どのような学習スタイルが学校生活への適応を助けるのかを療育担当者や入学先と協議し準備していくことがタイムリーな支援となる．本児には実施されていないが，認知処理過程を評価できる検査，たとえばK－ABCなどを実施することで学習指導に関する有益な情報が得られるであろう．また社会生活面の評価にはS－M社会生活能力検査が有用であろう．これらの情報を基に学校生活の支援ツールとして，絵や写真の利用で理解を促したり，タイムタイマーを利用するといった視覚的支援（構造化）が有効であるか検討する必要がある．作業療法における視覚的支援の目的は自律した（自立した）行動の促進であることをここで確認しておきたい．視覚的支援によって理解が促されているかどうか，安心・安定が得られているかどうか，主体的に動けているかどうか，最終的に自尊心を高められているかどうか再評価することが大切である．

(4) 環境因子

　本児の1日の生活を空間で分けるならば，幼稚園，曾祖父母宅，そして自宅となる．環境の違いによって本児の行動特徴がどのように違うのか，またそれぞれの環境にいる人（保育士，曾祖父母，父母）がどのような態度で本児に接し，どのような困り感をもっているのかを知ることは，本児に必要な安心で快適な生活環境を提案するために重要である．本児の場合，家庭と幼稚園との連携が少ないこと，自宅において父母間で養育態度が異なること，父親の威圧的な本児への接し方が多動，いたずら，パニックの引き金となっていると思われた．本児に必要な環境と接し方が正しく理解されてないことで，良好な社会性の習得や親子関係の構築をも阻害していることが推測できる．

4）解釈と介入計画

(1) 利点と問題点の整理

　利点は，体を動かして遊ぶことが好きであること，状況の理解ができれば苦手なことにも積極的に取り組めること，幼稚園が作業療法士に協力的であること．問題点は，①集団活動の場面など刺激が多い環境では集中できない，②指示された内容

が十分理解できず他児の真似をすることで対応したり，うまく対応できない場面ではふざけるなどの，場にそぐわない行動を取る，③本児の障害に対して養育者 - 支援者間での共通理解が得られていないこと．

（2）解釈

本児の社会性とコミュニケーションの問題の原因のひとつは，感覚調整障害である．聴覚刺激に対する過敏性は集団場面での注意集中を妨げている．さらに嫌悪刺激を予測しにくい行事や他児との交流を避ける傾向となっている．前庭－固有覚刺激に対する感覚探求傾向は粗大な運動の欲求を対象児に生じさせ，持続的な着席行動を困難にしている．また言語的な情報による状況理解に混乱が生じると場にそぐわない発言や行動にいたる．

（3）介入計画

【長期目標】
①地域小学校の生活スケジュールに合わせて集団生活が送れること
②家庭内で本児への対応の共通理解が得られ，父親がいても落ち着いて家庭生活を送れるようになること

【短期目標】
①家庭で30分くらいは座っていられるようになること（親の希望）
②見通しをもって卒園式に参加できること（保育士の希望）
③父親が本児の感覚探求の満たすかかわりができること

【作業療法プログラム】
①作業療法場面において前庭－固有系の感覚探求を満たす遊びのレパートリーを増やすとともに，机上課題の前に，そのような活動を行えるよう状況を設定する
②対象児の能動的な遊び活動のなかで，まとまりのある行動を促す
③集団場面で求められる行動の理解を促すための最適な伝達方法について，作業療法場面での活動を通して検討する
④幼稚園教諭と連携し対象児の聴覚過敏に配慮した集団活動について検討する
⑤両親，療育担当者，就学先に対して本児の障害の正しい理解を促す

3．事例に学ぶ評価のエッセンス

1）子ども本人の主訴

この事例の主訴は，自宅で落ち着いて机上課題に取り組めない，幼稚園の集団場面での不適応行動などが挙げられているが，これらの問題は，本人の"困り事"を示したものではなく，周囲の人が困っている内容である．対象が子どもで，十分な表現力がない場合，養育者からの視点だけで問題点を挙げ，その介入が検討されることが多い．本人は，どのような"困り事"をもっているのかを対象児の視点に立っ

て共感的に理解しようとする評価は，支援者に十分ニーズを伝えることができない広汎性発達障害児・者において重要な点である．

2) 状態像の捉え方と評価のポイント

(1) 多動性・注意散漫と感覚統合障害

多動や注意散漫が生じる原因はさまざまである．評価においては，まずどのような状況で生じやすい，もしくは生じにくいのかを分析し，その原因・背景について分析を深めることが大切である．本事例の場合，周囲の感覚刺激に対する過剰反応や特定の感覚刺激への欲求を満たすための行動などが多動性・注意散漫と関連していると考えられたため，感覚統合に関連する評価が有用となる．対象児が欲求する刺激や注意集中を妨げる刺激の質や量を観察によって分析し，どのような活動・環境を提供することで対象児の行動に変化を生じさせることができるのかを検討する．また姿勢保持機能が低下している場合，持続的な坐位保持が保てず多動性・注意散漫を引きおこすことがある．抗重力位での筋緊張・同時収縮などの評価を実施する．

(2) 周囲から求められていることの理解と自律

広汎性発達障害の場合，「いま，何をすべきか・何を求められているのか」という状況判断が苦手であることが多い．本事例では，集団生活場面において状況判断ができず混乱している場面と，自分では判断できないが他児の動きを真似しながら集団に適応している場面があるようである．具体的な指示の必要性の程度，理解できる内容の程度など，日常生活での行動観察や認知・言語発達検査などを基に評価する．また1対1の関係では理解できる口頭指示の内容も集団のなかでは伝わらないことも多く，状況によって発揮できる能力の違いについても把握しておくとよい．

また対象児に要求されていること（課題）の分析も評価の重要な部分である．幼稚園・学校で提供されている課題の難易度が対象児の能力に対して適切でなければ，対象児は適切な行動を取ることが困難となる．対象児が理解でき興味をもつことができる課題であるのか，対象児の知的発達検査の結果と課題の内容（要求水準）を比較検討しておくことが重要である．

3) 特別支援教育との連携を踏まえた評価

本事例のトラブルは幼稚園の場面で主に生じており，今後，支援を進めていくためには，小学校（幼稚園）と連携が不可欠である．作業療法評価においても，可能であれば学校・幼稚園に訪問し実際の場面で評価を実施することや（作業療法士が訪問できない場合，ビデオ撮影などを依頼することもある），現場の状況（支援を実施するために活用できる施設・設備などの物理的環境，対応できる職員体制などの人的環境）などについても評価しておくことは，連携した介入計画を立案する上で有用な情報になる．

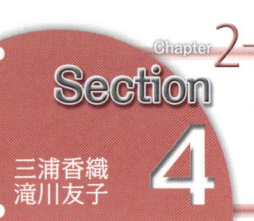

Chapter 2-III Section 4 子どもの不安障害
－場面緘黙により幼稚園生活に支障をきたした事例－

三浦香織
滝川友子

● KEY WORD　包括的評価，感覚統合，環境調整

1. 障害の特徴と評価

1）障害の特徴

　不安障害は激しい恐怖や過度の心配，不安感を主症状とするもので，子どもの場合は行動や身体症状として出現しやすい[1]．自己評価の低さ，友人関係の難しさ，学校不適応，不登校といったさまざまな問題につながり，成人期に継続することもあるため，早期介入が重要となる．

　現在不安障害のひとつと考えられている場面緘黙は，話したり理解する能力はほぼ正常であるにもかかわらず，幼稚園や学校などの社会的な状況で声を出したり話したりすることができないもので（表1），身体が緘黙という症状によって不安から自分を守っていると考えられる[2]．症状は場所やそこにいる人，活動内容によって異なり，なかには体が思うように動かせない（緘動）こともある．その要因は複合的で，不安になりやすい遺伝的側面，感覚過敏などの感覚統合障害，発音や言語表現が苦手な表出性言語障害による失敗への恐れ，状況の読み取りや人とのかかわりが苦手などの発達障害，引っ越し・転校などの環境要因，言語スキルの問題などが挙げられる．似た症状をもつ場合にも，要因や特徴は異なるため，「話せない」という症状だけに注目せず，子どもの全体像を包括的に理解してアプローチをしていく．

　場面緘黙の子どもは幼い頃から強い不安の徴候を示すことが多く，分離不安，癇癪，泣いたり不機嫌になりやすい，融通がきかない，睡眠の問題，引っ込み思案などがみられる．

表1　場面緘黙（DSM-Vによる）

A. ほかの状況では話すことができるにもかかわらず，特定の社会状況（話すことが期待される状況，たとえば，学校）では，一貫して話すことができない．
B. この障害が，学業上，職業上の成績または対人的コミュニケーションを妨害している．
C. この障害の持続期間は少なくとも1カ月（学校での最初の1カ月に限定されない）．
D. 話すことができないことは，その社会状況で要求される話し言葉の楽しさや知識がないことによるものではない．
E. この障害はコミュニケーション障害（例：小児期発症流暢症）ではうまく説明されないし，また，自閉スペクトラム症，統合失調症またはその他の精神病性障害の経過中にのみおこるものではない．

作業療法の主な目的は，不安を低くし，自尊心を高め，社会的場面での自信やコミュニケーションを増やすことである．作業療法で出会う子どもにはほかの発達的問題をもつ場合が少なくないと思われ，それらの発達を促しながらアプローチを行っていく．話をさせることに重点を置かず，言葉を用いてほしいという期待を感じさせないようにすることが重要なポイントである．不安が低くなり自信を得ていけば，コミュニケーションは増え，言葉を使う状態に変化していく．

2）用いる評価

まずは他部門より生育歴，家族歴，ほかの不安症状，家族の離婚・死などのストレス状況，治療歴，場所／人による緘黙の有無を情報収集する．発話・言語については言語聴覚士から，心理検査の結果は臨床心理士から得る．

評価法を**表2**に示す．家族にKIDSなどにより家庭での様子をチェックしてもらい，全般的な発達と各領域の特徴を把握する．

初回には最も不安になりやすい新奇な状況における子どもの表情，姿勢・運動などの様子をみる．作業療法士やほかの大人，子どもとの関係の取り方，感覚過敏など感覚統合の状況を観察する．

作業療法室でも緘黙がある場合には言葉で答える評価は困難なため，人物画検査や発達検査のなかから言葉を発しなくてもできる項目を選んで行うとよい．検査時の反応から子どもの認知の特徴，問題解決の仕方，不安傾向などをみる．感覚統合に何らかの問題がありそうなら，JSI-Rなどで感覚や行動の特徴を家族にチェックしてもらい，詳細な評価を必要に応じて行う．

CMASは顕在性不安検査MASの子ども版である．状況要因に影響されない長期的な人格特性としての「特性不安」を測定するもので，子どもの不安傾向を知ることができる．ただし対象年齢は小学4年以上である．

表2　場面緘黙の子どもに用いられる主な評価法

不安検査	CMAS 児童用不安尺度　小学4年～中学3年
発達検査	KIDS 乳幼児発達スケール　0歳0カ月～6歳11カ月　など
知能検査	DAM グッドイナフ人物画知能検査　3歳～10歳 WPPSI 知能診断検査Ⅲ　3歳10カ月～7歳1カ月　※非言語で解答可の項目 日本版 WISC-Ⅳ知能検査法　5歳0カ月～16歳11カ月　※非言語で解答可の項目　など
感覚統合検査	J-MAP 日本版ミラー幼児発達スクリーニング検査　2歳9カ月～6歳2カ月　※非言語で解答可の項目 JSI-R 日本感覚インベントリー　4歳～6歳データで作成　など SP 感覚プロファイル　3～82歳 ITSP 乳幼児感覚プロファイル　0カ月～36カ月

2. 事例提示

1）基本情報

対象児：5歳，男児（A男）

診断名：場面緘黙，広汎性発達障害の疑い

発達歴：周産期，異常なし．生後3カ月から強い人見知りがあった．始語1歳5カ月，便意の訴え3歳7カ月．2歳頃まで特定のテレビコマーシャルに泣く，偏食など，音や味，人の反応に対する過敏さがみられた．2～3歳まで癇癪で物を投げ，現在も分離不安が少しある．

現病歴：X年春（3歳8カ月）幼稚園入園以来，園で言葉を発さない．

社会歴：父（会社員），母（主婦），2歳下の妹と4人暮らし．父は幼い頃A男によく似ていたため「A男は大丈夫」と考えており，A男と遊ぶが時間は短い．母は内向的で幼い頃もおとなしかった．A男がぐずぐず言うと怒鳴ってしまう．妹は勝気．

担当者の経験年数：3カ月

2）担当者の評価・解釈

（1）収集し得た情報

妹が一緒にいると外でも話す．同年児と遊べない．キーパーソンは母．頭部MRIでは異常所見なし．母が記入したKIDSはDQ85で「理解」「対成人社会性」が年齢相応の一方，「表出」「概念」4歳レベル，特に「対子ども社会性」2歳レベルで発達上のばらつきが大きい．WPPSIは言語性IQ90，動作性IQ97，全IQ92．検査時，はじめは緊張不安がみられたが，次第にリラックスしよく話した．自信がないときとほめられたときの態度が大きく変化した．概念理解がやや遅く，文復唱でつっかかる部分があった．紐通しでは左手の使い方が下手で，正面から見た通り模倣しようとした．検査後小声で「楽しいね」と言った．病院スタッフの特定の保育士とは少し会話できた．

（2）心身機能・身体構造

J-MAP（表3）では協応性，複合指標，総合点で注意域であった．

心理・対人面ではJ-MAPの「人物画」で紙を折り曲げて隠しながら描き，課題提示時に「得意だよ」と発言し，答が不完全だとその説明をしきりにした．母が記入したJSI-Rでも，親から離れられない，自信がない，新しい場に慣れないことが挙がっていた．人に見られることへの過敏さ・自信の低さにより防衛的言動が目立つと考えた．

知的機能面はJ-MAP言語指標の「指示の理解」で "車の前" がわからず，緊張の高さとは別に理解の遅れがあると思われた．

感覚面ではJSI-Rで前庭覚が注意域で，A男にとって不安を想起する場面の前庭覚刺激を過度に怖がる傾向にあった．一方，前庭系遊具で快反応がみられたこ

表3　J-MAP 評価の変化

	初期評価（5歳1, 2カ月）	再評価（6歳）
総合点	Y	G
基礎指標	G（R：立体覚）	G（Y：片足立ち）
協応性指標	Y（R：舌運動，Y：積み上げ，点線，構音）	Y（Y：舌運動，構音）
言語指標	G（Y：指示の理解，文章の反復）	G（Y：指示の理解，文章の反復）
非言語指標	G（Y：物の記憶）	G（すべてG）
複合課題指標	Y（R：肢位模倣，Y：人物画）	Y（R：人物画）

G：標準域　Y：注意域　R：危険域

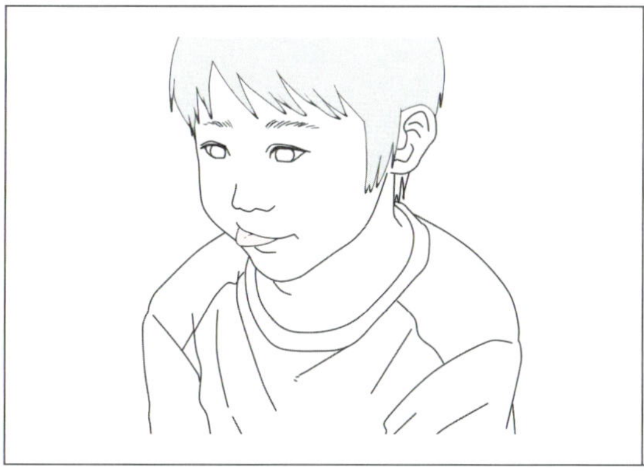

図1　舌運動 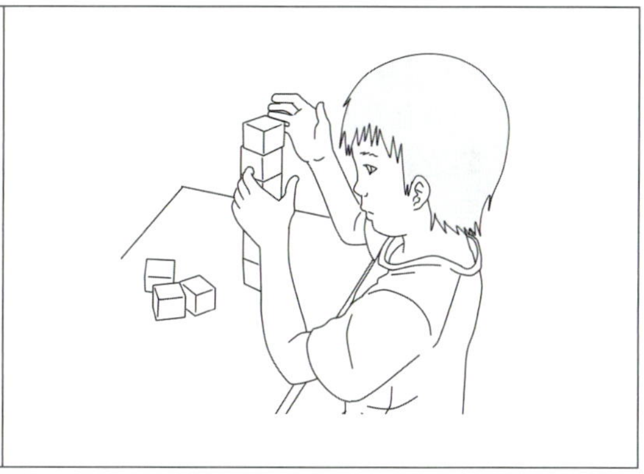　　　　　　　図2　積み上げ

とから，前庭覚過敏というよりむしろイメージ・認知の問題が強く影響していると推測した．J-MAP 実施時担当者の身体介助に過剰に笑い声をたてており，触覚過敏が疑われた．

　運動面では，前屈みにぎこちない歩き方をし，前庭系遊具の活動ではバランス反応の弱さがみられた．J-MAP で前向きに取り組めた基礎指標・協応性指標においても危険域：手指判別，舌運動（図1）や、注意域：積み上げ（図2）、点線引き、構音の項目があり，KIDS でも「運動」が4歳前レベルであったことから，何らかの神経学的障害が疑われた．

(3) 活動・参加

　家庭での会話は問題ないが基本的に家族の前以外では話さない．妹がいると他児を交えても話せる．入園以来幼稚園で言葉を発さない．家で朝気持ちが少しつまずくと強く登園拒否し，教室入室後も20分ほどパニック状態．その後は普通に過ごすことができ，基本的に園に行くことは楽しい様子．A男が母と話すのを見た他児に，話していることを指摘されると黙ってしまう．帰宅後「○ちゃんが『A男くんしゃべってるよ』って言ってたー」と笑顔で話すこともあり，「話さない自分」を意識し，いっそう場面緘黙を強化していると考えた．

スタッフの保育士と遊んだ経験がよいイメージを形成し，臨床心理士による検査でも作業療法室での担当者との会話にも初回から応じた．担当者とのアイコンタクトは良好なときと取れないときがあり，会話は応じるが疎通性が悪い．担当者以外の作業療法士には緊張が高く，歩行もぎこちなくなるほどだった．

ADL面では野菜が食べられない偏食がある．

(4) 環境因子

母はA男の内面を心配する一方で，初診時から「病院に依存していいのかわからない」と消極的であった．「幼稚園で話せるようになる練習として」作業療法を開始した．幼稚園の担任が協力的で対応が柔軟である．

3) アドバイザーから担当者へのコメントとアドバイザーの評価

(1) 情報の収集

他部門からの情報は，必要な事項を網羅できている．検査時のA男の様子も詳細に把握しており，作業療法評価を進めるのに重要な情報を多く得ている．

(2) 場面緘黙の子どもとのかかわり方

A男は当初から担当者と会話ができたため，言葉で答える検査も行い，初期評価をスムーズに行えた．他スタッフとともに担当者もA男に緊張感を与えない雰囲気をつくれたことが大きなポイントと思われる．

(3) 場面緘黙の特徴に沿った評価

上述したように場面緘黙には多様な特徴や要因がある．A男も遺伝的要因，認知の固さ，同年児とのかかわりの難しさ，感覚統合の問題，発語の問題が関係しあっていることが推測された．適切な治療計画を立てるためには，このような包括的，多面的な評価が必要である．

(4) 感覚統合の評価について

A男の感覚統合の問題に気づき評価を行っている．前庭覚過敏と認知・イメージの関係については，前屈み姿勢，バランス反応の弱さにみられる前庭覚の過敏さが新たな環境に積極的にかかわることを苦手にしている側面もあると考えられる．回転後眼振検査SCPNTなどを追加しながら，両者の関係についてさらにみていくとよい．

触覚についてはJSI-Rでは標準域だが，観察から過敏を推測している．触覚過敏が手指操作のぎこちなさ，子ども集団を苦手とする一因になることは多く，これについても精査していく．

概念理解の遅れについては，その基盤となる視覚と前庭覚・触覚・固有受容覚の統合による身体図式の発達とも関連している可能性がある．

4）解釈と介入計画
（1）利点と問題点の整理
　利点は，＃1知的機能はおおむね良好である．＃2妹や特定のスタッフとは会話できる．＃3作業療法室での活動を楽しめる．＃4幼稚園担任が協力的で対応が柔軟である．

　問題点は，＃5前庭覚，触覚の過敏がある．＃6概念理解が弱い．＃7会話の疎通性が低い．＃8イメージ・認知の偏り．＃9対人緊張が高く，自信がない．＃10心理的なつまずきを引きずり，パニックとなる．＃11幼稚園で場面緘黙が入園以来1年半続いている．＃12父母もA男に共通する性格特徴がある．

（2）解釈
　A男の場面緘黙には複数の要因が考えられる．問題の根底には＃8イメージ・認知の偏りと＃5感覚統合の問題の2点が中核にあり，ともに＃6概念理解，＃10パニックに影響して，これらにより同年児の集団での活動において＃9自信の低さ・対人不安を引きおこしていると考えられる．一方，＃1〜3の利点から，環境が整えば人と楽しみを共有することができると予測した．さらに＃4幼稚園担任との連携により，幼稚園でも環境調整を行うことができると考えた．

（3）介入計画
【長期目標】
①作業療法室を家庭外で自信をもてる場とし，安心して遊ぶ
②対人不安・緊張を緩和する
③遊びのスキルを向上する
④全般的なコミュニケーション能力を向上する

【短期目標】
①担当者の援助のもと，見通しをもった活動により成功体験をする
②気持ちを自然に表現できる自信を獲得する

【プログラム】
　さまざまな遊具，玩具を用いて感覚統合を促す運動遊び，ごっこ遊び，ゲームなどを行う．そのポイントは以下の通りである．
　①遊びのオリエンテーションを視覚的・言語的に行い，その日の流れに見通しをもてるようにする．遊びを1回でも成功させてから次の遊びを行う
　②はじめは母，妹と同室で行い，慣れた後分離する．さらに幼稚園担任，ほかの作業療法士，同室の他児との物理的接近や交流の機会を部分的，段階的に設ける
　③A男自身の意向・気持ちを担当者に伝えられるように，発語に重点を置かず写真カードなどの非言語的コミュニケーションを用いる

　また，次の環境調整を行う．

①母に不安の防衛としての場面緘黙の意味と，その要因であるA男の特徴を伝える．作業療法室でのA男の挑戦や対人面の変化を随時伝え，幼稚園での緘黙に一見変化はなくても対人行動は改善されていることを理解してもらう．
②幼稚園担任に作業療法室への来訪を依頼する．発語を強要しない場面づくりの必要性を伝え，発語があったときは大きな反応をせず自然に対応することを勧める．A男の発語に反応する他児には「A男の発語は特別なことではない」と説明するよう提案する．

5）その後の経過

　初回から担当者とはよく話したが，アイコンタクトを安定して取りにくく，質問の意図とずれた返答が目立っていた．幼稚園担任が来室し，一緒に遊ぶと担任とも会話できた．他の作業療法士には，初め体を強張らせすくんでいたが，後には担当者が間に入ると関わり，さらに簡単な言葉のやり取りを小声で行った．他児とは当初はそばにいるだけで表情を硬くしていたが，後にはジェスチャーで関わるようになった．

　緊張場面では「手伝い要る？　一人で大丈夫？」など行動の選択肢を示すとA男自身で乗り越えられるようになり，未経験の遊びに，はじめはやや緊張するも慣れて楽しめるようになった．遊びの写真カードを選ぶよう設定すると，自信をもって取り組むようになった．

　台に乗っての遊びでは常に壁に片手をつき表情もやや硬かったが，「ちょっと怖い」と担当者に設定変更を求めることができた．スウィング上からの輪入れではバランスを崩しやすいが快反応を示し，後には活発にスウィングから床上のぬいぐるみ集めを行うようになった．

　対人面で緊張感は残るものの適応的な言動が多くみられるようになり，X+2年春頃より幼稚園での場面緘黙は改善してきた．同年夏（6歳）のJ－MAP再評価（表3，p.203）では身体図式，指示の理解，手の協応性の評価項目が大きく改善し，総合点も標準域となった．余裕をもって取り組み，誤答しても防衛的な発言がなくなり，検査時の失敗への不安感が激減した．

　X+3年3月，幼稚園で担任とのやり取りができるようになり，他児の話しかけにもたまに言葉で返すようになった．A男の変化と今後の課題を母に伝え，就学する小学校へ伝達文書を作成し，作業療法終了とした．

3．事例に学ぶ評価のエッセンス

1）状態像の捉え方と評価のポイント

（1）場面緘黙の捉え方

　場面緘黙は往々にして「話せるのに話さない」と捉えられがちである．子どもは周囲から誤解を受け，発語を強要され，その苦しみを理解されず孤立している．また親も子どもの緘黙を理解できず悩み，発語を強要してしまい自分を責め，子育て

に自信を失い孤立している．「話せない」のだということをまずは介入する者自身がしっかり認識しておくことが重要である．

（2）感覚統合の評価
発達過程における感覚統合は，前庭覚による空間での安心感と楽しさの感情，触覚による情緒的安定と対人交流，固有受容覚による情動の調整を培っている．場面緘黙という不安障害の要因のひとつとして感覚統合障害を捉えると，前庭覚過敏による不安感，触覚過敏による対人交流の難しさが大きな問題となることがわかる．

（3）言語を用いない評価
グッドイナフ人物画知能検査で動作性知能が算出されるだけでなく，子どもの身体図式，心理状態なども読み取ることができ，場面緘黙の子どもに有効である．

2）評価にあたって心がけたいこと
（1）多様な要因の分析
場面緘黙の要因の分析には多様な視点が不可欠である．特にA男のように発達障害が確定診断されない程度の場合，対人・集団行動で問題がみられても，障害と気付かれにくいと考えられる．また，環境の要因も非常に大きいため，全方位からの評価を行っていく．

（2）安心できる場／人としての作業療法士
人に見られることに敏感な子どもを対象としていることを念頭に置いて，安心できる環境を初回から作っていく．言葉を発しなくても受け入れられている，と子どもに感じてもらうために，作業療法士自身が不安や緊張をコントロールできていることが大事である．

（3）家族への支援
家族は子どもの場面緘黙に孤立し，しかも自身も不安になりやすい傾向があるため，まずは家族にも安心してもらえるような評価を行っていく．

参考文献
1) 久保木富房編：子どもの不安症　小児の不安障害と心身症の医学．日本評論社，2005．
2) かんもくネット：場面緘黙Q&A　幼稚園や学校でおしゃべりできない子どもたち．学苑社，2008．
3) McHolm AE et al（河井英子・他訳）：場面緘黙児への支援　学校で話せない子を助けるために．田研出版，2007．

Chapter 2

事例編

Ⅳ. 高齢障害者の事例

1. 認知症高齢者
2. 高齢者の不安障害
3. 虚弱高齢者の事例

事例編　IV．高齢障害者の事例

Chapter 2-IV
Section 1　認知症高齢者
－認知機能低下によりトイレ動作に混乱をきたした老健入所女性－

渡邊基子
村木敏明
市川祥子

● KEY WORD　認知機能，生活障害，人的・物的環境

1．障害の特徴と評価

1）障害の特徴

（1）中核症状と周辺症状

　脳の器質障害によって生じる中核症状には記憶障害や見当識障害，遂行機能障害，判断力障害，注意障害，問題解決能力障害，さらに失行・失認・失語などがある．これらの中核症状に身体・心理・状況的要因が関連して，周辺症状が惹起される．行動障害としては徘徊や暴言・暴力，過食・異食，介護者への抵抗などがあり，精神症状としては幻覚や妄想，抑うつ，不安，依存などがある．これらの障害は，以前はいわゆる介護者側の立場から判断して問題行動と呼ばれていたが，現在では当該者本人の立場からBPSD（Behavioral and Psychological Symptoms of Dementia：認知症の行動・心理症状）と呼ばれている．ADLはこれらの影響を強く受ける．認知症を生きる姿は医学的所見だけでは理解・判断できるものではなく，人柄や生きてきた軌跡，身体条件，脳損傷，現在の生活状況などという複数の要因を掛け合わせてできていると解釈できる．

（2）原因疾患と鑑別診断

　認知症は疾患名ではなく症状レベルの名称であることより，その原因疾患が特定されることにより，その後の治療方針や予後あるいはかかわり方は変わってくる（表1）．また，認知症と同じような症状を示す疾患がある（表2）．そのため，適切な診断・治療により，症状の改善が見込まれるため，認知症との鑑別診断が重要となってくる（表3〜5）．

表1　認知症の原因疾患

分類	Treatable dementia	Untreatable dementia
定　義	原因疾患の治療（cure）により認知機能や症状が改善する認知症	治療（cure）よりもcareが主である．認知機能や症状はある程度まで改善する認知症
疾　患	正常圧水頭症，慢性硬膜下血腫，内分泌・代謝性・中毒性疾患など	変性疾患，脳血管障害など

表2　脳血管型認知症とアルツハイマー型認知症

特　徴	脳血管型認知症	アルツハイマー型認知症
自覚症状	初期にはある	ないことが多い
発　症	神経症状を伴い突然	エピソード記憶の低下
進み方	階段状	ゆっくり単調
神経症状	麻痺やしびれなど	初期には少ない
特　徴	まだら	全般性
人　格	比較的保たれる	変わることが多い
ケアの留意点	個別的に対応．一定の距離を取りながらの個別ケアに重点	なじみの仲間に代表される小集団の形成．場における存在の安心感を与える

表3　鑑別診断①（加齢による物忘れと認知症による物忘れ）

	加齢による物忘れ	認知症による物忘れ
原　因	加齢による生理的変化	不明（脳の病的萎縮）
変　化	極めて徐々にしか進行しない	進行性である
自　覚	自覚し思い出そうとする	自覚が乏しい
範　囲	体験の一部を忘れる	体験したこと自体を忘れる
日常生活	大きな支障はない	支障をきたす
精神症状	なし	幻覚，妄想，作話など
見当識	障害されない	障害される

表4　鑑別診断②（うつ病と認知症）

	うつ病	認知症
症　状	抑うつ，心気的症状	認知・記憶障害
感　情	抑うつ気分の持続，状況で変化	悲哀感の乏しさ
返　答	反応遅延，正直に「わからない」	言い訳，ニアミス返答
持　続	数週間〜数カ月	永続的
訴　え	あり	少ない
妄　想	心気・罪業・貧困妄想	物盗られ・被害・嫉妬妄想
自殺傾向	しばしば	少ない
夜間増悪	ない	あることが多い

表5 鑑別疾患③（せん妄と認知症）

	せん妄	認知症
発 症	急激	緩やか
症 状	意識障害，注意障害，幻視，不安	認知・記憶障害
持 続	一過性（数日〜数週間）	永続的
日内変動	強い（夕方・夜間に増悪）	ともなわない
薬物の影響	受けやすい	受けにくい
環境の影響	受ける	受けにくい
睡眠覚醒リズム	障害あり	障害されにくい
身体疾患	多い	時にあり

2）用いる評価

　一般的に知的機能検査には質問式評価を用いるが，認知機能障害などにより質問の応答が不可能な場合，評価には基本的に行動観察式評価を用いる．これは，当該機能低下のため，結果に信頼性や妥当性が得られにくいからである．検査は検査結果として点数化あるいは記号化・序列化されるにすぎず，その結果のみから，クライエントの全体像を把握するには限りがある．クライエントが「その人なり」の環境において，いかに生きているかを包括的に理解するには，日常生活において，いかなる活動を行っているかを観察する必要がある．われわれ作業療法士は個々人が作業にかかわる際の独自に有する能力を把握する必要がある．作業とは，私たち自身が個人的に所有するために行うものであり，作業は意味と価値をもたねばならない．また，作業は私たちの時間や環境に習慣的にかかわるものでもある．つまり作業とは，人間がかかわるすべての諸動作（生きる・働く・楽しむ）である．これらについて多方面から情報収集することに加えて，生活場面や対人交流場面なども観察することが重要である．

（1）質問式評価尺度（表6）

　利点としては，能力（できる・できない）を直接に評価することが可能であることや，検者によるばらつきの少ないことである．注意点としては，ラポールが形成されていることや，不安が除去されていること，身体状況の影響を受けやすいことである．

（2）行動観察式評価尺度（表7）

　利点としては，クライエントの負担が少ないことやコミュニケーション・視力・聴覚に障害があっても施行が可能なことである．注意点としては，検者間のばらつきが大きいことである．

表6 質問式評価尺度

スケール	評価項目	特徴
HDS-R	年齢・日時・場所の見当識，言葉の記銘・遅延再生など	スクリーニングテスト．生年月日の確認ができれば対象への質問により可能
MMSE	命令指示，図形模写，概念構成など動作性を含む	認知障害のスクリーニング．簡便で短時間で施行可能
N式精神機能検査	記憶，見当識，計算，概念構成，図形模写，空間認知など	動作性を多く含む．重度の運動・視力・聴力障害には施行不可．重症度分類が可能
国立精研式認知症スクリーニングテスト	生年月日，日時の見当識，一般常識問題	地域における早期発見に有効．既往歴の聴取が必要

表7 行動観察式評価尺度

スケール	評価項目	特徴
NMスケール	知的機能，意欲・感情機能，日常生活能力	スクリーニングテスト．重症度分類が可能
N-ADL（N式老年者用精神状態尺度）	歩行，生活圏，着脱衣，入浴，摂食，排泄	総合的なADL評価尺度．重症度分類が可能．NMスケールとあわせて評価
柄澤式老人知能の臨床判断基準	日常生活能力，日常会話・意思疎通，具体的例示	知的レベルの大まかな段階づけ評価
MENFIS（精神機能障害評価表）	認知機能（見当識・記憶），動機づけ（自発性・興味），感情機能（多様性・安定性）	精神機能の個別的・総合的評価
MOSES（高齢者用多元観察尺度）	セルフケア，見当識，抑うつ，イライラ感・怒り，引きこもり	過去1週間の日中の行動を踏まえた身体・認知・感情機能の評価．社会活動性を判定する
Vitality Index（意欲の指標）	起床，意思疎通，食事，排泄，リハビリ・活動	意欲・やる気の評価

2．事例提示

1）基本情報

対象者：80歳代半ば，女性，要介護度2，障害老人日常生活自立度B1，認知症高齢者日常生活自立度Ⅱb

診断名：認知症，変形性膝関節症

既往歴：高血圧症

現病歴：平成X年，両側変形性膝関節症と診断を受ける．その後も独居生活を継続していたが，平成X＋1年，自宅での活動量が徐々に低下し，身体機能の維持を目的に当施設通所リハビリ利用開始．その3カ月後，悪徳商法によるトラブルにてクーリングオフ制度利用．症例は在宅生活継

続を希望したが，家族の希望により当施設入所となる．
- 生活歴：尋常高等小学校卒業後，満州にて看護学校を卒業し看護師となる．助産師の資格も取得しその後，長年，助産師として勤務．17年前の夫の死後，独居生活を送る．
- 家族状況：キーパーソンである一人息子は県外在住で，同居の予定なし．
- 担当者の経験年数：4カ月

2) 担当者の評価・解釈

(1) 収集し得た情報

入所前は ADL・IADL ともに自立していた．社交的で明るい性格であった．趣味は，園芸と体を動かすことが好きで自宅で体操なども行っていた．入所後，息子の面会頻度は少ないが，市内に住む甥夫婦が面会に来ている．息子は母親の在宅での介護困難のため，今後は施設入所を希望している．第一印象は，大柄で朗らかで若く見える．鮮やかなピンクのブラウスと派手な柄のスカートを着ておりお洒落な人．Demands は，「人の世話になりたくない，トイレで失敗したくない」である．

(2) 心身機能・構造（表8）

- 認知機能：HDS－R より見当識・短期記憶・語想起に低下がみられる．時々，食事を食べたことを忘れること，物盗られ妄想様の言動が出現し不穏になることがある．生活歴についても曖昧な点がある．
- 精神機能：笑顔が多く，自ら他者に話しかける．助産師として働いていたことや，幼いころ読み書きそろばんが好きだったことなどを生き生きと語る．その一方で，「こうなってはおしまい」「死んだほうがまし」「何もわからなくなって情けない」などうつ的な発言もしばしば聞かれる．失禁したときには，トイレで頭を抱え「これでは赤ん坊と同じ．死んだほうがまし」などの発言が聞かれることがある．
- 運動機能：身長143cm，体重61.5kg で肥満傾向にある．関節可動域には著明な制限は認められない．両下肢に軽度の浮腫が認められるが，ADL 上

表8 心身機能・構造の評価結果

評価	結果
HDS－R	10/30
ROM	著明な制限なし
疼痛	不定愁訴的に両膝に痛みの訴えあり
MMT	両下肢ともに4レベル
Barthel Index	50/100
Vitality Index	起床0点，意思疎通2点，食事2点，排泄2点，リハビリテーション1点

支障のない範囲である．両膝にときおり痛みの訴えがあるが，不定愁訴的である．筋力は両下肢ともに4レベル．全体的に動作速度が遅く，動作緩慢である．

(3) 活動・参加

ベッド・ベッド柵・普通型車いすを使用．起居・移乗・移動動作は自立．食事・おやつは食堂で自立摂取．食事のときには，居室に誘いに行く．居室トイレにて自ら排泄しているが，ほぼ毎回失禁している．トイレへ行く途中で，何をしようとしていたのかを忘れていることが多い．手すりを使用しての立ち上がり動作には時間がかかる．リハビリパンツ・パット使用し，パット交換を自ら行おうとするが，パット置き場を記憶しておらず捜している．また交換したことを忘れ，再び交換しようとすることがある．スタッフや他入所者へも自ら話かけ，会話している．

(4) 環境

一人部屋．ベッド，テレビ，タンス，机，ソファー，トイレ・洗面台を有する．

3) アドバイザーから担当者へのコメント

(1) 情報収集

認知機能を考慮すると，本人からの聴取だけでは全体像を把握するには不十分であり，信頼性に欠ける部分がある．入所にいたった在宅生活についての情報を，ケアマネージャーや支援相談員，あるいは通所リハビリスタッフから情報を収集すると生活状況が捉えやすい．通所リハ利用時，シルバーカーにて移動したり，世話好きで他利用者様の面倒をみていたりしたり，季節に合った服装をしていた．きれい好きで，自宅内は整理整頓されていた．また広い庭では，家庭菜園を楽しんでいた．

(2) 心身・機能構造

本人の訴えを聞くと，一見うつと混同しがちであるが，認知症によるものであることを理解し評価が行えている．HDS-Rとあわせ，動作性知的機能が評価できるMMSEを用いることも有用である．質問式評価だけではなく，行動観察評価として，スクリーニングと重症度分類が行えるNMスケール，入所フロアーのケアスタッフと協力して身体・認知・感情機能を評価し社会活動性を評価できるMOSES（高齢者用多元観察尺度）を使用することにより，行動レベルでの重症度を把握する．認知機能の低下を考慮し，精神機能評価に行動観察尺度であるVitality Indexを用いたことは適切であった．両膝の疼痛について，不定愁訴的ではあるが器質的な痛みなのか精神的なものなのかを判別しておくべきである．肥満傾向であるならば，BMIを算出するのと同時に，体重の変化を調べ，食事摂取や間食の状況などを把握しておく．

(3) 活動・参加

ADL評価としてBIを用いているが，ADLを認知機能的側面をも含め評価するために，N−ADL（N式老年者用精神状態尺度）が有用である．本人のdemandsである排泄についての評価は詳細に行えているが，その他の動作評価は不十分である．入所中の生活リズムや居室での様子，食事中の他者とのかかわりの様子なども，心理・社会機能として評価しておくべきである．なぜならば，在宅生活のときとは異なり，整理整頓ができず，居室内は衣服が散乱し，タンスも開いたままの状態だからである．スタッフが片付けることはかたくなに拒否したり，季節にそぐわない服を着ていたり，毎日のレクリエーションには自ら参加するがそれ以外の時間は居室で過ごしたりすることが多いなどの情報が得られる．

(4) 環境

車いすからの立ち上がりに時間がかかる一因として，使用している車いすのサイズを確認する．幅広で低床型車椅子を使用しており，座面が低すぎる．居室トイレ内の物品が，本人のリーチ範囲内にあるかどうかを確認する．物的環境のみならず，人的環境も考慮し，ケアスタッフのかかわり方・声掛けの仕方などの情報収集を行う．

4）解釈と介入計画

(1) 利点と問題点の整理

コミュニケーション良好で社交性が保たれている，自立心が比較的保たれている，過去をポジティブに捉え誇りをもち自尊心をもっている，身体機能的に大きな問題がない，自己の現状を分析することができるときのあることが利点として考えられた．問題点は，①ADL（排泄動作など）が動作の途中で中断される，②見当識障害により，時間管理が難しく生活リズムが崩れてしまう，③問題が生じたときに混乱しうつ的・悲観的となる，④ものごとを順序立て，整理整頓することができない，④肥満傾向に加え下肢の疼痛・筋力低下により動作遂行に努力を要す，⑤物的環境（車いす，トイレ内）の調整が行えていない，の5点が挙げられた．

(2) 評価の統合と解釈

認知機能は維持されている部分と低下している部分を有しており，まだら症状を呈している．過去の自分と現在の自分を比較したり，また，できない自分を認識したときに，不安やうつ的な発言が聞かれている．これには，居室内の環境やケアスタッフのかかわり方も影響を及ぼしていると考えられる．中核症状には，記憶障害・見当識障害・遂行機能障害・判断力障害・問題解決能力障害が指摘される．これらがADLに影響を及ぼしている．また周辺症状として行動障害はほとんど観察されないが，精神症状として物盗られ妄想により不穏が出現している．身体機能的に動作緩慢になっていることもあり，認知機能・精神機能に加え身体機能も考慮したプログラムを立案した．

表9 リハ目標

作業療法士	クライエント
・現在のレベルに適した作業活動を提供し	成功体験を積み重ねることができる
・昔,得意であったことを活かし	認知機能を維持することができる
・生活における一日の活動量を維持し	身体機能を維持することができる
・ケアスタッフと連携し	不安・混乱なく過ごすことができる

(3) 介入計画
【ケア目標】
　安心・安全な環境(人的・物的)のなかでできる限り自立した生活が送れる
【リハ目標】
　表9に示す.
【プログラム】
　①塗り絵とカレンダー作成,野菜栽培,簡単な計算・音読ドリル
　②歩行練習(平行棒内,歩行器),マシーントレーニング,関節可動域訓練,筋トレ
　③環境整備(車いすの調整とトイレ内の物品置き場の工夫),ケアスタッフの声掛けの統一

5) その後の経過

　リハビリ室では主に身体機能面に対するプログラムを実施する一方,入居フロアーでは認知機能面に対するアプローチを行った.もともと体を動かすことが好きであった事例は,マシーントレーニングで運動歩数などをフィードバックすることで意欲的に取り組まれ,立ち座り動作がスムーズに行えるようになった.また計算・音読ドリルは簡単なレベルからはじめ,成功体験を感じてもらうようにかかわった.ケアスタッフの協力を得て声掛けをしてもらい,野菜の水やりを毎日の日課とし,その後収獲することができた.またクライエントの更衣動作の時間帯に合わせて,本人の意向を尊重しつつ,ケアスタッフがお手伝いさせていただくようなスタンスでかかわることができるようになった.

3.事例に学ぶ評価のエッセンス

1) 状態像の捉え方と評価のポイント

　①施設というコミュニティにおける日常生活上の課題(個別・集団における)を明確にする
　②その課題の原因を明確にするために,認知・精神・身体機能を総合的に捉える
　③対象者にとって快適な人的・物的環境を評価する

④生活歴に基づいたポジティブなエピソード記憶を手がかりに，その人らしさを引き出す
　⑤変化に寄り添い絶えず評価し，安心・安全な日常生活を目標に，他職種と再検討していく

2）評価にあたって心がけたいこと

　認知症のラベリングから認知機能面に重点を置きやすいが，身体機能面の評価も忘れてはいけない．作業療法士が評価できる部分はクライエントの日常生活全体の一部である．看護・介護職など多職種と情報を共有し，かかわり方を統一することにより対象者を包括的に捉えることができる．

　特に質問式評価の実施にあたっては，対象者とのラポールが形成されていることが前提となる．

　そのためには，ラポール形成の基本であるコミュニケーションスキルを身につけておくことは必須である．

　認知症高齢者は「現在（いま）」という瞬間の連続を生きているといわれている．現在（いま）とは過去の蓄積であり，彼らの「現在（いま）」を理解するためには，彼らが生きてきた「過去」を知る，つまり生活歴の把握が重要となる．認知症高齢者にとって，彼らの視点から身の回りの世界がどのように変化し，その世界がどのようにみえているのかを，関係職種が統一した見解をもって理解しようとすることは重要である．

　認知機能は経年的に低下していく．その人が最期までその人らしく在り続けられるために，失われていく機能に眼を向けるだけではなく，「残された現在（いま）」ある機能に着目していく必要がある．そのためにも，安心・安全な人的・物的環境の評価の重要性が指摘される．

参考文献

1) Perrin T, May H：認知症へのアプローチ　ウェルビーイングを高める作業療法的視点（白井壯一・他訳）．エルゼビア・ジャパン，2007．
2) 小澤 勲：認知症とは何か．岩波書店，2005．
3) 小澤 勲：痴呆を生きるということ．岩波書店，2003．
4) トム・キットウッド：認知症のパーソンセンタードケア　新しいケアの文化へ（高橋誠一訳）．筒井書房，2005．
5) 岡本祐三監訳：高齢者機能評価ハンドブック　医療・看護・福祉の多面的アセスメント技法．医学書院，1998．

Section 2 Chapter 2-Ⅳ 高齢者の不安障害
― 不安神経症により対応・介入が難しい対象者をどう支援できるか ―

浅野有子

● KEY WORD　不安神経症，認知症，主体性，ICF

1. 障害の特徴と評価

1）障害の特徴

　高齢期は喪失の時期ともいわれる．老化により健康，体力が衰える．親しい人を亡くす．自分の仕事・役割を見失う．自己の尊厳が危ういと感じることも多くなる．人は自分らしくいられない場面では居心地が悪く落ち着かない．うまくできないと思うと力を発揮できない．

　この先自分がうまくいかないのではと予測すると不安になる．不安とは，気持ちが落ち着かず，目の前のことに気持ちがまっすぐに向かず，悪い予測が浮かび，何とか逃れたいような気分の状態をさす言葉で，一般の私たちの暮らしでも不安な気持ちになることはある．

　この不安の状況が，了解できるような原因なく持続し，暮らしが営めなくなると"不安神経症""不安障害"などといわれる．

（1）不安神経症

　不安神経症は神経症の基本症状である不安が症状としてあらわれ生活に支障をきたす．不安の内容は多彩で漠然とした不安気分・何かが起こりそうだという予期不安・過去の失敗や恐怖・悲しみの不安回想を伴うもの・罪悪感や病気があるのでは，死にいたるのではとの恐怖もある．おびえ・動機・息切れ・手のふるえ・めまいなどの自律神経症状をともなうことも多い．

　不安障害は従来の診断とDSM－Ⅳにおいて表1のように分類されている．

（2）認知症・抑うつ状況との関連

　高齢期の作業療法において，私たちが接する生活機能障害はさまざまな要因の複合体である．精神・心理機能の不調（健康不全）や心身機能不全が単独で本人の暮らし（活動や参加）を狭めているということはほとんどない．

　脳血管障害による片麻痺の高

表1　不安障害従来診断とDSM－Ⅳ

従来の分類	DSM－Ⅳ
不安神経症	パニック障害 全般性不安障害
心因反応	心的外傷後ストレス障害 急性ストレス障害
恐怖症	広場恐怖（パニック障害の既往なし） 社会恐怖 特定の恐怖症
強迫神経症	強迫性障害

表2 不安状況を捉える一般的な評価

BPRS （簡易精神機能症状評価尺度　Brief Psychiatric Rating Scale）

1962年にOverallとGorhamによって薬物療法の効果を簡易に測定する目的でつくられた．以後改訂版多数．16項目（または18項目）おおよそ30分以内の面接時陳述と行動を情報源にアンカーポイントに沿って7段階評価．
1 心気症，2 不安，3 情動的引きこもり，4 観念統合障害，5 罪責感，6 緊張，7 衒気症と不自然な姿勢，8 誇大症，9 抑うつ気分，10 敵意，11 猜疑心，12 幻覚による行動，13 運動減退，14 非協調性，15 不自然な思考内容，16 情動の平板化，17 興奮，18 見当識障害　の項目．

JY-BOCS （The Japanese version of Yale-Brown Obsessive Compulsive Scale）

1989年にGoodmanらにより，強迫性障害（OCD）の重症度評価，薬効の評価判定のためにつくられた．症状チェックリストを用い強迫観念と強迫行為に分けて症状・状況を，1 強迫観念（行為）に費やす時間，2 強迫観念（行為）による社会的障害，3 強迫観念（行為）に伴う不快感，4 強迫観念（行為）への抵抗，5 強迫観念（行為）の制御の5項目に分類する．0（なし）～4（強度）を配点総得点40点で採点し，重症度をおおよそ4段階に設定し表す．

MAS （顕在性不安検査　Manifest Anxiety Scale）

1953年Taylorによって発表された自己記入式評価表MMPIから顕在性不安項目を抽出して作成．標準タイプは抽出50項目に緩衝項目175項目を加えた225項目．簡易改訂版は抽出50項目に回答の妥当性を評価する15項目を加えた65項目．いずれも「そう」「ちがう」で回答，いずれも選択できないときのみ「どちらでもない」をチェック．男子で19～22点・女子で22～25点を中等度不安．男子で23点以上・女子で26点以上を高度不安と判定．

MOCI （脅迫症状臨床評価尺度　Maudsley Obsessional-Compulsive Inventory）

強迫性障害や強迫症状のスクリーニング，診断の補助や回復指標とするために開発された．簡便な自己記入式評価表．確認（9項目），清潔（11項目），優柔不断（7項目），疑惑（7項目）の下位尺度からなり，全30項目の質問で構成される．総得点13点をカットオフポイントとし，スクリーニングに使用される．

次脳機能障害に認知症が合わさり，不安神経症様の訴えになっていたり，焦燥性のうつ病が不安，好訴の情況を呈していることもある．身体疾患が精神機能の不安定を合併したり，服薬の副作用が不安を助長することもある．たとえばパーキンソン（氏）病の場合や慢性関節リウマチでのステロイド剤の副作用などが挙げられる．

高齢期のクライエントを評価するときに，意識状況・認知症・気分状況・自己認識・暮らしに取り組む構え（意欲）をつかんでおくことがすべてのパフォーマンス評価，生活機能評価と治療・援助の基本となる．

2）用いる評価

重要なことは原疾患・服薬状況・これまでの医学的治療経過概要を押さえた上で，本人のできること，できそうなこと，もっている機能・能力，強さや魅力，有用な社会資源などいつもポジティブな面を意識して評価を進めることであろう．

不安状況を捉えるには表2に示すような評価がある．本人の主観的な世界に理解を示しつつも，生活の実情や日内差・日差を捉えることが援助方針を立てる上で重要だ．

注意すべきは，対象者の不安障害は介護者（家族・ケアスタッフ）の不安・負担感を増し，適切な支援介入ができなくなり，それがますます本人の不安症状を悪化させてしまうという悪循環を生じやすい点である．介護者側の介護負担や不安を捉えるにはZarit介護負担尺度（日本語版）などが用いられる（表3)[1]．

表3 Zarit 介護負担尺度（日本語版）[1]

各質問について，あなたの気持ちに最も当てはまると思う番号を○で囲んでください．

	思わない	たまに思う	時々思う	よく思う	いつも思う
1．患者さんは，必要以上に世話を求めてくると思いますか	0	1	2	3	4
2．介護のために自分の時間が十分にとれないと思いますか	0	1	2	3	4
3．介護のほかに，家事や仕事などもこなしていかなければならず「ストレスだな」と思うことがありますか	0	1	2	3	4
4．患者さんの行動に対し，困ってしまうと思うことがありますか	0	1	2	3	4
5．患者さんのそばにいると腹がたつことがありますか	0	1	2	3	4
6．介護があるので家族や友人と付き合いづらくなっていると思いますか	0	1	2	3	4
7．患者さんが将来どうなるのか不安になることがありますか	0	1	2	3	4
8．患者さんがあなたに頼っていると思いますか	0	1	2	3	4
9．患者さんのそばにいると，気が休まらないと思いますか	0	1	2	3	4
10．介護のために，体調を崩したと思ったことがありますか	0	1	2	3	4
11．介護があるので自分のプライバシーを保つことができないと思いますか	0	1	2	3	4
12．介護があるので自分の社会参加の機会が減ったと思うことがありますか	0	1	2	3	4
13．患者さんが家に家にいるので，友達を自宅に呼びたくても呼べないと思ったことがありますか	0	1	2	3	4
14．患者さんは「あなただけが頼り」というふうにみえますか	0	1	2	3	4
15．今の暮らしを考えれば，介護にかける金銭的な余裕はないと思うことがありますか	0	1	2	3	4
16．介護にこれ以上の時間はさけないと思うことがありますか	0	1	2	3	4
17．介護が始まって以来，自分の思い通りの生活ができなくなったと思うことがありますか	0	1	2	3	4
18．介護を誰かにまかせてしまいたいと思うことがありますか	0	1	2	3	4
19．患者さんに対して，どうしていいかわからないと思うことがありますか	0	1	2	3	4
20．自分は今以上にもっと頑張って介護するべきだと思うことがありますか	0	1	2	3	4
21．本当は自分はもっとうまく介護できるのになあと思うことがありますか	0	1	2	3	4
	全く負担ではない	多少負担である	世間並の負担である	かなり負担である	非常に大きい負担である
22．全体を通してみると，介護をするということはどれくらい自分の負担になっていると思いますか	0	1	2	3	4

不安障害を抱えるクライエントは自分の状況や心身機能・活動能力についてネガティブに語りがちな傾向がある．家族や介護者から客観的な情報を得ると本人が訴えるほど深刻な状況ではなかったり，周囲に他者がいないときや必要に迫られると本人が自力で結構やり遂げていたりすることも多い．評価の視点を広くもつとよい．

導入期には，本人の訴えを共感・受容的に受け止めながらも，"きっとよいほうに変わっていきますよ．一緒に解決できますよ"という作業療法士側の支持的な姿勢を伝えていくことが大切になる．

2．事例提示

1）基本情報

対象者：70歳代前半，女性
　　　　老人保健施設入所より1週間
　　　　コール・要求多く他入所者と協調できず入所3日目で個室転床となる
　　　　障害高齢者日常生活自立度B2，認知症高齢者生活自立度Ⅲ～Ⅳ
診断名：不安神経症，膝関節症（転倒による外傷）
既往歴：自律神経失調症，変形性膝関節症
現病歴：20年来自律神経失調症・不眠・抑うつなどで神経科受診，服薬を続けていた．3年前から歩行不安定，変形性膝関節症および軽いパーキンソン症候群にて外出困難となり要介護2．通所リハビリを申し込むが出かけることが不安，おっくうで休みがち．月1回訪問リハビリを受けていた．平成X年5月自宅で転倒しS病院救急入院．腰部打撲・膝内症との診断で2週間入院．自宅では介護困難，継続リハが必要とされ老健入所．
環境因子：要介護4，長男（46歳）と二人暮らし，貯蓄もあり経済的問題は少ない．長男は本人を自宅介護する意思はあるが，本人の不安状況や感情の起伏に振り回されがち．
個人因子：もともとは豪快で親分肌，ドライブインを切り盛りしていた．50歳代から更年期障害を機に不安定．5年前の夫の死去頃より生活介護を要する状況．158cm，68kg．わがまま．心配性．
担当者経験年数：1年1カ月（卒業時より老健勤務）

2）担当者の評価・解釈

(1) 収集し得た情報

独身の長男（45歳）と二人暮らし，長男も神経症で通院，無職．他界した夫の遺族年金と貯蓄で生活．本人は入所を拒否し自宅へ帰りたがっていたが，同居の息子さんの介護困難により入所．自宅は持ち家，平屋．療養ベッド購入．洋式トイレまで5m手すりあり．ここ3年は訪問介護・通所リハで入浴または訪問介護での清拭．

(2) 心身機能

左膝の炎症は小康状態．膝屈曲右110°，左90°，伸展右20°，左15°．上肢可動性2/3．腰痛の訴えあり．MMT上肢3，体幹3－，下肢3－．両上肢にふるえが出やすい．HDS－R　18/30．認知症の疑い．視力・聴力問題ない．

(3) 活動

FIM　運動面35/91，認知面24/35．座位は不安定で後方，左方に倒れがち．立ち上がり要介助．移乗は重介助．恐怖を訴え力が入り，うまく動けない．介助者にしがみつく，大声を上げる，ので重介護となる．トイレの要求は1時間に1～2回あるが実際に排尿があるのが2時間に1度程度．失禁はない．

(4) 参加

自室（個室）のベッド上で過ごしがち．他利用者とは話が合わないという．1時間に3～5回ナースコールでスタッフを呼ぶ．"トイレに行きたい""誰かが窓の外にいるような気がする""さみしいのでそばにいてほしい""息子のことが心配だからいますぐ帰る"など．行事・クラブ活動に参加支援するも拒否．"もともとは歌や映画が好きだったし，人と話すのも好きだったけど，いまはそれどころじゃない！"とのこと．週3回程度の長男の面会，月2回程東京の娘が面会．口うるさい母親ぶり．

3）アドバイザーから担当者へのコメントとアドバイザー（と一緒に行った）評価

(1) 情報の収集

同居長男以外に支援を期待できる人的資源はどうか．本人の老健施設についての理解度，リハビリに対する意識．望む暮らしの像を本人と共有していく．

同居の長男の認識，介護力，を捉えておくとよい．外孫のことをよく話題にし，心配しているようだが交流はどうか．

(2) 心身機能

錐体外路系の症状を考慮に入れ，評価しておく．起居移動の障害が筋力の問題ではないことが伺える．HDS－Rの点数だけで認知症を疑うことは危険．境界域に近く，不安，注意の混乱が強いときには判断力低下，記憶の混乱が生じやすい．たとえ，認知症がある方でも適切な手がかりがあれば，状況を認識し，自己決定していく力があることを前提にしたほうがよい．

(3) 活動

立ち上がり時の足の着き位置を整え，自立支援バーを設置すれば，よりよく立てないだろうか．介助するスタッフの介助の仕方は支援的であるのか．転倒への恐怖感や介助のペースが速すぎるなどの要因を捉えておく．環境が整えば自分でできる（できそうな）ことをみつけていくとよい．

(4) 参加

日中部屋を出て，他者とよい交流ができるきっかけを探っていくとよい．母親，祖母である存在，役割を意識しながら支援するとよい．

4) 解釈と介入計画

(1) 利点と問題点の整理

利点は本人がもともと意地っ張りでエネルギッシュな人であるということ．本人がトイレに一人で行けるようになりたい，長男には面倒をかけず自宅で暮らして生きたいという望みをもち，支援が適切であれば一緒に努力していける人であること．問題点は①膝のOA，廃用性機能低下，パーキンソン症候群様の固縮・協調不全．②動的な座位不安定・移乗困難・歩行困難．トイレに一人で行けない．③自宅にいられないこと，母・家族としての存在の喪失．以上の3点に整理された．

(2) 解釈

不安神経症はもともとの気質に，思い通りにならない自分自身の状況や外的要因があわさって出現し，悪化したり，小康したりすることが知られている．助けになるのは具体的に改善する見通しを示すこと．自分で取り組めること（枠組み）を明確に示し，本人が主体的に行動できるように（物理的・人的）環境調整をしていくこと．本人の気持ちの揺らぎに過度に反応せず，毅然とした支援者であること．以上を確認し，以下のリハビリマネジメントを立てた．

(3) 介入計画

【長期目標】
①半年以内に自宅へ帰り，介護保険を活用し，長男とともに安心して生活できる
②気分の変動，不安についていくらかでも自覚ができ，うまくコントロールできる，または適切な支援を受け入れる
③母親として自宅で家事役割が果たせる．なじみの人や場所があり自宅外に居場所や楽しみがある．祖母として孫たちに対してよい接し方や交流ができる

【短期目標】
①寝返り，起き上がり，移乗の安全自立，ポータブル・療養トイレでの見守り排泄の自立，実用的な車いすの自操
②排尿間隔を3時間おきにしていく．気分転換できることをみつける．世間話や昔話を穏やかにできる
③息子や孫たちに手紙を書く．いつも電話をするのではなく，客観的に状況を考えながらお願いごとや自分の努力についても書くことができる

【プログラム】
入所3カ月は短期集中の個別リハビリを4回/週．40分/回の個別機能訓練．
①プラットホームマットにて腰部へのホットパック・下肢自動（マイルドパッ

シブ）ROM・大の字からの上体ねじり・骨盤回旋プログラム．座位でのリーチアウト作業で座位バランス・骨盤の支持，可動性の向上．

②ピックアップウォーカーを使って立ち座り，ステップ，90度移乗練習．平行棒歩行．

③チームリハビリとして，日中トイレ，夜間ポータブル自立支援介助．排尿時間表作成．15時半から，長男かスタッフと車いすで散歩．

④（狭い意味での）作業療法として，手紙・集団製作・カレンダーづくり．回想法グループ参加支援．

⑤自宅環境の評価・調整．居宅介護支援専門員との協働．

＊老健では個別機能訓練（移乗・歩行を含む）生活リハビリ（ADLを含む）を作業療法士・理学療法士・言語聴覚士が協働して行う．作業活動も作業療法士・理学療法士・言語聴覚士・介護等が協働する．

【その後の経過】

入所1カ月後，排泄活動が自立．車いすで苑内を自由に行動．カレンダーと週間計画表で主体的に行動するようになった．コールは減り，要求は多いものの他者と協調でき，行動が制御できて個室から多床室へ転床．2カ月後平行棒内歩行自力で3～5往復可能．ウォーカー歩行練習が可能となる．3カ月後他者を励ましたり，仕切ったりする様子が多くなり，気分の変動が少なくなる．入所3カ月で短期集中リハの期間が終了．その後は週2回の個別機能訓練と週2回の集団リハ．随時立ち座り，伸び上がり，横歩きなどの自己トレ．憩いの部屋や，デイケアスペースで自分なりに過ごされ退所前訪問指導で環境調整後，入所5カ月後に外泊．7カ月後に自宅退所となる．その後デイケア，ショートステイを活用し自宅生活を続けている．

3. 事例に学ぶ評価のエッセンス

1）状態像の捉え方と評価のポイント

高齢者の生活機能をアセスメント（評価）する際，検査・測定の数値や状況も老化の要因や認知・理解力を念頭において判断していく必要があり，個性が際立ち，意欲の不足しがちな高齢期ほど，本人の望む暮らしの像を本人と一緒に具体化しつつそこへ向けて利点・もてる機能，能力・できそうな課題を具体的に本人に提示しつつ評価を進めたい．これは若年者の不安神経症クライエントに対しても有効なポイントとなろう．

2）評価にあたって心がけたいこと

不安の強い対象者を支援する際，現状の生活像を対象者本人と客観的に共有し，本人とよく連携し，戦略をともに練ることが有効となる．対象者の生活像を確認しあうのに有用と思われる茨城県作業療法士会編ICFシートを紹介する（図1）．具体的に本人の望む暮らしの像を描き出しながら，解決すべき生活の課題をともに導き出していきたい．

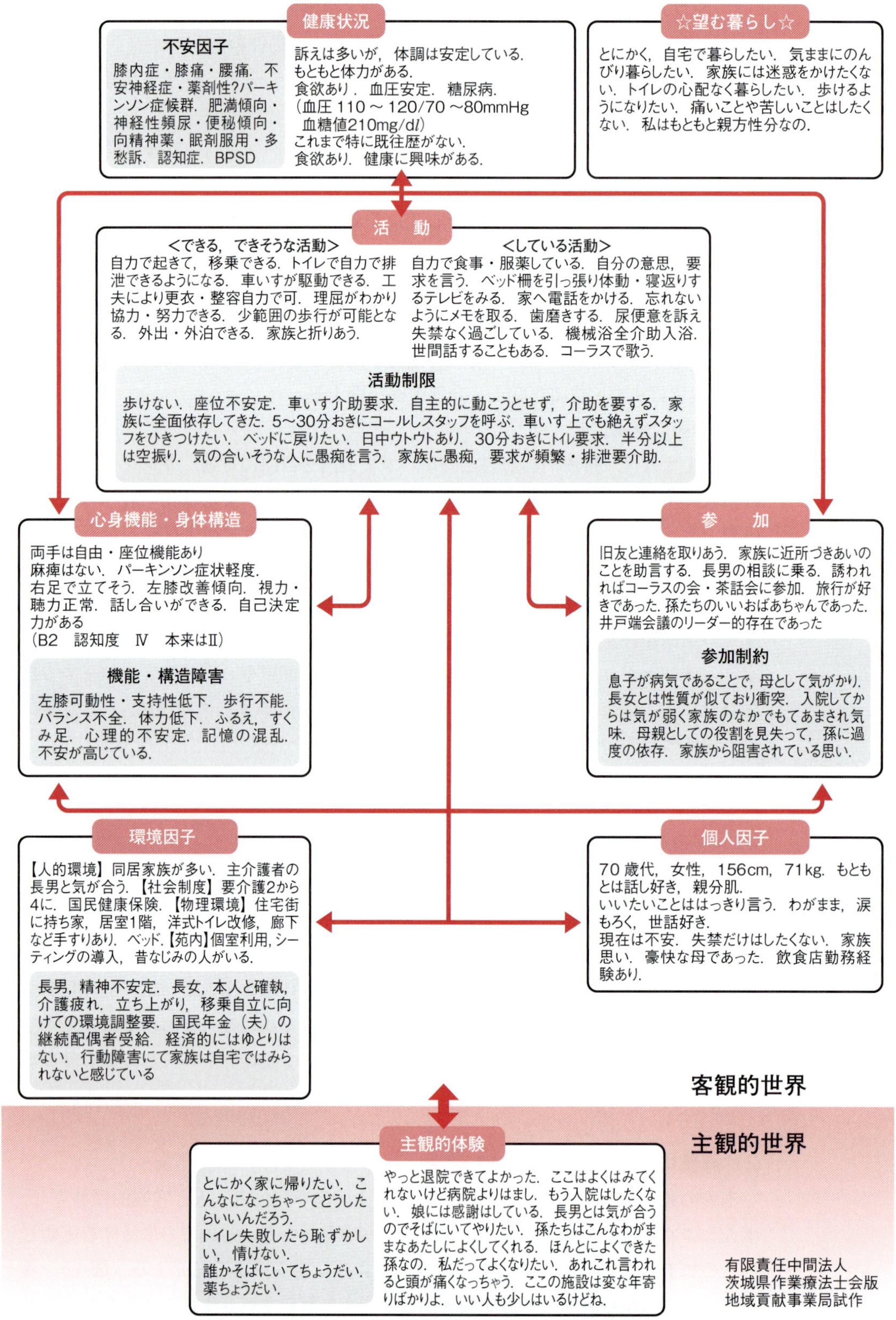

事例編　IV．高齢障害者の事例

健康状況

不安因子
膝内症・膝痛・腰痛．不安神経症・薬剤性?パーキンソン症候群．肥満傾向・神経性頻尿・便秘傾向・向精神薬・眠剤服用・多愁訴．認知症．BPSD

訴えは多いが，体調は安定している．もともと体力がある．
食欲あり．血圧安定．糖尿病．
（血圧 110～120/70～80mmHg　血糖値 210mg/dl）
これまで特に既往歴がない．
食欲あり．健康に興味がある．

☆望む暮らし☆

とにかく，自宅で暮らしたい．気ままにのんびり暮らしたい．家族には迷惑をかけたくない．トイレの心配なく暮らしたい．歩けるようになりたい．痛いことや苦しいことはしたくない．私はもともと親方性分なの．

活　動

＜できる，できそうな活動＞
自力で起きて，移乗できる．トイレで自力で排泄できるようになる．車いすが駆動できる．工夫により更衣・整容自力で可．理屈がわかり協力・努力できる．少範囲の歩行が可能となる．外出・外泊できる．家族と折りあう．

＜している活動＞
自力で食事・服薬している．自分の意思，要求を言う．ベッド柵を引っ張り体動・寝返りするテレビをみる．家へ電話をかける．忘れないようにメモを取る．歯磨きする．尿便意を訴え失禁なく過ごしている．機械浴全介助入浴．世間話することもある．コーラスで歌う．

活動制限
歩けない．座位不安定．車いす介助要求．自主的に動こうとせず，介助を要する．家族に全面依存してきた．5～30分おきにコールしスタッフを呼ぶ．車いす上でも絶えずスタッフをひきつけたい．ベッドに戻りたい．日中ウトウトあり．30分おきにトイレ要求．半分以上は空振り．気の合いそうな人に愚痴を言う．家族に愚痴，要求が頻繁・排泄要介助．

心身機能・身体構造

両手は自由・座位機能あり
麻痺はない．パーキンソン症状軽度．
右足で立てそう．左膝改善傾向．視力・聴力正常．話し合いができる．自己決定力がある
（B2　認知度　Ⅳ　本来はⅡ）

機能・構造障害
左膝可動性・支持性低下．歩行不能．バランス不全．体力低下．ふるえ，すくみ足．心理的不安定．記憶の混乱．不安が高じている．

参　加

旧友と連絡を取りあう．家族に近所づきあいのことを助言する．長男の相談に乗る．誘われればコーラスの会・茶話会に参加．旅行が好きであった．孫たちのいいおばあちゃんであった．井戸端会議のリーダー的存在であった

参加制約
息子が病気であることで，母として気がかり．長女とは性質が似ており衝突．入院してからは気が弱く家族のなかでもあまされ気味．母親としての役割を見失って，孫に過度の依存．家族から阻害されている思い．

環境因子

【人的環境】同居家族が多い．主介護者の長男と気が合う．【社会制度】要介護2から4に．国民健康保険．【物理環境】住宅街に持ち家，居室1階，洋式トイレ改修，廊下など手すりあり．ベッド．【苑内】個室利用，シーティングの導入，昔なじみの人がいる．

長男，精神不安定．長女，本人と確執，介護疲れ．立ち上がり，移乗自立に向けての環境調整要．国民年金（夫）の継続配偶者受給．経済的にはゆとりはない．行動障害にて家族は自宅ではみられないと感じている

個人因子

70歳代，女性，156cm，71kg．もともとは話し好き，親分肌．
いいたいことははっきり言う．わがまま，涙もろく，世話好き．
現在は不安．失禁だけはしたくない．家族思い．豪快な母であった．飲食店勤務経験あり．

客観的世界

主観的世界

主観的体験

とにかく家に帰りたい．こんなになっちゃってどうしたらいいんだろう．トイレ失敗したら恥ずかしい，情けない．誰かそばにいてちょうだい．薬ちょうだい．

やっと退院できてよかった．ここはよくはみてくれないけど病院よりはまし．もう入院はしたくない．娘には感謝はしている．長男とは気が合うのでそばにいてやりたい．孫たちはこんなわがままなあたしによくしてくれる．ほんとによくできた孫なの．私でなくなりたい．あれこれ言われると頭が痛くなっちゃう．ここの施設は変な年寄りばかりよ．いい人も少しはいるけどね．

有限責任中間法人
茨城県作業療法士会版
地域貢献事業局試作

図1　老健施設入所中のYさん ICFの枠組みを活用した生活像の理解例

表4 生活の上での解決すべき課題の整理

昨今の高齢者評価ではアセスメントの視点が重要となる．アセスメントとは，生活上のさまざまな情報を系統的に整理統合し，生活上の支障をもたらす要因・背景について明らかにしながら今後の見通しを立て，解決すべき生活の課題（ニーズ）を導き出す過程のことをいう．

介護支援専門員が課題整理総括に使うツールを表4に示す．

参考文献

1) 荒井由美子：Zarit 介護負担スケール日本語版の応用．医学のあゆみ，186：930-931, 1998.
2) 世界保健機関：ICF 国際生活機能分類—国際障害分類改訂版．中央法規出版，2002.
3) 日本作業療法士協会学術部編：精神科リハビリテーション関連評価法ガイド 作業療法マニュアル15. 日本作業療法士協会，2002.
4) 浅野有子：ろうけんステキOT. 臨床作業療法，5（1）〜7（1）（連載コラム）．

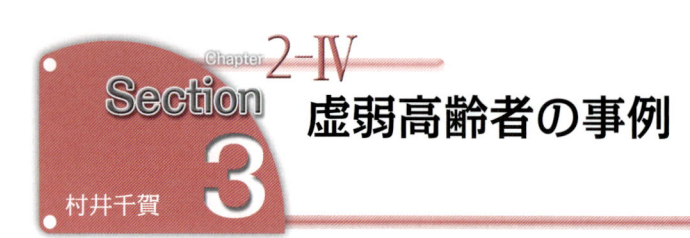

Chapter 2-IV Section 3 虚弱高齢者の事例

村井千賀

● KEY WORD　介護予防，生活機能，IADL

1. 障害の特徴と評価

1）障害の特徴

　高齢者のなかには，①高血圧や心疾患など循環器や呼吸器疾患，②変形性関節疾患による腰痛や膝関節痛，③入院などを契機とする不必要な安静，④老化による視力や聴力などの感覚器の低下，⑤配偶者・家族・親しい友人の死亡，⑥家族構成の変化による役割の喪失など（表1）から，明らかな心身機能の障害がないにもかかわらず，部屋や家のなかに閉じこもり，生活全体での活動性の低下を引きおこし（不活発），筋力の低下，知的機能の低下，心肺機能の低下などの廃用症候群を引きおこし，寝たきりや要介護状態になる者がいる．

　平成4年の老人保健福祉計画策定時，国は虚弱高齢者を，障害高齢者の日常生活自立度（表2）でJ1，J2の者としている．また，平成18年度介護予防重視型の介護保険制度改定時には，介護状態になる恐れのある者を特定高齢者とし，表3の基本チェックリストを基に選定している．基本チェックリストは，低栄養や運動機能の低下による体力の低下，肺炎の原因となる口腔ケア，廃用症候群の原因のひとつとなる閉じこもり，認知症の早期発見となる認知機能，うつなど生活機能を低下

表1　高齢者の廃用症候群の考えられる原因

①要支援，介護1の原因疾患：高血圧や糖尿病のある人約5割，膝・腰痛，骨折，骨粗鬆症のある人約4割
②閉じこもりがちな人：高齢者の約25％が週1回以下の外出
③軽度認知障害のある人：65才以上で3～4％，85才以上で高齢者の4人に1人がその可能性がある．
④生活になんらかの支障のある人：高齢者の約4割 ・立ちしゃがみがしづらい人（約4割） ・入れ歯が合わない人（約2割） ・外出がしづらい人（約2割） ・買い物がしづらい ・下着の脱着がしづらい ・料理がしづらい
⑤配偶者や友人との死別，家庭内や社会での役割変化による喪失との出合い ・孤独感 ・自己否定　・うつ ・不安　　　・一見認知障害 ・老化の否定
⑥低栄養や肺炎の繰り返し

表2 障害高齢者の日常生活自立度判定基準

生活自立	ランクJ	何らかの障害等を有するが，日常生活はほぼ自立しており独力で外出する
	J1	：交通機関などを利用して外出する
	J2	：隣近所へなら外出する
準寝たきり	ランクA	屋内での生活はおおむね自立しているが，介助なしには外出しない
	A1	：介助により外出し，日中はほとんどベッドから離れて生活する
	A2	：外出の頻度が少なく，日中も寝たきりの生活をしている
寝たきり	ランクB	屋内での生活は何らかの介助を要し，日中もベッド上での生活が主体であるが座位を保つ
	B1	：車いすに移乗し，食事，排泄はベッドから離れて行う
	B2	：介助により車いすに移乗する
	ランクC	1日中ベッド上で過ごし，排泄，食事，着替において介助を要する
	C1	：自力で寝返りをうつ
	C2	：自力で寝返りもうたない

表3 特定高齢者選定のための基本チェックリスト

No	質問項目	回答 (いずれかに○をおつけください.)	
1	バスや電車で一人で外出していますか.	0. はい	1. いいえ
2	日用品の買物をしていますか.	0. はい	1. いいえ
3	預貯金の出し入れをしていますか.	0. はい	1. いいえ
4	友人の家を訪ねていますか.	0. はい	1. いいえ
5	家族や友人の相談に乗っていますか.	0. はい	1. いいえ
運動器機能			
6	階段を手すりや壁をつたわらずにのぼっていますか.	0. はい	1. いいえ
7	いすに座った状態から何もつかまらずに立ち上がっていますか.	0. はい	1. いいえ
8	15分くらい続けて歩いていますか.	0. はい	1. いいえ
9	この1年間に転んだことがありますか.	1. はい	0. いいえ
10	転倒に対する不安は大きいですか.	1. はい	0. いいえ
栄養			
11	6カ月間で2～3kg以上体重減少がありましたか.	1. はい	0. いいえ
12	身長150cm　　体重55kg（BMI=24.4）		
口腔機能			
13	半年前に比べて固いものが食べにくくなりましたか.	1. はい	0. いいえ
14	お茶や汁物などでむせることがありますか.	1. はい	0. いいえ
15	口の渇きが気になりますか.	1. はい	0. いいえ
閉じこもり			
16	週に1回以上は外出していますか.	0. はい	1. いいえ
17	昨年と比べて外出の回数が減っていますか.	1. はい	0. いいえ
知的機能			
18	周りの人から「いつも同じことを聞く」などの物忘れがあると言われますか.	1. はい	0. いいえ
19	自分で電話番号を調べて，電話をかけることをしていますか.	0. はい	1. いいえ
20	今日が何月何日かわからないときがありますか.	1. はい	0. いいえ
うつ			
21	（ここ2週間）毎日の生活に充実感がない.	1. はい	0. いいえ
22	（ここ2週間）これまでに楽しんできたことが楽しめなくなった.	1. はい	0. いいえ
23	（ここ2週間）以前は楽にできていたことがいまではおっくうに感じられる	1. はい	0. いいえ
24	（ここ2週間）自分が役に立つ人間だと思えない.	1. はい	0. いいえ
25	（ここ2週間）わけもなく疲れたような感じがする.	1. はい	0. いいえ

以上の基本チェックリストより，下記に該当するものを特定高齢者の候補者としている.
①項目1～20の項目のうち，12項以上に該当するもの
②運動器の機能向上項目6～10すべてに該当するもの
③栄養改善の項目11, 12, すべてに該当するもの
④口腔機能の向上項目13, 14, 15すべてに該当するもの

表4　老研式活動能力指標[1)]

手段的ADL			
1	バスや電車を使って一人で外出できますか.	1. はい	0. いいえ
2	日用品の買い物ができますか.	1. はい	0. いいえ
3	自分の食事が用意できますか.	1. はい	0. いいえ
4	請求書の支払いができますか.	1. はい	0. いいえ
5	銀行預金・郵便貯金の出し入れができますか.	1. はい	0. いいえ
知的能動性			
6	年金などの書類が書けますか.	1. はい	0. いいえ
7	新聞を読んでいますか.	1. はい	0. いいえ
8	本や雑誌を読んでいますか.	1. はい	0. いいえ
9	健康についての記事や番組に関心がありますか.	1. はい	0. いいえ
社会的役割			
10	友人の家を訪ねることがありますか.	1. はい	0. いいえ
11	家族や友人の相談に乗ることがありますか.	1. はい	0. いいえ
12	病人を見舞うことができますか.	1. はい	0. いいえ
13	若い人に自分から話しかけることがありますか.	1. はい	0. いいえ

＊老研式活動能力指標は，地域高齢者の生活機能の自立度を評価するために開発されたもの

の状態をスクリーニングできるようになっている．

　ここでは，虚弱高齢者を特に著明な身体機能・身体構造の低下がないにもかかわらず，生活機能が低下している者として捉える．老研式活動能力指標（表4）を利用した調査から高齢者の活動能力は加齢とともに「社会的役割」・「知的能動性」→「手段的ADL」→「基本的ADL」という順で落ちやすいとされている[2)]．

2）用いる評価

　何のために評価をするのかによって，用いる評価が異なってくる．ある特定の対象者を把握するための評価であったり，支援の効果を測定するための評価であったり，対象者の抱える課題を客観的に抽出するための評価など，評価という言葉の用いられ方にはさまざまな意味合いがある．

　ここでは対象者を捉える上での評価を中心に述べる．

　虚弱高齢者を評価するには，疾患による急激な低下が原因で虚弱状態になったわけではなく，**表1**のような要因によって心身機能がだんだん弱り，生活を継続する上でさまざまな支障が生じる．高齢者が「生きていく」機能である生活機能がどのような要因によっておこっているのかをICF[3)]の視点で幅広く把握することが大切である．

　虚弱高齢者は現在困っていることを明確に言葉に表すことができないことが多い．本人自身もさまざまな要因によって引きおこされている生活上の課題を明確にできていないことが多い．困っていることを一緒に明らかにしていく作業が大切になる．

　①まずは，対象者はどんな生活を送っていたのか，元気なときの生活を知ることが大切になる．対象者の生活歴，職歴，趣味，家のなかでの役割，社会的役割の有無，行き来する友人の有無，いま楽しみにしていることなどを会話のなかで把握することにより，その対象者の人柄，ある程度の24時間，1週間の生活リズムまたはスケジュールを把握することができる．なかなか語らない対象者の場合には，対

表5 IADL評価[3]

	評価表名	評価内容
1	Lawton Index（instrumental activities of daily living）	電話の利用，買い物，食事の支度，家事，洗濯，移動手段，服薬管理，財産管理の8項目の4段階評価をできるか，できないかで評価する．
2	Frenchay Activities Index（FAI）	食事準備，後かたづけ，洗濯，家事：軽作業，家事：重労働，力仕事，買い物，外出，15分以上の屋外歩行，趣味，車の運転・バスの利用，旅行，庭の手入れ，家の手入れや車の整備，読書，就労の15項目を4段階に応じて評価する．
3	日本語版 Frenchay Activities Index（SR-FAI）	FAIを日本の状況に合うように簡単な説明文をつけた自己評価表．
4	Extended ADL	在宅日常生活を送る上で重要と判断と判断した22項目の動作を移動，調理，家事，レジャーの4カテゴリーに分類し，自立，何とかできる，できない，要介助で評価する．
5	老研式活動能力指標	手段的ADL，知的能動性，社会的役割に関する評価をできる，できないで評価する．
6	ADL-20	BADL，IADLに加えてコミュニケーションに関する能力を評価項目として加え，認知，精神機能の要素を含んだ包括的な評価が可能である．

象者が興味を示す話題から，徐々に把握していくとよい．面接場面が在宅での訪問である場合は，部屋の置物や壁掛けなどからいろいろと話題として聞いていくこともできる．

②前述の基本チェックリストを活用し，対象者の状態を把握することができる．

③現在の生活自立状況を把握する．特に虚弱高齢者の場合はIADLに焦点を当て種々のIADL評価（表5）を活用し，困っているところを把握することできる[4]．

④高齢者の活動性を高めるためには体力の維持または改善が必要である．体力の評価としては，10m歩行，開眼片足立ち，握力などがポピュラーだが，その他として厚生労働省が2006年に示した身体活動量の測定方法も評価および指導のツールとして活用できる．これまで体力をつけるといえば運動と考えられてきたが，3METs（METs：身体活動の強さを，安静時の何倍に相当するかで表す単位）以上の運動負荷のある日常生活活動を実施することで日常の身体活動量を増やし，健康づくりに役立てようというものである．たとえば，3METs以上の日常生活活動では，室内掃除（20分），掃除機（17分），草むしり（13分）などがある[5]．

2. 事例提示

支援のきっかけは，地域包括支援センターの依頼により，生活の自立は困難かどうか能力の見極めと自立に向けた支援の方法をヘルパーに指導してほしいとのことで，訪問することとなった．対象者は，特に入院の経験はないが膝や腰の痛みのため，現在，重い物がもてない，長距離が歩けない，うつむく動作が困難で掃除がで

きないということで家事援助としてホームヘルパーを利用している．

1）基本情報
対象者：70歳代半ば，女性，一人暮らし

対象者の生活の希望：いつまでも，友人と旅行にいけるようになりたい

健康情報：糖尿病により，通院中．甘い物が好きで，夜食を食べる．先日，糖尿病のコントロールがうまくいっていないとのことで，医師より服薬量が増やされた．また，糖尿病性の神経炎もあり，服薬中．肥満傾向あり．下腿に浮腫がある．毎晩眠剤がないと眠れない．眠剤を飲んだ後，ふらつきがひどくなり，意識ももうろうとなるときがある．
身長150cm，体重53kg．
右膝は変形性膝関節症．右股関節変形性関節症．変形性頸椎症．

個人因子：保険の販売員をしていた．俳句が好き．社交的．いろいろ考えて生活の工夫をする力のある人．新しい物好きで特に電気器具や家具を選ぶときは，いろいろ調査して買うことが好き．冷蔵庫を買うため，何度も電気店に足を運び説明を受けたと楽しそうに話す．

2）担当者の評価

(1) 心身機能
右股関節，膝関節に痛みがひどく，杖をついて歩行している．屋外は2本の杖をついている．医師からは手術を進められているが，手術はしたくない．
右手にしびれがあり，つまむことができない．耳鳴りがある．夜間眠れない．

(2) 活動
立ちしゃがみや重い物をもっての移動が困難．そのため自宅の風呂の出入りが不安で入浴は週1回のデイサービスのみ．料理は煮物をつくったりしているが，揚げ物は不安でしていない．盛りつけが大変．掃除機はかけられない．買い物，掃除，整理整頓，調理，洗濯はヘルパーに依頼している．肥満傾向もあり，日中座っていることも多く，徐々に外出することがおっくうになりつつある．家のテーブルの上に俳句ノートがおいてある．車の運転はいまもしている．

(3) 参加
家で俳句をつくったりしているものの，できれば友だちのいる俳句の教室に行きたいと思っている．友だちと旅行に行くことが楽しみである．友達の家にもほぼ毎日のように遊びに行っていたが，ここ3カ月は足の痛みなどで外出することがおっくうになり，遊びにいっていない．

(4) 環境因子
一戸建ての家．トイレとお風呂はバリアフリーに住宅改修済み．玄関には手すり

などはなし．近所には息子夫婦が住んでいる．経済状況は年金暮らし．お金の心配はない．

家から歩いて15分以内にかかりつけの医院，スーパー，銀行，駅がある．

3）評価まとめと介入計画

（1）評価のまとめ

膝・股関節の痛みにより，歩行が困難になってきていることから，現在の状況を維持するためにもデイサービスで下肢筋力向上と膝・股関節の疼痛軽減に向けた体操の指導を受けることが必要かと考えた．日常の生活活動が低下しつつあることと，糖尿病の悪化，肥満傾向は運動量の低下が原因と考えられる．日常の生活活動を増やすためにできる限り，ヘルパーと一緒に家事をするなど活動性を高めることが重要であると考えた．玄関の上がり框に靴の脱着をしやすくするためのいすの設置と手すりの設置が必要と考えた．

（2）介入計画

【長期目標】
①家事などに積極的にかかわり，身体活動量が増える
②友人の家にこれまでどおり遊びに行ったり，俳句教室に行けるようになる

【短期目標】
①デイサービスでの体操の実施
②屋内移動が容易にできるようになり，できる家事が行えるようになる
③外出しやすい環境に整える

【プログラム】
①デイサービスで運動機能向上プログラムに参加する
②歩行車の導入により，洗濯物の取り入れや運搬，自分でできる運搬はできるようにし，日常での移動機会を増やす
③玄関でのいすの設置と手すりの設置

4）アドバイザーから担当者へのコメントとアドバイザーの評価

（1）健康情報

夜間眠れないことや，眠剤使用後のふらつきにより転倒リスクがあることから，夜の睡眠リズムの確認が必要である．高齢者で一人暮らしの場合，夜することがないということで夜8時過ぎに就寝し，深夜の1〜2時に目が覚めてしまい，眠れないといわれる方がいる．眠剤を使うタイミングも具体的に確認しておくことが大切である．

（2）心身機能

膝・股関節の痛みに対し，運動が有効であることなどの知識の提供を図りつつ，その必要性についてケースが自ら理解し，対策が立てられるよう支援することが大

切である．体操の頻度についても，必要性がわかれば，家で自主トレーニングでできる内容の運動の提示も必要である．

耳鳴りについては，主治医に疾病の有無などを確認しておくことが大切である．

(3) 活動

現状でほとんどをヘルパーに依存していることから，対象者に身体活動量を増やすことが糖尿病や肥満防止に効果的であることをわかりやすく説明し，理解していただき，IADL関与に対する動機づけを行うことが大切である．歩行車の選定を頭に置きながら，洗濯機はどのようなものを利用しているのか，干すことが必要なのか，掃除は掃き掃除やモップ掃除程度はできないのか，車の運転ができることから，買い物に行けない理由は何かなど，本人がIADLに具体的にかかわれそうか確認することが大切である．たとえば，個人因子で電気器具の購入にはこだわりがあるという情報から，IADLが容易に自立できる電気器具の選定についても，経済的には裕福なことから，提案することも動機づけになるかもしれない．

(4) 参加

友人の家に行きたいと思っているにもかかわらず，外出がおっくうになっている理由をもう少し聞き出すことが大切である．もしかしたら，排泄の問題，耳鳴りなどが気になっていて外出を阻害している可能性がある．

(5) 環境因子

デイサービスでの運動の支援について，現デイサービスには専門職がいないことから，痛みのある方へのリスクを考慮した指導ができるかどうかを検討することが必要である．通所リハへの変更の可能性についても検討することが必要である．

5) その後の経過

生活のなかでは，乾燥機つき洗濯機を購入，洗濯は自分でするようになった．現在食器洗浄機の購入について検討中．また，掃除についてもモップを使った掃除を毎日20分かけて行うようになった．あわせて，どこでも一服できるよう家のどこにでもいすを置くなどの工夫をしている．歩行器により簡単な物のもち運びができるようになり，こまめに整理整頓をするようになった．体操については，テレビを見ながら思い出したらするようだが，一人ではなかなか継続できない様子．デイサービスも通所リハビリテーションへの変更を提案したが，慣れたところがいいとのことで変更していない．膝・股関節の体操については，かかりつけ医のところに理学療法士がいることから，受診時(週1回)にみてもらうこととなった．買い物にはこまめに行くようになり，受診，俳句教室，デイサービスと週3回は最低外出する機会があり，活動性は広がっている．体重は変化なし．糖尿病の検査値はよくなり，服薬量が減ったと報告があった．

今後の課題としてデイサービスが必要なのかを検討していく必要がある．入浴の

問題に対し，自宅での可能性がないか，検討していく必要がある．

3．事例に学ぶ評価のエッセンス

1）状態像の捉え方と評価のポイント

　老化によりさまざまな機能の低下，社会的にも家庭でも役割の変化，取り巻く人間関係の変化などから高齢期は疾病の有無だけではなく，作業に大きな変化がもたらされる時期でもある．いかにいま実行している作業を維持していくか，何かの要因により作業を失わざるを得ない場合は新たな作業の構築が課題となる．また，「もう年だから」，「家族に迷惑をかけたくない」「先生にお任せします」などの理由で簡単にこれまでの作業をあきらめたり，自らの継続したい作業をなかなか言わないのも高齢者である．しかし，これまでの生きてきた人生はわれわれ作業療法士より豊富であり，もてる力も知恵もあるはずであることを理解した上で接していくことが大切である．高齢者に高齢期の特徴をわかりやすく説明し，理解を得ながら，会話を重視しつつ評価を進めていくことが大切である．

　作業療法士は高齢期の特徴を押さえながら，高齢者の望む生活，状態を維持もしくは達成できるよう，その状態を阻害している要因をICFの視点で把握，分析していくことが大切である．

2）評価にあたって心がけたいこと

　評価以前に，高齢者のこれまで生きてきた人生を理解し，高齢者のもてる力，知恵，考えをうまく引き出すことが大切である．高齢者自身が，作業の阻害要因を見出し理解できるよう，評価をとおして，情報を提供しつつ，その解決方法についてともに考えられるよう援助していくことが大切である．

参考文献
1) 古谷野 亘・他：地域老人の生活機能　老研式活動能力指標による測定値の分布．日本公衆衛生雑誌，40：468-473，1993．
2) 新開省二：2 閉じこもりの程度（閉じこもり度）を判定する方法（第三章）．介護予防研修テキスト，社会保険研究所，2001，pp156-158．
3) 世界保健機関：ICF 国際生活機能分類－国際障害分類改訂版．中央法規出版，2002．
4) 澁谷健一郎：2 IADL・APDL の評価表．リハビリテーション MOOK「ADL・IADL・QOL」（千野直一・安藤徳彦監編）．金原出版，2004，pp34-47．
5) 運動所要量・運動指針の策定検討会：健康づくりのための運動指針2006．厚生労働省配布資料，2006，pp5-10．
http://www.mhlw.go.jp/bunya/kenkou/undou01/pdf/data.pdf
6) 厚生労働省老健局計画課監修：介護予防研修テキスト．社会保険研究所，2001．
7) 崎原盛造，芳賀 博：健康長寿の条件．ワールドプランニング，2002．
8) 日本体力医学会体力科学編集委員会監訳：運動処方の指針．南江堂，2006．
9) ヘルスアセスメント検討委員会監修：ヘルスアセスメントマニュアル．厚生科学研究所，2000．

10) 高齢者リハビリテーション研究会報告書：高齢者リハビリテーションのあるべき方向. 社会保険研究所, 2004.
11) 安村誠司編著：地域ですすめる閉じこもり予防・支援. 中央法規出版, 2006.

Chapter 2

事例編

V. 社会的問題を抱えた事例

1. 施設
2. 在宅（訪問）
3. 高次脳機能障害者の就労
4. 物理的環境

Section 1　施設

Chapter 2-V

澤 俊二
田島道江

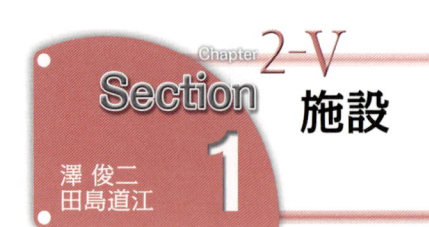

● KEY WORD　特別養護老人ホーム，脳卒中，摂食嚥下障害

1. 障害の特徴と評価

1）施設における社会的問題を抱えた利用者のもつ障害の特徴

　施設（老人保健施設，特別養護老人ホームなど）に入所されている方の多くは大きな社会的問題を抱えている場合が多い．特に，特別養護老人ホームは，1963年制定の老人福祉法を基盤とし，生活が困難な高齢者の生活保護のひとつとして収容し生活させる収容施設であった．寮母による世話をする介護が中心であった．

　2000年の介護保険導入により「機能訓練指導員（作業療法士，理学療法士，言語聴覚士，看護師，柔道整復士，あん摩マッサージ指圧士）」による「自立支援」，「在宅復帰支援」の役割が期待され，機能訓練体制加算ができた．機能訓練指導員は，1日120分以上配置したときに，一人につき12単位（120円）に定員を乗じた金額を請求できる．基本的に専従であるが，100名の利用者に対し，1名以上配置していれば兼務は可能である[1]．

　実際は人件費を賄える機能訓練体制加算ではなく，施設の方針として赤字覚悟で行っているのが現状である．

　特別養護老人ホームの機能訓練指導員は，加算をとるため，定員すべての方の評価を3カ月ごとに行い，目標やプラン，結果，これからのプランなどを，機能訓練指導員とケアスタッフおよび看護師で「個別機能訓練計画書」を作成し，家族の承諾をえる必要がある．3カ月ごとの評価と書面の作成，管理運営，集団での立位訓練，集団での嚥下体操，ケアプラン会議などが加わり，機能訓練指導員が1日フルに施設を回っても個別で10名が精一杯とすると，居室を訪れ，個別に作業療法を行う回数は，少数で週3回，多くは1回となる．

　施設入所者は，家族から家庭への受け入れを拒まれる積極的な拒否を受けている場合もあれば，止むにやまれず消極的に受け入れることが困難な場合もある．作業療法士は，施設に入所されている方の背景を可能な限り知り，その方たちの置かれている状況を理解する必要がある．機能訓練指導員がひたむきに担当者の帰宅にかかわっても，多くの方は，家庭の事情などで自宅に帰れることはなく，施設が終の住処になる．リハゴールをどうたてるか，十分な検討が要求される．

　また，施設という物理的な空間の障害と人の障害がある．法律に基づき設立された施設は，もちろん法律に準拠して設立され，運営されている．しかし，設計から建物，そして，物品は，建築発起人の人間観や戦略に大きく左右される．また，人

が運営する以上，集合体としての人は，入所者を心から支える場合もあれば，粗略に扱い，暴言を吐き，不潔にし，入所者の人権を阻害し，感染症などの蔓延によりばたばたと死んでいく人が続出することがあるかもしれない．人手が足りなくて，しっかりとした思いはあっても手が尽くせない場合もある．

　また，施設がその人の生き様にとって大きな障害になることはしっかり認識しておく必要がある．基本的にセキュリティーに守られる建物のなかで許可なく外に出ることができない物理的環境，大勢との生活を余儀なくされるためにおこるさまざまな人間関係のトラブルや葛藤，人生観，価値観の違いによる疎外感など，社会生活そのものがもつ不自由さは，その人が生きていく上での大きな障害となるかもしれない．そして，施設に入所される方の多くが加齢にともなう廃用症候群や認知症，脳卒中の後遺症など心身に大きな課題を抱えている．

2）用いる評価（評価法を含む）

　住んでいる施設が終の住処になる可能性が大きい．個々の状況の背景を，ケアマネージャーやケアスタッフ，看護師，管理栄養士からの情報を得，そして，1日の生活状況をつぶさに知ることからはじまる．ここでの生活で何を求めているのか，課題は何かを情報から知っておく必要がある．そして，家庭のこと，経済的なこと，職歴，病歴，要介護度，身体障害者手帳の有無などの情報を得る．そこから，社会的問題を推測する．可能であれば，家族と面談できるとよい．

　本人に会うとき，観察と対話が重要になる．作業療法士が何をするために来室をしたのかの目的を明確に伝える．表情，態度，姿勢，コミュニケーションの内容，意思の表出の有無，ベッド周りなど居住空間の状態，同室の方の状況とかかわり方などをみて取る．やり取りから精神面の状況を感じ取る．不満，悪口が語られるかもしれない．しっかり，受け止める．

　身体状況を観察する．臥位の姿勢はどうか．どのように周囲の生活用品を使っているのかを道具などから観察する．四肢に触れながら，四肢の関節の可動性や拘縮の有無から動作への影響を類推する．体幹，胸部などを揺らしながら骨盤や胸部体幹の身体中心線の筋の柔軟性と左右のバランスをみる．

　寝返りはどうしているのか，座位は取れるのか，車いすへの移乗はどうしているのか，実際に行ってもらいながら，誘導をしながら，実際に介助をしながら，手で感じ取り，観察する．臥位，座位，立位姿勢から体の使い方やバランスの取り方を知る．移乗法は，移乗動作を行いながら推察する．恐怖感をもっていないかを感じ取る．そして，ケアスタッフの介助法を知ることは大切で，入所者に恐怖感を与えているようなことがないかを確認し，できれば統一した方法で評価し，共有することが望ましい．

　精神面の評価はかなり困難である．重度の認知症の方は，表情や動作の観察や，話しのやり取りから類推することになる．QOLの評価が望ましいが，正確なデータが出るかどうかは理解力の問題もあり，難しいかもしれない．観察による作業療法士の察知が大切になる．

ADLの評価は重要だが，寝たきりの方が多く，BIやFIMなどの既存の評価に加えて，観察での記述が必要となる．

また，生活の場であるので，IADLの評価が必要となる．既存の評価表，たとえば，FAI（Frenchay Activities Index：社会生活能力評価自己評価表）日本語版では，家事・買い物・掃除・趣味活動・外出・旅・庭仕事・読書・勤労など，社会生活能力をみるために特養で使えば，大部分の人が0点で継続することになる[2]．集団活動における自主的な活動の観察あるいは情報をえることが大切になる．

さらに，人間関係の観察と洞察をする．利用者間，スタッフ間，家族間など，どのような関係を築きあげているのか，どうようにしてつくっていくのかを知る．それは，利用者の生活の行動変容に結びつく情報をもっているかもしれない．作業療法士の観察力であり，スタッフ全員の観察力とその人への関心の深さ，かかわる深さによる．適切な部屋替えや人と人との関係改善に役立つだろう．

三好[3]は，関係性をつくるという表現をする．自分では受け入れない利用者がケアスタッフのAさんには，ニコニコしながら食事に向かうことはまさに関係性である．自分自身が作業療法の武器になる，と先輩から言われてきたことがまさにこのことである．作業療法士と利用者との関係を冷静に評価し，徹底的に味方であることを素直な表情と態度で示すことが必要である．

そして，認知症になると行動が変容する．どのようなかかわりがよいのか，他職種の方の声を十分に聞き，そして，利用者の行動を注視し，行動の意味を知ろうとすることが行動の評価につながる．行動のリスクはどうか，何がリスクかを洞察する．他職種と討議をする．

2．事例提示

1）基本情報

対象者：70歳代半ば，女性（Yさん）
　　　　要介護度5，身障者手帳1級
　　　　厚生省日常生活自立度　C2
診断名：脳出血，右片麻痺（重度）
既往歴：胆石症，高脂血症
現病歴：平成X年，脳梗塞，右片麻痺（中等度）となり，車いすと杖歩行併用の生活を夫の介護を受けながら自宅で生活をしていた．平成X＋6年，夫の死去により在宅介護が困難となり老人保健施設に入所する．その後，平成X＋11年より，ケアハウスに移ったが，平成X＋15年，脳梗塞が再発し，退院後は，特別養護老人ホームのユニット型に入所となる．平成X＋16年12月，平成X＋17年12月に2度の脳出血にて入院し，重度の右片麻痺となり，発声機能を失う（微かな湿性嗄声）．胃瘻造設となり，ADLは全介助となる．平成X＋18年2月から，もとの特別養護老人ホームの従来型に入所し現在にいたる．

社会歴：尋常高等小学校を出た後，工場に勤務．結婚後，2人の子どもを出産．専業主婦．子どもの独立後に，習字や生け花を学ぶ．性格は，几帳面で真面目，頑張り屋である．楽しみは，歌を歌うことで，趣味は，習字，生け花，ジグソーパズル，手芸，編み物など多趣味．友人関係は良好だった．家族は，長男，長女で，それぞれに結婚し，長男夫婦には子どもがいる．2家とも車で施設から1時間以内のところに住んでいる．時々，家族でYさんのもとに来る．親子関係は良好．昔から話し好きで，多くの人と交流していた．

希　望：介護記録から．①本人－以前のようになりたい．②家族－体調が安定し，昔のように元気になってほしいが，何よりも無理をしないでほしい．

担当者の経験年数：作業療法士経験，1年5カ月（老人保健施設から特別養護老人ホームに移動して2カ月目）．

2）担当者の評価・解釈

(1) 情報収集

①介護担当者：言語の理解はよく，穏やかだが，寝ていることが多い．お風呂を好む．食事は，経管胃瘻．おむつ交換は協力的である．

②看護師：毎年，脳出血を繰り返しているので，バイタルチェックをしっかり行い，誤嚥性肺炎をおこさないようにしている．

③管理栄養士：2月から8月までの半年間，「経口移行加算」がつき，経管胃瘻から，経口摂取を目標とする．ゼリーを試みているが，6月の時点で3食とも経管胃瘻で，「栄養スクリーニングアセスメント」では，体重31.4kg，BMI 14.3，経管胃瘻で800kcal摂取．

④ケアマネージャー：「施設サービス計画書」から，要介護度5，方針として，栄養計画書に基づく指導を行う．本人に多くかかわることで覚醒時間を増やしていく．

1）本人の希望：(a)「リハビリ訓練のある生活を送りたい」
(b)「声を出してしゃべれるようになりたい」
(c)「喉が通りづらいが，自分で食べたい」

2）家族の希望：施設で快適な生活を送ってほしい．また，本人の希望通り，食事を口から食べられるようにしてほしいが，決して無理はしないでほしい．

(2) 形態機能障害

運動機能は，ブルンストローム回復ステージで，上肢1，手指1，下肢2で，上肢はどの肢位でもウェルニッケマン肢位を取り，指は手掌に食い込んだ状態である．特に座位・立位を取ると，顕著になる．感覚機能は，動的触局在覚は，ほぼ正確に手足の部位を答えるが，非麻痺側に比べると左右差があり，やや弱い．

嚥下機能は，口唇の動きは保たれており，正しい発声の構えはできる．舌の動き

もよい．しかし，咽頭部の麻痺があり，喉頭挙上は弱く，嚥下に時間を要す．
　発声機能は，声帯および咽頭部の麻痺により，微力な嗄声音しか聞こえないが，感情が高まったり，力んで発声すると，やや明瞭な発声語が聞こえることもある．
　ROM 制限は，右膝伸展 − 55 度，足関節背屈 0 度，股関節屈曲 90 度，ほかの四肢関節はほぼ正常域を保っていた．
　筋力は，MMT で左膝伸展 4．握力 左 14kg であった．
　長谷川式簡易痴呆検査では，16 点（口頭でのコミュニケーションが困難であるため参考）であった．

（3）活動・参加制限

　1 日を通して臥床．昼食のみリクライニング車いすで過ごす．
　FIM 運動項目 13 点（全介助：食事胃瘻），FIM 認知項目 21 点（理解 5，表出 2，社会的交流 5，問題解決 3，記憶 6）．
　コミュニケーションは，口唇の構えから，「このようなことか」と問い，うなずき，首ふりでコミュニケーションを取る．作業療法士が，Y さんの目をみて，表情豊かに，しっかりと声を出して接すると，にっこり笑ったりする．難聴があるが，耳元で大きな声でゆっくりと話しをすると半分は聞き取れると思う．聞き取れるとすぐに表情が動き出し，理解をしたのかどうかが判断できる．
　食事は 1 点だが，病院言語聴覚士からは，プリンなど摂食可能ではとの評価が出て，2 月からベッドギャッジアップ 40 度程度でゼリー摂取を試みていた．医師より，2 月からの経口摂取訓練のレベルアップの指示があったので，8 月 16 日，試みにベッドギャッジアップ 60 度で，ゼリー摂取を行ったところ無理なく嚥下ができ，舌の送りこみも良好だったが，複数回の嚥下がみられた．今後，昼食のみ，ベッドギャッジアップ 60 度，訓練食（ゼリー＋副食ミキサー食 1 品）を自力摂取で時間をかけて食べれるようにする予定．

体　　　力：体力がなく，リクライニング車いすでの時間をかけた座位姿勢は疲れ，レクリエーションへの参加も控えている．
起き上がり：作業療法士が全介助で起こす．
座　　　位：ベッド端座位は，作業療法士が Y さんの肩から手を離すと後方に倒れる危険があり，手すりの保持と，作業療法士の両手で肩に添えてバランスを取る．
立ち上がり：作業療法士が前方より抱えて片足立ちで立つ．
車いすへの移乗：立位前方より抱えながら車いすに移乗する．

（4）解釈

　1 カ月間，作業療法士は Y さんとかかわってきて，まず，食事の経口摂取の可能性が広がってきた．経口摂取が確実にできるようにし，時間をかけ，全身状態を確認しながら，1 食から 2 食，2 食から 3 食に進めることができる状態にする．そし

て，ノンバーバルコミュニケーションに加えて，少しでも嗄声の声量を高めて声の質を高め，自声でのコミュニケーションが取れるようにする2点を当面の目標とする．そのために，咽頭部の残存筋の筋力をつけ，体力を高めるために，臥位，座位，立位での作業療法を行う．

3）アドバイザーから担当者へのコメント，アドバイザーが一緒に行った評価

　作業療法の機能訓練指導員が個別に行う回数は，週3回が限度で，多くは1回である．時間も40分が限度である．そのことを念頭に入れて，Yさんとかかわって1カ月の作業療法士に2007年8月初旬にアドバイスを行った．

（1）作業療法の目標

　この施設が終の住処となる．施設という環境制限がある．主体的な生活が，あらゆるところで制限される．随意・随時の外出も制限される．大勢の入所者とさまざまな職種のスタッフが交じりあって生活が展開される．生活リズムは，食事と排泄と睡眠でつくられる．

　作業療法の目標をどこに置くか？　設定は？　回復期リハ病棟に入院している方とは目標が異なるかもしれない．十分に考えることが必要である．

　担当作業療法士に，どこに作業療法の目標を設定するかを問うたところ，食事の経口摂取の恒常化と発声力を高め，コミュニケーション能力を上げることが出た．作業療法士が立てた目標は，Yさんの希望に沿った妥当なものである．さらに，この生活の場で趣味的な活動が目標にならないかを宿題とした．

（2）作業療法士との関係性

　良好な関係である．作業療法士がフランクに接し，ニコニコしながら語りかけ，共感し，手を合わせ，笑いあう．Yさんのために全身全霊でかかわろうという作業療法士の姿勢をYさんもしっかり受け止め，表情で返している．Yさんの意欲が出るようなかかわり方である．

（3）身体機能の評価

　右の片麻痺は重度であるが，非麻痺側はベッドのなかでも動く．どのように動かすことができるのか，すなわち，探索運動を評価すること．23時間いるベッドのなかでも，物を取ったり，ナースコールを押したり，さまざまな目的で身体を動かす．動かすことで，麻痺側の痙性が増大するのか，動かしにくくしているのかをみる必要がある．なぜなら，非麻痺側を十分動かすことは，環境への探索能力を維持し，高めることに通じるからである．

　①臥位の姿勢：臥位で動こうとすると麻痺側は屈曲パターンを呈す（図1）．寝返りをしようとすると，麻痺側上肢肩甲帯が回旋方向と反対方向への回転に働く身体の重りとして残りやすく，動作を努力的で困難なものにする（図2）．どのように寝返りを作業療法士が誘導

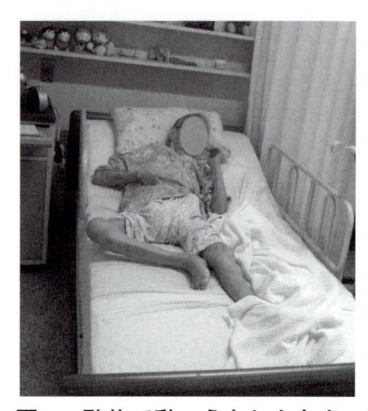

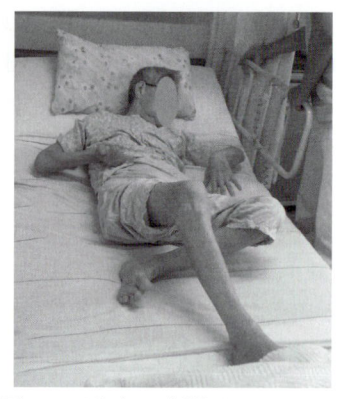

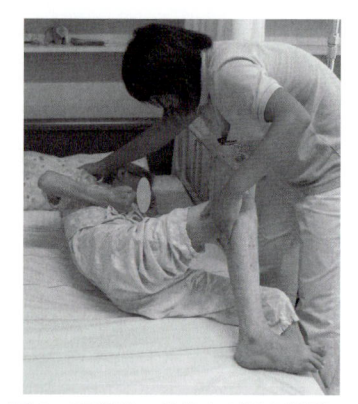

図1 臥位で動こうとしたとき　**図2 できない寝返り**　**図3 寝返り・起き上がりの誘導**

するか検討が必要である（図3）．

②座位の姿勢：手すりをしっかり握り，後方への転倒を防ごうとしている．麻痺側の足底接地が拘縮と屈曲パターンのため不十分である．さらに，頸部は，重力に抗するように立てることができず，時間の経過とともに垂れてしまい，体幹も前屈して崩れそうになる．作業療法士は，ぴたっと脇に触れる位置に座り，安心感を与えながら非麻痺側手で，Yさんの下肢を触れたりすることは，自身の身体認知を促し，環境との探索を促すことにつながる（図4）．

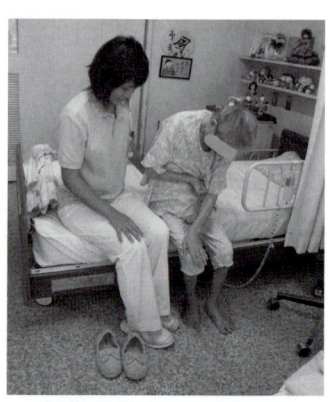

図4 端座位での身体（下肢）探索

③頭頸部と咽頭部の状態：嚥下とコミュニケーションの障害には咽頭部の運動麻痺と残存筋の筋力低下（廃用か？）が問題である．喉頭部の挙上は弱く，空（の）嚥下がようやくできる程度である．誤嚥の可能性はあるとみたほうがよい．作業療法士が行っている座位や立位バランスのアプローチは，頭頸部の保持を促すため，望ましいが，麻痺側の力みも増し，呼吸も浅くなっている．座位や立位を支える方法を検討する．車いすであれば，骨盤が起きるようにタオルなどで背部を支え，頭頸部や上肢が動きやすくするなどの工夫が必要である．

④立位の姿勢・移乗：立位において必死で作業療法士にしがみつく状態から，しばらくすると，触れる・触れあう関係が生まれる．作業療法士が声を出して数を数えるなかで，リズムを取り，作業療法士の背中を叩いて数えたりさすったりしながら探索活動が生まれ，片足立

ちでのバランスの取り方が学習される（図5）．そして，作業療法士の誘導で体を回旋して車いすに座ることが安楽に可能となる．移乗の方法としては，適しているが，ケアスタッフと共有できるか，検討が必要である．

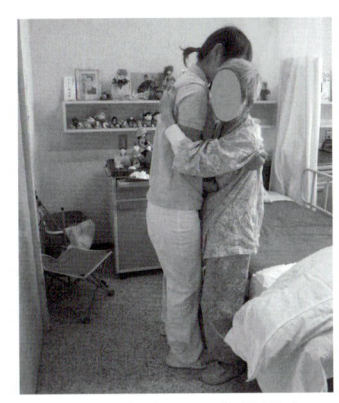

図5　作業療法士の身体探索から立位バランスを高める

⑤食　　事：作業療法士は，経管胃瘻から経口摂取に移行を決めている．経管胃瘻では，800kcal/日しかとれない．体重も減少傾向にある．ゼリーでのゆっくりとした摂食で，飲み込みも，ベッドギャッジアップ60度でほぼ安全に可能となっている．飲み込むときの喉頭部の挙上や残渣の確認などを頻回に行い，ミキサー食導入の折にも同様の評価が必要である．車いすの種類，食物に向かう姿勢の保持の仕方，摂食時間と座位耐久性のチェック，管理栄養士との連携，医師および関係スタッフへの報告などこまめにみる必要がある．週1回の直接のかかわりであっても，情報交換と計画の立案と実施は可能である．1日3食の経口摂取には，体力面での無理をしないように，誤嚥には常に注意するように，全スタッフに繰り返し伝える努力を惜しまないように，特に看護師と管理栄養士からも呼びかけてもらうようにお話しをする．そのようにして進める必要がある．

⑥趣　　味：再発前の特養のユニットでは，趣味活動をして1日を自分なりに豊かに過ごしておられた．ジグソーパズルは，息子さんが1,000ピースを買ってきてはYさんに渡しており，親子の親密なコミュニケーションを取る手段となっていた．また，習字の先生に学び，課題をこなしていたという（前にユニットでかかわっていた作業療法士の情報）．意欲を引き出し，座位の耐久性をあげ，咽頭部の筋力を維持改善し，体力をつける一環として，車いす上での10〜20ピースくらいのジグソーパズルからはじめたらどうか．現状に即しながら，計画を立ててほしい．

⑦1日の生活：1日のうちで，ベッドで過ごす時間は23時間以上．車いすでの座位を保つ体力も乏しい．作業療法の目標を達成するために，どのような生活リズムをつくっていくのか課題といえる．

4）アドバイザーの解釈・介入計画

（1）能動性を引き出す身体づくり

非麻痺側を十分動かすことは，環境への探索能力を維持し，高めることにつながる．余分な緊張を排除し，非麻痺側・麻痺側の探索能力を高める必要がある．身体のセンターを緩め，左右均等の筋緊張に近づけるために，骨盤や胸椎の左右方向の細かな振動（揺すり）を与える（**図6**）．頸部からも行う．その後に，寝返り動作を行い，座位の動作を行うと体幹や頸部の動きの誘導がしやすい．座位で，非麻痺側手で，下肢の触探索活動を行い，立位では，作業療法士の背中に触れたり，叩いたりしながら探索活動を行う．そのようなかかわりで，日常生活においてベッド臥位が多いが探索活動が落ちないように，すなわち，外部環境との相互コミュニケーションを高めることが重要である．

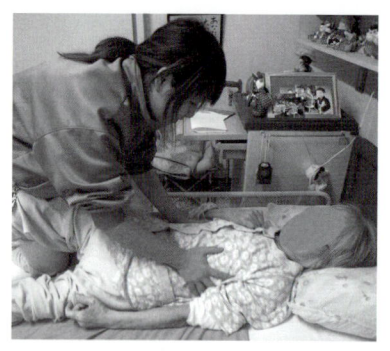

図6 胸椎に水平方向への細かな振動を与える
身体のセンターラインがゆるみ環境探索活動能力が高まり，起き上がりが誘導しやすくなる．

（2）他職種とともに

喉頭挙上力の改善は，経口摂取を促す．頭頸部の筋力増大は，嗄声の声量を高めることになると推察される．作業療法士が，そこを意識して行う意味は大きいと考える．教育背景の異なる多くの他職種のスタッフとチームを組んで行うことは課題が多い．しかし，情報交換や意見交換は可能である．1日の生活のなかで，座位を取る時間をつくることが必要となる．食事時間，趣味活動，集団訓練などを組み合わせて計画を立て，ケアスタッフとともに行うことは可能である．

（3）経口摂取の目的

食事の経口摂取の回数を増やすことは，栄養摂取により体力をつけ，座位の耐久性を高めることにつながるので，管理栄養士としっかり連携をし，実現に向けてゆっくりとした歩みをすること．Yさんにストレスをかけないように注意をする．また，家族の意向を十分にくむことを忘れないことである．

5）その後の経過

臥位姿勢においても，身体のセンターを緩めることで左右の筋緊張を均等にし，身体のセンターからの探索活動ができつつある．寝返りでも，8月より，麻痺側上肢を後方に引くことの程度が軽減した．

8月後半には少量ずつであればミキサー食1品（昼食）を自力で食べることが確認されたが，時間は30分かかり，かなり疲れた様子だった．9月にはベッドでの端座位が安定し，立位でも30数えで，5回立位（前方介助）が保てるようになるに従い，座位での頸部の保持もしっかりとなってきた．10月より，朝・昼の2食

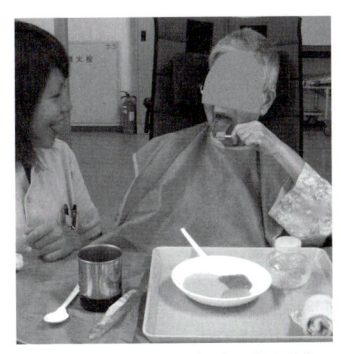

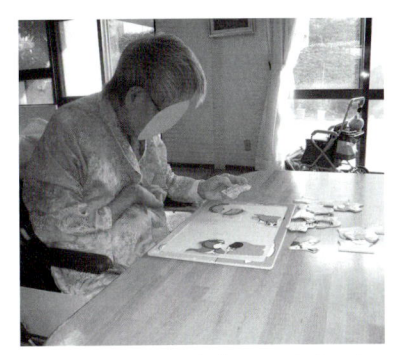

図7　口腔ケアと食事（昼食）　　図8　昼食後，ジグソーパズルを楽しむ

が経口摂取となり，ほぼ一人で，口腔ケアを行い，ミキサー食を食べられるようになった（図7）．そして，昼食後に，20ピースのジグソーパズルを行えるようになり，Yさんの得意そうな表情が出てきた．体重も，32.9kgに増加した．平成X＋19年2月には，体重は，33.2kgに増加し，昼食後，ジグクソーパズル（20ピース）も1時間近くかけて，標準型車いすで行えるようになってきた（図8）．作業療法士や施設職員と目が合うと手をあげ，表情を緩めて豊かな感情をこめて挨拶を交わす．再々発がおこらないように，身体の状況に合わせた3食経口摂取の可能性を今後ゆったりとしたペースで探っていくことになった．

3．事例に学ぶ評価のエッセンス

1）状態像の捉え方と評価のポイント

　心身体機能を，姿勢から読み取ること．臥位姿勢で筋緊張に左右差があるのだろうか？　ベッドを手足で押しつけて身体のバランスを取っていないか？　臥位での不安度を推察する．臥位が安楽でなければ，周囲の探索に使う，左右の四肢や体幹の自由な動きや範囲が制限される．端座位ではどうだろうか．手すりにしがみついていないだろうか．なぜそうなのかを推察する．非麻痺側の手が自由に探索や物の操作などに使えなければ，座位の安楽さは失われ，恐怖に左右されることになる．立位も同様で，目的動作が困難になる．

　全リハスタッフは，患者のADLの自立に向けて，病態像，画像や検査データとともに，動作や表情の観察，そして，患者の体に触れて身体機能の全体像を知ろうとする．しかし，力任せでもよい，ADLが自立できそうな患者の身体機能であれば，つい「しめた」と思ってしまう．見方を変えれば生活場面で観念的にガムシャラに力任せに動いてADLを自立してしまう患者をわれわれがつくっているのかもしれない（例：FIMベッド⇔車いす6点，片足ケンケンでもできればよい．万歳！と）．環境との相互関係のなかで能動的に体を動かすことを通した探索活動ができる身体，自身の身体を感じ取り，取り巻く環境を知覚し，自身がどう動くかの適応的な行為ができる身体機能になってほしいと思う．作業療法士は，患者自身が環境

を探索して身体機能を環境に合わせようと柔軟に動くことを手助けするという発想の治療的なかかわりをしているだろうか？　その人の可能性を見出す身体観をわれわれがどう育てるか，患者が自ら日常生活のなかで，環境の変化がわかる身体感覚を育てることをどのように支援するかが，いま問われていると思う[4]．

単に，ROMがどうだ，MMTがどうだ，ブルンストローム回復ステージがどうだ，感覚・知覚がどうだという要素的な評価に満足するのではなく，環境を探索し，自身を探索し，知覚する柔軟な心身機能を再びとり戻すための評価と捉えていただきたい．

また，ADLを観察することも重要であるし，IADLをみる必要もある．

そして，終の住処となる可能性が高い施設での生活を，どう自己実現が可能な環境に変えていけるかについて考えたい．要点は，良好な人間関係を利用者同士間，利用者・スタッフ間，利用者・家族間，家族・スタッフ間，スタッフ同士間，施設を取り巻く周囲と施設間などで，個々の状況を理解した上で構築（つながりをつけていく作業）する必要がある．人と人の支えのネットワークが構築できれば，その人の「やりたいこと」，「やらなければならないこと」，「期待されていること」（COPMカナダ作業遂行測定）が明らかになり，自己実現の機会が確実にあらわれる．ニーズは，集団の機会に出るかもしれない[5]．ベッドで話されるかもしれない．食事の折に出るのかもしれない．みんなでキャッチすることだ．評価法として，情緒的支援ネットワークテスト[2]は活用できるが，利用者の態度をみれば，関係性を知ることはできる．そこに，感情をもち込まないことである．作業療法士自身とその人との関係性は，他スタッフとの関係性をみることでわかるものである．大事なことは，スタッフ間の関係性をしっかりみることである．

2）評価にあたって心がけたいこと

比嘉[6]らは，「特養とは自宅復帰が困難な人の［家＝生活の場］である．ここでいう「家」とは家庭をモデルにする擬似家族化ではなく，社会的な人間関係を基盤とするコミュニティーを目指したものである」という．亡くなるときがくる手前まで，大部屋（時に個室）住まいで，しっかり生活管理された受身の生活を送る施設入所者の心中をいかに理解し，共感をし，現実的な対処がどうあるべきか，その人の希望をかなえるために作業療法アプローチをどのようにしたらよいか思案すべきで，そのための評価であろうと思う．

機能訓練指導員1名に，対象となる利用者が100名であったとしても，利用者の作業療法士に対する期待は大きい．心身の機能状態を安楽にしてくれる作業療法士，希望した作業を一緒になって実現してくれる作業療法士は，施設での生活のなかで自己実現をしてくれる職種として頼りにされる．

評価にあたって心がけることは，その人の生活をみる，生活リズムを知る，人間関係をみる，希望を聞く，実現できることは親身になってスタッフに諮り，責任者に相談をし，実現を図る．そのための評価だと決めることである．そして，その人と温かな関係性をつくり，その人の環境を柔軟に探索していける心身状況をつくり，

自律的な生活が送られるような環境づくりをするための評価をすることである．前提としては，他職種の置かれている状況も厳しいことをよく認識し，声を掛けあい，情報を交換し，意見を言いあえるような関係をつくる努力が重要である．

　評価をするにあたり，ビラ・オレンジの渡邊多恵子施設長，渡辺病院の理学療法士・壹岐英正先生にご協力をいただきました．厚く御礼申し上げます．

参考文献

1) （社）日本作業療法士協会：作業療法が関わる医療保険・介護保険・自立支援制度の手引き 2007．日本作業療法士協会，2007．
2) 大田仁史：地域リハビリテーション原論 Ver.4．医歯薬出版，pp72-75，2006．
3) 三好春樹：介護とリハビリテーションを結ぶ．地域リハビリテーションの源流（澤 俊二編）．三輪書店，2006，pp253-261．
4) 冨田昌夫，澤 俊二：トランスファー　環境との相互関係で自己組織化する方法．リハビリナース，1（1）：6-13，2008．
5) Mary Law et al：COPM カナダ作業遂行測定 4th（吉川ひろみ訳）．大学教育出版，2007，pp14-22．
6) 比嘉美紀，舌間由紀子，江口かおる，中村佳奈，比嘉敏彦：実践報告　特別養護老人ホームにおける作業療法とその役割．OT ジャーナル，36：397-401，2002．

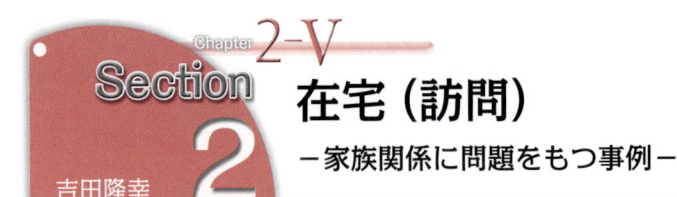

Section 2 在宅（訪問）
Chapter 2-V
－家族関係に問題をもつ事例－

吉田隆幸

● KEY WORD　家族関係，ストレス，通所ケア

1. 障害の特徴と評価

1）訪問サービスの特徴

　退院・退所直後や自宅での生活が長くなるなかで閉じこもりの問題が発生したときなど訪問リハビリテーションを依頼されることが多い．退院・退所直後は本人，家族にとって当事者の状態が変化した後の新たな生活のはじまりとなるため不安も強く，訪問頻度を多く設定し，自宅での生活を安定させることが当面の目的となる．自宅での生活が長くなり，生活リズムの乱れから状態が徐々に低下し，閉じこもり状態に陥りはじめたケースでは，生活の建て直しが当面の目的となる．いずれも生活再構築が達成された後には，その維持と生活そのもののさらなるレベルアップのために，頻度は必要に応じて少なくしても継続的なサービス提供が必要である．また，最近では，医療制度の改訂にともない長年利用していた外来リハビリテーションが中止となるケースが急増しており，その代替サービスのひとつとして訪問リハビリテーションが依頼されることも多くなった．

(1) 訪問作業療法実施における基本姿勢

　当事者とサービス提供者の対等性については，公的介護保険開始以後医療の世界にも影響を与えているようである．しかし，入院・入所中は施設側に当事者管理の責務があり，それゆえに当事者に我慢を強いる場面も生じる．たとえば，リハビリテーション実施についても，サービス提供時間の決定は提供する側の都合によって行われる．これが訪問サービスにおいては立場が逆転する．在宅生活者の場合，主体は当事者本人であって，サービス提供側ではない．サービス提供時間，内容など主体である当事者の納得をもとに決定される．当然ともいえるこうした認識が欠落していることもある．また，挨拶の仕方，言葉遣い，訪問時の靴の脱ぎ方など，社会人としての基本的マナーの欠落が信頼関係を損ない，サービス提供困難な状態を招くこともある．

(2) 家族関係

　独居にしろ同居にしろ，まったくの天涯孤独でもない限り当事者は家族との関係のなかで生活しており，訪問作業療法はその真っ只中でサービスを提供することになる．この家族関係が当事者の生活のありように大きく関与していることは言うま

でもなく，作業療法が「生活」をキーワードとするならば，家族関係の把握と関与は避けて通れない．とはいえ家族関係は長い歴史のなかで築きあげられたものであり，また百人百様であることからその把握は困難を極めることもあるとともに，介入により容易に変化させ得ないものであることも認識しなければならない．われわれの立場は，第三者として家族関係を冷静に捉え，それを尊重しつつ，生活そのものが崩壊にいたらないよう見守っていくことと考えている．こうしたことを通じて，かかわる他職種とともに生活全般のいわゆる危機管理的役割も担っている．いずれにしても家族関係の把握は当事者および家族との信頼関係を基本としており，その強さによって把握する情報の確かさ，深さが決定される．

2）用いる評価

評価をサービス提供プログラム作成の基礎となる情報収集と位置づけるならば，在宅生活者の場合，収集すべき情報はかなり広範囲となり，それぞれの項目が複雑に関連し，現在の家族関係が成立する要因ともなっている．具体的には住所・氏名にはじまる属性，キーパーソンの存在，生活歴，既往歴，現病歴，生活機能（心身機能・構造，活動，参加）などがある．

属性については，居住地から地域特性を知ることができる．また，属性のなかには家族構成を示すジェノグラムが含まれるが，これを単に家族の構成と捉えず，本人を中心とした家族全体の力動をまとめた図として仕上げていくことで家族関係が理解しやすくなる．開始当初は家族構成の聴取時に説明する家族の表情，口調，独立した子どもや親戚の訪問回数などから関係性を推測することができる．

キーパーソンについては，本人が生活する上で最も重要な存在であるが，2つの視点でその存在を確認する．1つは直接的に本人の支援にあたる存在，もう1つは生活にかかわるものごとの決定権をもつ存在である．この2つが同一人物である場合もあるが，決定権をもつキーパーソンが，遠くに居住する普段接触の少ない子どもであったりもする．直接支援にあたるキーパーソンについては，介護負担の状況についても評価しておく必要がある（**表1**）[1]．介護負担による家族関係の崩壊が在宅生活の継続を困難にする最も大きな要因となる．

生活歴については，生育歴，職業歴，結婚歴などであるが，訪問開始当初から詳細を把握することは難しく，時間をかけ信頼関係が強くなるにしたがって明らかになることが多い．これらは本人の人となり，価値観を理解する上で重要であるとともに家族関係の土台でもある．

既往歴，現病歴については，まず本人，家族から聴取するが，関係した医療機関からの客観的情報収集も確認の意味で必ず実施しなければならない．

生活機能については現状を把握するとともに，現病歴とも関係するが，かかわった医療機関のリハビリテーション部門からの情報を収集し，これまでの経過とともに今後の改善の可能性についての意見も聴取する．また，本人および家族，特にキーパーソンの本人の状態に対しての理解（改善への想いなど），今後の生活に関する要望・目標，訪問リハビリテーション導入の目的などについても聴取する（**表2-a，2-b**）[2]．

表1　Zarit介護負担尺度の日本語版[1]

各質問について，あなたの気持ちに最も当てはまると思う番号を○で囲んでください．

	思わない	たまに思う	時々思う	よく思う	いつも思う
1. 患者さんは，必要以上に世話を求めてくると思いますか	0	1	2	3	4
2. 介護のために自分の時間が十分にとれないと思いますか	0	1	2	3	4
3. 介護のほかに，家事や仕事などもこなしていかなければならず「ストレスだな」と思うことがありますか	0	1	2	3	4
4. 患者さんの行動に対し，困ってしまうと思うことがありますか	0	1	2	3	4
5. 患者さんのそばにいると腹がたつことがありますか	0	1	2	3	4
6. 介護があるので家族や友人と付き合いづらくなっていると思いますか	0	1	2	3	4
7. 患者さんが将来どうなるのか不安になることがありますか	0	1	2	3	4
8. 患者さんがあなたに頼っていると思いますか	0	1	2	3	4
9. 患者さんのそばにいると，気が休まらないと思いますか	0	1	2	3	4
10. 介護のために，体調を崩したと思ったことがありますか	0	1	2	3	4
11. 介護があるので自分のプライバシーを保つことができないと思いますか	0	1	2	3	4
12. 介護があるので自分の社会参加の機会が減ったと思うことがありますか	0	1	2	3	4
13. 患者さんが家に家にいるので，友達を自宅に呼びたくても呼べないと思ったことがありますか	0	1	2	3	4
14. 患者さんは「あなただけが頼り」というふうにみえますか	0	1	2	3	4
15. 今の暮らしを考えれば，介護にかける金銭的な余裕はないと思うことがありますか	0	1	2	3	4
16. 介護にこれ以上の時間はさけないと思うことがありますか	0	1	2	3	4
17. 介護が始まって以来，自分の思い通りの生活ができなくなったと思うことがありますか	0	1	2	3	4
18. 介護を誰かにまかせてしまいたいと思うことがありますか	0	1	2	3	4
19. 患者さんに対して，どうしていいかわからないと思うことがありますか	0	1	2	3	4
20. 自分は今以上にもっと頑張って介護するべきだと思うことがありますか	0	1	2	3	4
21. 本当は自分はもっとうまく介護できるのになあと思うことがありますか	0	1	2	3	4
	全く負担ではない	多少負担である	世間並の負担である	かなり負担である	非常に大きい負担である
22. 全体を通してみると，介護をするということはどれくらい自分の負担になっていると思いますか	0	1	2	3	4

表2-a　リハビリテーション実施計画書 (1)[2]

別紙4

計画評価実施日　年　月　日

利用者氏名　　　　　性別：男・女　生年月日　年　月　日（　歳）要介護度：

健康状態（原因疾患，発症・受傷日等）	合併疾患・コントロール状態 （高血圧，心疾患，呼吸器疾患，糖尿病等） 生活不活発病（廃用症候群） 発生原因が分かる場合はその内容	心身機能 □運動機能障害： □感覚機能障害： □高次脳機能障害： □拘縮（部位）： □関節痛（部位）： □その他：

参加　　　主目標　（コロン（：）の後に具体的内容を記入。）
入院・入所中の場合の退院先　　□自宅　　□その他：　　　　　　□退院未定
家庭内役割（家事への参加，等）：
社会活動：
外出（内容・頻度等）：
余暇活動（内容・頻度等）：
退院後利用資源：

認知症に関する評価

自立・介護状況 / 項目	現在の評価及び目標						具体的なアプローチ			
	自立	見守り	一部介助	全介助	行わず	使用用具 杖・装具・歩行器・車椅子など	介護内容 つたい・もたれ等	到達時期	重点項目	PT, OT, STが実施する内容・頻度等	看護・介護職等が実施する内容・頻度等	実施上の留意点

日常生活・社会活動
- トイレへの移動
- 階段昇降
- 屋内移動
- 屋外移動
- 食事
- 排泄（昼）
- 排泄（夜）
- 整容
- 更衣
- 入浴
- コミュニケーション
- 家事
- 外出

自立・介護状況 / 項目	現在の評価及び目標						具体的なアプローチ			
	自立	見守り	一部介助	全介助	行わず	使用用具 杖・装具・歩行器・車椅子など	介護内容 つたい・もたれ等	到達時期	重点項目	PT, OT, STが実施する内容・頻度等	看護・介護職等が実施する内容・頻度等	実施上の留意点

起居動作
- 寝返り
- 起きあがり
- 座位
- 立ち上がり
- 立位
- 摂食・嚥下

「現在の評価及び目標」における項目に関する記入例：　A　目標　　B　実行状況　　C　能力

表 2-b　リハビリテーション実施計画書 (2)[2]

ご本人の希望（　　年　　月　　日）

ご家族の希望（　　年　　月　　日）

生活目標	その人らしく生活するためのポイント

リハビリテーションプログラム	ご本人の状態や生活環境の改善・生きがい楽しみの支援に向けての取り組み

ご本人に行ってもらうこと

ご家族にお願いしたいこと

病気との関係で気をつけること

前回計画書作成時からの改善・変化等（　　月　　日）

備　考

担当チーム
担当医：＿＿＿＿＿＿＿＿＿＿＿＿＿＿＿＿
●PT・OT・ST：　　（　　），（　　），（　　），（　　）
●看護・介護：　　　（　　），（　　），（　　），（　　）
●　　　　　　　　　（　　），（　　），（　　），（　　）
（　　）内は職種を記入

ご本人・ご家族への説明と同意：　　　年　　月　　日
ご本人サイン：＿＿＿＿＿　ご家族サイン：＿＿＿＿＿　説明者サイン：＿＿＿＿＿

注：本計画書に記載されている情報は、適切な介護サービスを提供するためにのみ使用いたします。

2. 事例提示

1）基本情報

対象者：70歳代前半，男性

診断名：脳梗塞（右片麻痺）

既往歴：40年前自ら運転する車での自損事故により複数個所骨折しているが，現在の生活に影響はない．その他，高脂血症の指摘があった．

現病歴：20年前脳梗塞発症．A病院に半年入院し保存的治療，リハビリテーションを受け自宅へ退院．その後は内科的フォローとリハビリテーション実施のため，同病院に週2回外来通院を継続してきた．この間，小梗塞を数回発症し，左半身も完全な状態ではない．今回，制度改訂によりA病院が外来リハビリテーションを中止したため担当介護支援専門員よりの依頼にて訪問リハビリテーション開始となる．

社会歴：高度経済成長の波に乗り，一代で中小企業を立ち上げ財を成したが，さらに事業規模を拡大しようとしていた矢先に発病し，復帰は困難となった．現在は同居する長男が後を継いでおり，経済的な問題はない．

担当者の経験年数：3年（3年間病院勤務した後に訪問部門へ転職直後）

2）担当者の評価・解釈

（1）収集し得た情報

A病院の理学療法担当者からの情報では，退院後長期にわたり外来にてフォローしてきたが，年齢とともに心身機能全般が低下しつつある．キーパーソンである妻は献身的に介護を実施してきたが，本人は訓練意欲に乏しい．家族構成は図1の通り．トイレ，浴室には手すりを設置しているが，機能維持のためとベッドの導入はせず布団を使用しており，立ちあがりにかなりの介護が必要である．

（2）心身機能

問題となる関節可動域制限はない．運動機能は右上肢，手指，下肢ともにBr.StageⅣレベルであるが，左半身も完全ではないこと，また，右半身の感覚は表在，深部とも脱失に近い状態のため，静的・動的バランスとも著名に低下している．高次脳機能的には，失語症はなく，その他の目立った障害は認められないが，いわゆる脳血管性認知症が認められ，MMSEでは15/30，ものごとへのこだわりが強く，かろうじて現実検討できている状態である．

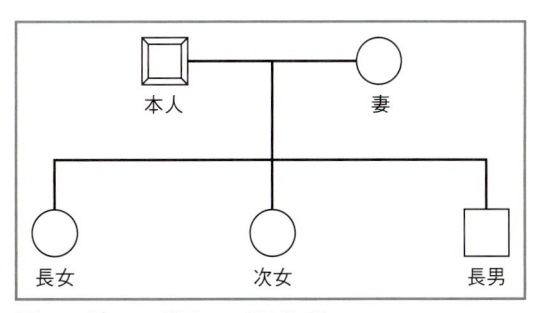

図1 ジェノグラム（担当者）

(3) 活動
　移動は自宅内T字杖，屋外は右に短下肢装具（シューホーンタイプ）を装着し見守りから一部介助にて歩行可能であるが，実用性はなく通常は車いすにて移動している．移乗については手すりがあれば見守りレベルで可能である．用意された食事は独力で摂取できるが，食べこぼしが多い．排泄は移動・移乗を含み妻の介助が必要．整容・更衣は8割程度，妻の介助が必要．入浴も8割程度，妻の介助に頼っている．能力的にはもう少し高いと考えられるが，妻への依存が強く，長年この状態で続けていることから変更は難しいと考えられる．

(4) 参加
　週2回の外来通院時のみ外出するのが通常であるが，時に子ども家族が外食に連れだすこともある．

3）アドバイザーから担当者へのコメント
(1) 情報収集
　表面的な生活歴は捉えているが，現在の家族関係との関連についての視点が不足している．本人は一代で財を成したが，その過程で生活の隅々にわたってすべて本人が判断し決定することが習慣化し，妻の介入を許さなかった．また，過去に妻の実家との間で金銭トラブルが発生し，このことが妻を認めない一因ともなっている．こうした歴史が，ものごとの判断に陰りが生じてきた現在においても，それを認めようとせずほかの意見を受け入れないプライドの高さと妻をさげすむ態度として残存し，妻のストレスを増大させている．

(2) 心身機能・活動
　生活機能全般にわたる現状把握はできているが，医療分野で長くかかわってきたリハビリテーション担当者からの詳細な経過情報を入手するなどで，特に心身機能面での客観的予後予測を行っておく必要があるだろう．実際この事例の場合耐久性の向上はある程度可能と考えられたが，ほかの機能の改善は期待できず，維持を目標とすべき段階にあったが，本人をはじめ家族も含めて，発症から長期間経過しているにもかかわらず改善への期待は大きく，また，こうした誤った認識の単なる否定は信頼関係構築の疎外となることから，今後の接し方における対応を検討しておかなければならない．また，活動面における本来の能力も把握しておく必要がある．難しいが，いわゆる「できるADL」から「しているADL」への変容を目指すことも重要である．

(3) 家族関係
　キーパーソンの捉え方が安易である．直接支援にあたるのは妻であるが，生活上発生する事態に対する決定権はなく，細かなことも含めすべてにわたって夫である本人をとおさなければならない．しかし，本人は，明らかに誤った判断であっても

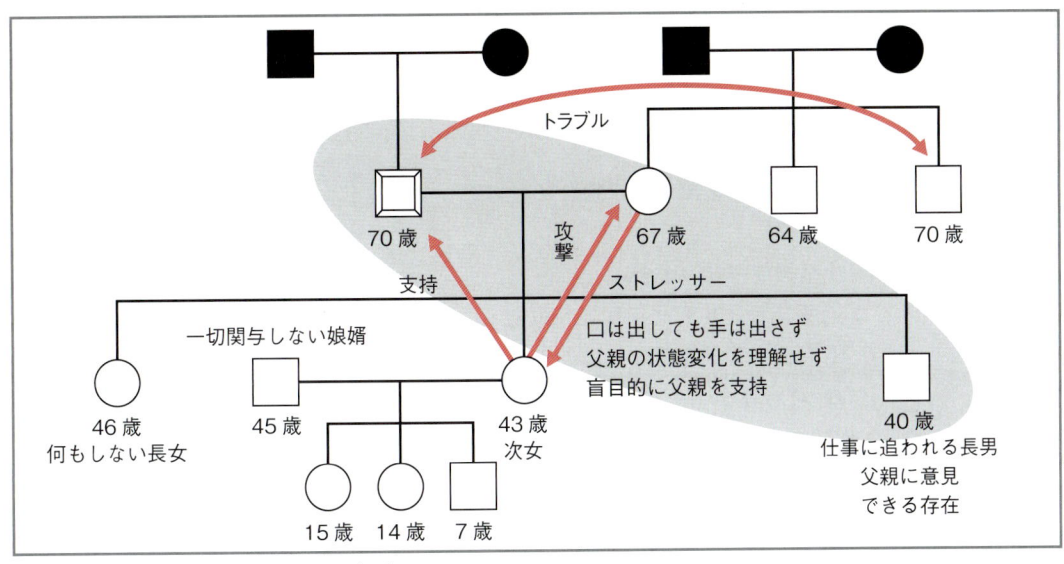

図2 ジェノグラム（アドバイザー）

そのことに対するこだわりの強さなどから変更しようとせず，最終的には長男が介入しようやく現実的決定にいたる場合が多い．また，直接的介護には一切タッチしないが，孫をとおして接触の多い近隣に居住する次女は，父親である本人の現実的判断が難しくなった状態を理解できず，たまに訪問したときなど本人の判断を後押ししてしまうことから，妻との間に軋轢を生じている．長女は独立し単身で遠隔地で暮らしており，時折帰省するが，生活面での関与は皆無である．こうした家族関係と介護負担から妻のストレスは極致に達している．こうした家族関係をジェノグラムに書き込んでいくことによって把握がしやすくなる（図2）．

4）解釈と介入計画

（1）利点と問題点の整理

利点としては，本人は理解力が低下しているものの納得したものについては真面目に取り組むことができることである．問題点としては，①脳血管性のいわゆる「まだら認知症」のため現実的判断が困難になっていること，②妻に対する依存度が高く日常の活動性が低いこと，③介護負担と家族関係から妻のストレスが限界にきていること，以上3点を挙げた．

（2）解釈

在宅生活者の場合，その支援にかかわるサービス提供者の共通した目標は，第一義に当事者本人の自立した「その人らしい生活」の獲得であることは言うまでもないが，「在宅生活の継続」がその背景にあり，これが確保されない限り目標達成はできない．この事例の場合，介護負担と家族関係から発生した妻のストレスの増大により在宅生活の継続そのものが難しくなりつつある．したがって，訪問作業療法の目的としては，当面本人の生活機能維持を図りつつ，妻の負担の軽減を重点課題

とする必要がある．

(3) 介入計画
【長期目標】
①在宅生活を継続し，家族とともに楽しく暮らすことができる
【短期目標】
①生活機能維持・改善
②通所リハビリテーション，短期入所サービスの導入により，本人との切り離し時間を確保することによる妻の介護負担の軽減
【プログラム】
①四肢ストレッチ，②床からの起立動作訓練，③いすからの起立動作訓練，④更衣動作訓練，⑤トイレへの歩行による移動と排泄動作訓練．以上を実施しながら，通所リハビリテーションや短期入所サービスの説明と利用の促しを行い，必要があれば見学，体験に同席し，利用の実現を目指す．

5) その後の経過

半年が経過して通所リハビリテーションの見学，体験を繰り返し，ようやく納得し利用を開始したが，短期入所については利用を拒み続けている．通所リハビリテーション開始にあたっては，これまでの経過をリハビリテーションスタッフに伝えるとともに，訪問サービスでは困難な社会交流の確保を依頼した．当初は週1回から開始したが，慣れるにしたがって頻度を上げ，現在では週2回を継続している．利用開始後本人の耐久性は向上し，気軽に話のできる通所リハビリテーションスタッフやほかの利用者もできてきた．また，妻の自由時間を確保することである程度介護負担やストレス軽減ができたが，いまだ不十分で今後の課題としては24時間の切り離し時間確保のため短期入所の利用へとつなげたい．現在通所リハビリテーションの担当作業療法士と訪問作業療法士で情報交換しながら在宅生活を継続している．

3．事例に学ぶ評価のエッセンス

1) 訪問作業療法における評価のポイント

(1) 心身機能維持か改善か

リハビリテーションサービス全般に言えることであるが，このサービスを利用すれば心身機能は改善するというのが一般的な認識である．訪問リハビリテーションにおいても同様で，利用目的は心身機能の改善であることがほとんどである．しかし，発症からの経過，期間などにより改善が可能かどうかは客観的に決定づけられている．こうした利用する側と提供する側の認識の相違にほとんどのケースで遭遇し，何らかの対応を迫られる．障害受容が悪いから改善が期待できないことを説得しても，在宅生活者の場合は利用の中止を招くだけで何の解決にもならない．訪問

作業療法開始にあたっては，前段階の医療分野から生活機能やこれまでの経過などの情報を入手し，改善，維持に関する客観的な視点をもちつつ，本人や家族の改善に対する訴えを真摯に傾聴する姿勢が必要である．

(2) 家族全体の価値観の把握

宗教，支持政党，音楽など生活全般にわたり人の価値観は異なっている．これらは個々人の生活史のなかで培われたもので，同じ生活をしてきたはずの家族であっても異なることがある．入院中は治療という目的がはっきりしているためこうした個人の価値観はある意味無視される世界であるが，在宅生活のなかでは大きな影響をもつ．訪問サービスは異なった価値観をもつ家族から多様な訴えをぶつけられることもある．われわれは時間がかかっても本人の生活に関与する家族それぞれとの接触を通じてその価値観を把握し，本人の「その人らしい生活」の確保という目的に向かって，訴えに対し冷静に対処していく．

(3) 家族関係の把握

家族の力動は，一緒に生活してきた歴史に基づき構築されている．今回の事例では，周辺からは単に「献身的に介護をする妻」とみられている主介護者であるが，実際には人生の成功者としての自負をもつ夫のプライドと，過去に妻の実家に多額を融資しそれが焦げついたままという歴史を背景に，虐げられた立場を余儀なくされ，当事者である夫から日々罵倒される生活が続いている．このことが介護負担感を増大させている．たまに訪れる次女も父親の状態の変化を理解できず盲目的に父親を支持し，妻にとってはさらなるストレッサーとなっている．こうした長い歴史に基づいた家族関係そのものを変化させるのは容易ではなく，われわれは背景となる歴史を含む家族関係の把握に努め，現在の状況を見守りつつ在宅生活継続の方法を模索していく．

2) 評価にあたって心がけたいこと

訪問系のサービスは当事者の生活の場で直接サービスを提供することから，必要な評価はかなり広範囲に及ぶ．特に生活に深くかかわる家族の評価は重要であるが，訪問開始当初に把握できる情報はわずかで，訪問を継続していくなかで信頼関係が構築され，それが発展していくなかで徐々に解明されていくものである．したがって開始当初は初期プログラムを実施していくなかで信頼関係を構築することが重要な課題となる．そのためには社会人としてのマナーや傾聴の姿勢を磨くことが大切である．

引用文献

1) 荒井由美子：Zarit 介護負担スケール日本語版の応用．医学のあゆみ，186：930-931，1998．
2) 厚生労働省：介護制度改革　INFORMATION. VOL81-5，2006.3.27．

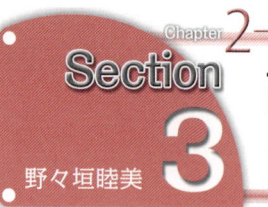

Section 3 Chapter 2-V 高次脳機能障害者の就労
－社会的行動障害などにより復職が困難となった事例－

野々垣睦美

● KEY WORD　社会的行動障害，病識，記憶障害

1. 障害の特徴と評価

1）障害の特徴

　日常生活を営む上で，人や社会とのかかわりを切り離して考えることはできない．就労についても同様であり，たとえ職務遂行に必要な技能を有していたとしても，社会性や対人面などに問題が生じると，就労を継続していくことは困難となる．

　高次脳機能障害のひとつに社会的行動障害がある．社会的行動障害は他者から理解されにくく，本人の問題にすり替えられてしまうこともある．障害を的確に評価し，支援方法を伝えていくことが，「生活のしやすさ」を生み，社会生活の可能性を広げることにつながっていく．

　社会的行動障害（**表1**）は，前頭葉の損傷によりおこりやすい症状である．就労にあたり問題となりやすいものとして感情コントロール低下や対人技能拙劣，依存性・退行などが挙げられる．

（1）感情コントロール低下

　場の雰囲気や会話の文脈にそぐわない場面で，突然感情を爆発させることがある．「なんで怒っているんだろう」「どうして笑っているんだろう」と原因を探ることすら難しくても，感情爆発の引き金となる本人なりの理由が存在する場合も多い．

　引き金となる誘因はさまざまであるが，第三者からするとほんの些細なことでも，気に障る出来事になり得る．たとえば人の往来や，電話が鳴るなど生活の中で普通に行われていることでも，注意障害や情報処理能力低下などと相まって感情が爆発

表1　社会的行動障害の具体的症状

依存性・退行	すぐ他者へ頼ってしまう．子どものような行動・態度を示す．
欲求コントロール低下	自分の欲求を我慢することができず，行動に移してしまう．
感情コントロール低下	場面とそぐわない感情の表出．暴れることもある．
対人技能拙劣	相手の気持ちを考えたり，人との距離を計れなくなる．
固執性	ひとつのものごとにこだわり，考え方などを変更できない．
意欲・発動性の低下	自分から何もせず，指示がなければ動けない．
抑うつ	憂鬱な状態が続き，何もする気がおこらない．
感情失禁	ちょっとした刺激で感情が引きおこされ泣いたり笑ったりする．

しやすくなってしまう．

　感情の爆発は，その場面でおこった事象に対して反応しているだけではなく，疲労の蓄積や生活のなかでのイライラ感が昂じた状態で出現しやすい．目の前の場面だけではなく，その前にどんな状況で過ごしていたのかを流れとして捉える必要がある．

（2）対人技能拙劣
　相手の気持ちや立場を考えたり，人との距離が計れなくなることで，円滑な人間関係の構築が難しくなる．相手が受け入れられない振る舞いをして距離を置かれていても，気持ちを察することができずに再度同じことをして不愉快にさせてしまうこともある．
　「あんなことをされて傷ついた」「こんなことを言われて嬉しかった」など，言動によっておこる心の動きが，自分だけではなく相手にも存在することに気づけないため，コミュニケーションが一方的になりやすい．
　人との距離が保てなくなると，異性間では恋愛感情などと誤解される場合もある．不本意な噂が立つことで人間関係や職場環境にも影響を与え，職務遂行上の二次的な問題として表面化する場合もある．
　相手の感情を推し量り，自分と置き換えて考える能力は，生活のしやすさに大きく関与している．

（3）依存性・退行
　すぐ他者へ頼ったり，年齢相応の行動ができず子どものような態度を示す．本人の能力で可能なことでも，自分で取り組む前に他人任せにしてしまい，その指摘を受けるとすねたり泣いて聞き入れることができない．
　急性期から病院や家庭で手厚く介護を受け，その状況での生活に慣れてしまっている場合もある．自分で行動する機会がない環境であれば，依存することが当たり前になってしまう．また，突然の発症で深い混乱のなかにある時期には，心理的な防衛反応として退行がおこることも多い．
　手厚く保護された環境下での生活や深い混乱の時期を脱し，自分で行動する時期に移行しても，依存性や退行が続いている場合には，社会的行動障害として対応していく．

2）用いる評価
　社会的行動障害は本人の状態像だけではなく，環境や場面によって左右されやすく，定量的評価が困難である．また，本人が認識している困り感や不自由感と周囲の人が感じる問題点で大きな隔たりが生じている場合も多い．
　質問紙による評価法も存在するが，社会的行動障害のすべてを含んだ，信頼性・妥当性などの面で推奨されている評価は，現在のところ開発されていない．
　生活場面で生じやすい認知障害・社会的行動障害を測定する質問紙に「脳外傷者

表2 行動観察・聞き取りのポイント

その行動で誰かが困っているのか	支援の優先順位を考える上で重要な情報となる
どんなときにその行動が出現するのか （しやすいのか）	時間帯による出現頻度はどうか 場面・場所による違いはあるか 似たような場面でも相手が変わると変化するのか 何をしているときにおこりやすい傾向があるのか 体調や睡眠時間，疲労感などいつもと違う状況はなかったか
その行動はどうやって修正できるのか	その場や課題から離れることで行動を変えられる 他者からの働きかけがあっても行動を修正できない 他者からの働きかけによりやめることができる 自分で気づくが行動をコントロールできない 自分で気づき行動を修正できる
その行動に対して本人は どう思ったのか	覚えていない・振り返れない 相手に非があったから・苦手な場面だったから まずいと思った・何とかしたい
その行動に対して周囲の人は どう思ったのか	もう一緒にいたくない・いられない 諦めた・放っておいた 何とかする方法を考えた・考えたい

の認知－行動障害尺度（TBI－31）」[1]がある．日常の様子をよく知っている人に31項目の回答を依頼し，7つの不適応行動を測定する．対人場面での状況判断力の低下や固執性，情動コントロール力の低下などをみることができる．

社会的行動障害の評価は行動観察[2]，情報収集を中心に行う．どのような行動が，どのような場面で出現するのか（**表2**）という直接的な行動観察に加え，本人の日常生活や生活環境に変化はなかったかなど，細かな聞き取りが重要となる．

2．事例提示

1）基本情報

対象者：30歳代前半，男性
診断名：交通事故による脳外傷
既往歴：特記すべき事項なし
現病歴：平成X年5月中旬受傷，A病院にて保存的加療される．同年9月上旬にB病院へ転院し，翌年1月に復職するが継続が困難であり休職．5月（受傷から1年後）より障害者支援施設での作業療法開始となる．症候性てんかんあり．抗けいれん薬を服用中．
社会歴：大学卒業後，電機メーカーの事務職（経理）として就職．受傷時も正規職員として雇用されていた．妻と子ども2人（3歳と1歳）．傷病手当金受給．
担当者の経験年数：1カ月（女性）

表3　検査結果

検査	得点
FIM	115/126
WAIS－Ⅲ	VIQ87　PIQ115　FIQ96
リバーミード行動記憶検査	標準プロフィール13/24点　スクリーニング点4/12点
PASAT	24/60
BADS	17/24

2）担当者の評価

（1）情報の収集

本人：復職したいが，会社側が拒否している．事故前と同様に仕事をすることができると思う．仕事をしなければ経済的に厳しいため，早い時期に戻りたい．日常生活で困っていることはない．

妻：子どもに手がかかり，夫のことを考える余裕はない．子どもは父のことを怖いと思っている様子．生活のなかで気になることはあるが，まずは日中にどこかへ通ってくれることを希望する．

（2）心身機能の評価（表3）

運動機能については麻痺などみられず，ADLも動作的には自立している．高次脳機能面では言語性知能の低下，中等度の記憶障害，軽度の注意障害がみられる．日常のなかでの言語理解に問題はなく，担当者へ積極的に質問などもしてくるが，プライベートな内容が多く，曖昧な返答をすることで不機嫌になる．作業療法場面では，課題に取り組んでいる際に注意が途切れ，イライラすることがある．

（3）活動（職業評価）

伝票整理，エクセルでのデータ入力を実施．どちらも開始から20分過ぎた頃からミスが目立ちはじめるが，少し休憩することで回復する．しかし，作業を再開する際，どこまでが終了しているのか，どこから開始するのか思い出すことはできない．ミスの指摘や代償手段について伝えると「わかっているから大丈夫」「職場ではできていた」など不快感を表し，アドバイスを聞き入れることは難しい．

公共交通機関の利用は可能で，慣れた経路なら間違えることなく移動できるが，通勤時間帯の混雑している状況は未評価．

3）アドバイザーから担当者へのコメントとアドバイザー（と一緒に行った）の評価

（1）情報の収集　＜p.263　2)-(1)に関して＞

本人と妻の両者から情報収集したことで，双方が感じている問題点の相違について気づくことができている．

＜担当者が見落としていたこと　その1＞

生活のなかで気になる点についての詳細は「入院中は身の回りのことなど自分で

やっていたが，家ではちょっとしたことでも手伝いを求めてくる」「子どもが泣いていると大声で怒りだす」ことであった．社会的行動障害についての評価では，日常の様子をよく知っている人から具体的な出来事を聞き取ることが大切である．

(2) 心身機能の評価　＜p.263　2)-(2)に関して＞

運動機能，ADL，高次脳機能ともに，全般的な検査は実施しており，日常会話の内容から，本人が担当者へ個人的興味を抱いている点も評価として取り入れている．人との距離感など，対人面を知る手がかりとなる有効な情報である．課題中に注意が途切れ，イライラする場面については，もう少し踏み込んだ行動観察を継続的に行うことにした．

ADLに関しては情報収集の段階で「生活のなかで気になる点がある」との話が挙がっていたため，施設内での担当者評価のみならず，家庭内での実際の状況を把握するために質問紙（TBI-31）を行い，情動のコントロール力低下や現実検討力の低下が明らかになった．

(3) 活動（職業評価）　＜p.263　2)-(3)に関して＞

伝票整理やエクセルなど，技能についての評価はしているが，復職で必要となる基本的要素の評価が不十分であった．仕事や通勤に耐えうる体力があるのか，何時間まで作業ができるのか，医学的に安定しているのか（服薬管理を含め）など，観察や情報収集を行った．体力的・医学的に大きな支障はないが，注意・集中力を要求される課題では2～3時間が限度であった．このことについて本人と話しあいをもったが，状況を振り返ることができず，病識の低下が疑われた．

(4) 会社側からの情報収集　＜担当者が見落としていたこと　その2＞

職業評価を実施しているが，担当者が想像できる範囲での項目に留まっている．復職時の様子を会社の直属上司と人事担当者より聞き取りを実施した．

職場では，意欲的に仕事に取り組んでいるが，電話や来客時（人の往来）にミスが発生しやすい傾向にある．そのことを指摘すると不機嫌となり，時に大声で怒るなど感情の爆発がみられた．また，休憩時間や仕事の合間に女性社員に対し不適切な行動があり，対人面でのトラブルが絶えなかった．

今後，復職にあたって会社側が必要としている要素としては，①人間関係が適切に保てること，②ミスの指摘やアドバイスを受け入れられること，③わからないことは質問・報告ができること，であった．受傷前はとても優秀な社員であり，会社側も全面的に協力していきたいと考えている．

4) 解釈と介入計画

(1) 利点と問題点の整理

本人に復職に対する明確な目的・意欲があり，体力的・医学的に支障はないことが最大の利点である．また，受傷前の勤務態度も良好で，会社側も復職について前

向きに考えている．問題点としては，①対人面での距離の計り方，②病識の低下（本人の障害理解），③記憶障害・注意障害による作業上のミス，が挙げられた．また，現実検討力低下の影響も大きい．

(2) 解釈

明らかな身体機能の低下はなく，主たる問題は高次脳機能障害から生じていた．対人面（社会的行動障害）については，家庭や施設内での限られた人間関係だけでは問題点がみえにくく，会社側の情報をもとに検討が必要であった．仕事中ではなく，「休憩時間でのトラブル」に着目した．

ミスの指摘やアドバイスの受入れ，質問や報告については，本人の障害理解が影響していると考え，介入計画を立案した．

(3) 介入計画

【長期目標】
①自分の苦手な場面に気づき，対応方法を身につける
②代償手段を使いこなす
③実際場面（職場）で必要となる要素を意識して行動できる

【短期目標】
①対人面で問題が生じやすい場面を経験し，回避する必要性を感じる
②記憶障害・注意障害による作業効率の低下を認識し，代償手段を導入できる
③ミスの指摘やアドバイスを聞き入れることができる

表4 作業マニュアル（例）

番号	作業手順
1	【出金】伝票の日付を確認する
2	【振替】伝票のデータを開く
3	【出金】伝票の勘定科目を確認する
4	勘定科目のコードを別表（下）で確認する
5	【振替】伝票に金額・勘定科目コード・摘要を入力する
6	入力したデータを再度確認する
7	データを保存する
8	次の【出金】伝票の日付を確認する
9	③〜⑧を繰り返す

〈別表〉

コード	勘定科目	コード	勘定科目	コード	勘定科目
1	小口現金	5	前払金	9	仮受金
2	普通預金	6	立替金	10	預り金
3	未収金	7	未払金	11	借入金
4	仮払金	8	前受金		

表5 チェック表の例

確認事項	チェック
<作業中断時>	
タイマーがなったら時間を確認する	11時05分
データを保存する	○
入力が終わった伝票の最終ページに付箋を貼る	○
上司に進捗状況・休憩に入ることを報告する	○
タイマーを設定する	○
<作業開始時>	
上司に仕事へ入ることを報告し，指示を受ける	
タイマーを設定する	
データを開く	
伝票に貼ってある付箋の次のページを開く	

【プログラム】

①意図的な集団での活動場面に参加，休憩時間の過ごし方を提案，②メモリーノートやチェック表（表4,5）の活用，③問題が生じた際に，目標の再確認と「どうしたらうまくできるのか」というリアルフィードバックをする．

5）その後の経過

集団での活動に参加することで，苦手な場面を認識できるようになった．怒りの感情や不適切な行動をすることで，周囲が自分との距離を置くことに気づき，怒る前に集団から離れるなどの対応方法が取れるようになってきている．

メモリーノートやチェック表を導入したことで，作業上のミスがなぜ発生するのか双方で確認することができた．繰り返すことで，理不尽に文句を言われているわけではないことが理解できるようになり，現在の状態を把握しながらの行動がみられるようになった．

復職への意欲は高く，次のステップとしてリハビリ出勤を検討している．目標が定まったことで，家庭内でも積極的に行動するようになり，依存性はみられなくなった．

3．事例に学ぶ評価のエッセンス

1）状態像の捉え方と評価ポイント

（1）社会的行動障害

感情コントロールや対人技能拙劣など，本人の問題として捉えられてしまうことも多いが，障害によって引きおこされるものだということが理解できれば，社会的

孤立を最小限に抑えることが可能である．環境要因も大きく影響しており，場面ごとの行動観察が必要となる．作業療法室だけではなく，ほかの場面での状況を知ることは評価・支援を考える上で重要な要素である．また，1対1のかかわりでは問題が生じなくても，集団のなかではどうなのか，今後の生活で想定される人間関係を含めた評価も欠かすことはできない．

(2) 病識・障害理解の影響

自発性が低い時期や手厚い介護を受けている環境では，病識の有無は判断しにくい．障害について他者が「記憶障害がある」「注意力が低い」などと言い続けても，障害理解にはつながらない．本人に障害について問うと「高次脳機能障害があります」などと返答することもあるが，単に言葉として捉えているだけの場合も多い．作業や生活上でおこる不自由さを実感することが第一歩となり，そこではじめて代償手段が役立つことになる．

(3) 本人と周囲の温度差

病識とも関係が深いが，本人が「できる」と思っていることでも，他者からみると「できていない」ということが生じやすい．情報収集の際は，本人からの聞き取りはもちろんだが，日常の様子をよく知っている人からも話を聞き，問題点の整理をすることが必要である．双方の情報に専門的知識を加えることで，支援の方向性がみえてくる．

(4) 職業評価

職務に必要な技能を中心に考えがちだが，生活リズムは安定しているのか，体力はあるのか，ルールは守れるのか[3]など，就労に必要な基本的な要素を見落とさないよう注意する．本人の状態を優先するが，障害者手帳の取得や経済的保障制度の時期も合わせて考慮していく．

2) 評価にあたって心がけたいこと

高次脳機能障害は，環境に影響を受けやすい．特に社会的行動障害では，症状がわかりにくい上に，環境によって大きく左右されてしまう．他者を巻き込み問題が大きくなる前に，評価と対応方法を提示できるようにしていく．病識などの問題で本人自身が障害に気づき解決方法を探ることは難しく，定量的な評価方法も確立されていないため，注意深く行動観察を行うことが，専門職の重要な役割である．

参考文献

1) 久保義郎・他：脳外傷者の認知－行動障害尺度（TBI-31）の作成．総合リハビリテーション，35：921-928，2007．
2) 野々垣睦美：社会性の機能．作業療法評価学，第3版（日本作業療法士協会監修）．協同医書出版社，2009．p260．
3) 泉 忠彦・他：高次脳機能障害．総合リハビリテーション．36：539-547，2008．

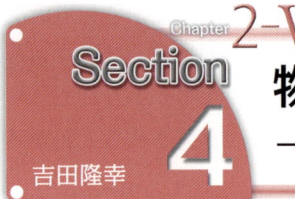

Chapter 2-V Section 4 物理的環境
－坂・階段の多い地域に居住する事例－

吉田隆幸

● KEY WORD　　地域環境，家族介護，外出機会

1. 物理的環境整備の特徴と評価

1）物理的環境整備の特徴

　物理的環境整備は，「生活」をキーワードとする作業療法の重要な役割特性のひとつであり，期待も大きい．物理的環境整備の目的は，一義的には本人の自立性を高めることにあるが，反面自立不可能な行為に対しては安心，安全な介護を確保する目的もあわせもっている．この両者のバランスを間違えると結果として本人の能力低下を招いてしまうこともある．つまり，どのような状況であっても本人の心身機能を客観的に把握し，もちうる能力を十分に発揮できる環境を検討することから開始し，その上でどうしても独力で不可能な生活行為が明らかになってはじめて介護面の検討に取り掛かることが重要である．しかしながら，具体的整備内容の検討に入った段階でわれわれと本人，家族との考えが食い違うことがある．それは本人，家族の過去の生活様式などが影響している場合もあるが，最終的には当事者である本人が決定するという大原則は忘れてはならない．作業療法士を含む専門職は，あくまでも客観的な根拠に基づく提案を行い，本人の望む生活との接点を根気強く見出していくことが必要である．

　実際の物理的環境整備は大きく3つに分類される．1つ目は生活の基本となる住宅構造の問題，2つ目は居住する地域構造の問題，そして3つ目はそこで使用する道具すなわち福祉用具の問題である．わが国における福祉用具やバリアフリー住宅研究の歴史は古いが，以前は両者それぞれが別分野として研究され，現場では両者のマッチングの問題に遭遇することも多かった．現在では，特に介護保険構想が本格的になって以降，用具とそれを使用する住環境との関係が重要視されるようになり，さまざまな建築工法や住構造に配慮した用具の開発が急速に進んでいる．一方でこうした選択肢の多様化はそれを使用する側に目的達成へ向けた選択能力を要求する．われわれは本人の状態と本人，家族が望む生活のありようを評価し，ほかの専門職と協働しながら具体的提案をしていくことになる．

2）用いる評価

　物理的環境整備を実施する場合，その基本となるのは本人の状態であることは言うまでもない．したがってまず最初に評価するのは本人の心身機能，ADL（IADL）能力である．入院中であれば，これらはリハビリテーションサービス実施のなかで

把握されており，在宅復帰を目指す段階で実際の住環境にどう適合するかをテーマとして物理的環境整備の検討が行われる．最近ではリハビリテーション開始当初から自宅の家屋調査を実施し，訓練プログラムに反映させるという方法を導入している施設もある．入院中，在宅復帰を目指す場合，いかに自宅の状況を場面設定できるかがポイントとなる．ただ注意しなければならないのは，シミュレーションはどこまでもシミュレーションであって，病院施設内における場面設定のなかでうまくいったことが，必ずしも在宅生活のなかで実行できるとは限らない．また，在宅生活を継続しているケースの場合，本人の状態把握から開始することとなるが，この場合は本人の状態そのものの改善の可能性も視野に入れた評価が必要となる．図1[1]は実際の生活場面でスイッチなどの位置決めを行うための評価様式で，建築の世界でよく用いられているものである．心身機能と住環境との関係を把握する手段のひとつとして活用できる．

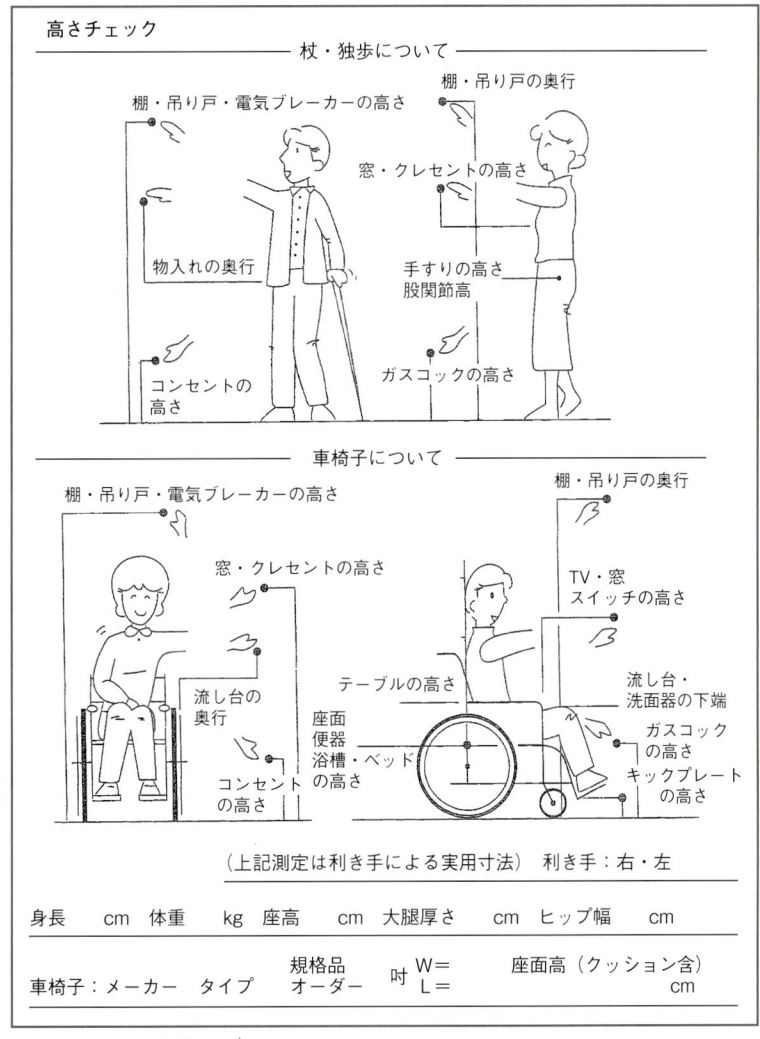

図1　手の到達範囲[1]

次に住環境の評価であるが，まず日本家屋の特徴を捉えておくことが必要である．その上で個々の住宅の状態を評価する．われわれは建築の専門家ではないので，正確な図面を作成することはできないが，家屋調査などで評価した結果はフリーハンドでも図示し段差などは数字を書き込む．最近では図示とともにデジタルカメラを使用し実際のイメージとして電子ベースで記録することが容易になっているとともに，狭い浴室などはビデオ撮影しておくことで立体的なイメージを記録することができる．評価対象は本人の生活範囲が中心となる．基本的には居室（寝室），トイレ，浴室（脱衣室，浴室），居間，食堂，そしてそれぞれを結ぶ廊下などの移動空間である．また，外出機会を確保するため，玄関の評価も重要である．評価するポイントは，広さ（床面積），出入り口の有効幅員と扉の形状（引き戸，開き戸），床の形状（畳，絨毯，フローリングなど），段差（形状，高さ），家具の配置，浴槽の形状と埋め込み状況，便器の形状（和式，汽車便式，洋式）などである．表1-a，1-bは「社団法人　日本作業療法士協会版　在宅ケアアセスメントとケアプラン2003」[2]で使用している住環境および福祉用具の評価用紙である．こうした評価は必ず担当者が現場に出向き実施することが原則である．

2．事例提示

1）基本情報

対象者：70歳代前半，男性

診断名：脳梗塞（左片麻痺）

既往歴：20年前より糖尿病，高血圧を指摘され，近医にて治療を継続していた．3年前大腸がんを発病し入院治療し，現在のところ経過は良好である．

現病歴：半年前，自宅で脳梗塞発症．救急病院にて2週間入院後，全身状態が安定したためリハビリテーション目的にて当院へ転院，今日まで治療を続けてきた．今回，機能的にプラトーに達したことから，在宅復帰の準備に取り掛かることになった．

社会歴：大手企業のサラリーマンとして60歳の定年まで勤め上げた後，65歳まで関連会社の役員として働いてきた．65歳になり，引退し妻とともに自宅で生活していた．子どもは二人いるが，それぞれ独立し遠隔地で生活している．家族関係は良好で経済的な問題もない．

担当者の経験年数：6カ月（養成校卒業後資格取得し6カ月）

2）担当者の評価・解釈

（1）収集し得た情報

二人の息子は遠隔地にいるが，父親が発病して以来，都合がつけば帰省し，本人を励ますとともに母親の相談相手になっている．しかし，二人とも両親との同居は困難で退院後の介護力とはなり得ない．本人の状態から退院後はかなりの介護力が必要と考えるが，妻は夫への気持ちから他人の介入，すなわち介護保健サービスの

表 1-a　住環境アセスメント表 [2]

住環境	
所有形態	□持家　□民間賃貸　□県営住宅　□市営住宅　□公団住宅 □その他（　　）
建築形態	□一戸建て：　　階建て，居室（寝室）　　階 □集合住宅：　　階建て・　　階，エレベーター（有・無）
住宅周辺	□坂道（舗装・土）　□階段（　　段）　その他（

住宅改修の必要性		
改修場所	改修内容	改修目的
アプローチ		
玄関		
廊下		
浴室		
洗面所・脱衣室		
トイレ		
階段		
寝室		
食堂		
台所		
居間		
その他（		

改修箇所の平面図

表1-b　福祉用具アセスメント表[2]

福祉用具導入の必要性		
介護保険貸与		
導入福祉用具	具体的機種	導入目的
車椅子		
車椅子付属品		
特殊寝台		
特殊寝台付属品		
褥瘡予防用具		
体位変換機		
手すり		
スロープ		
歩行器		
歩行補助杖		
徘徊感知機器		
移動用リフト		
介護保険購入		
導入福祉用具	具体的機種	導入目的
腰掛便座		
特殊尿器		
入浴用椅子		
入浴用手すり		
浴槽用椅子		
入浴台		
浴室内すのこ		
浴槽内すのこ		
簡易浴槽		
リフトの吊り具		
その他の福祉用具		
導入福祉用具	具体的機種	導入目的

利用は考えておらず，一人で介護する覚悟を決めている．

(2) 心身機能

関節可動域は特に問題はないが，痙性が強く，今後拘縮をおこす可能性がある．

運動機能は左上肢，手指，下肢ともに Br.Stage Ⅲ レベル．右上下肢の筋力低下はなく，逆にこれまでの訓練で強化されている．ただ，左半側無視が著名で，静的，動的ともバランス不良で，ADLへの影響が大きい．その他認知症などはない．

(3) 活動
起居動作は一部介助．端座位保持はサイドレールにつかまれば安定している．端座位からの起立，および車いすへの移乗は移動用バーを使用して見守りレベル．移動は院内平坦面であれば，短下肢装具（シューホーンタイプ）を装着し，T字杖を使用して見守りから一部介助により歩行可能であるが，通常は車いすを非麻痺側上下肢にて自力駆動している．屋外については車いす全介助状態である．食事は用意されたものを自力で摂取できるが，左側の食べ残しがあり声かけが必要．排泄は車いすでトイレまで移動し，手すりをもって便器へ移乗．更衣，整容，入浴は一部介助．

(4) 参加
これまで町内の役員を引き受けるなど地域活動を積極的に行っていたため友人も多く，退院後も地域の公民館などへでかけたい希望がある．また，映画が好きで妻とでかけることが多く，退院後もこうした楽しみを継続したい．

(5) 物理的環境評価
妻に依頼し自宅の設計図と玄関，トイレ，浴室の写真を撮ってもらい，それらをもとに妻からの聞き取りにて評価した．トイレについては狭いが，歩行可能であることから手すりの設置で対応できると判断した．浴室については床からの立ち上がりが不可能なため入浴用いすの導入と浴槽の出入りのための手すりの設置を検討した．玄関については，上がり框（かまち）が2段式となっており，それぞれ20cm前後であることから，手すりの設置により対応可能と考えた．

3) アドバイザーから担当者へのコメント

(1) 心身機能
麻痺は重度で，半側無視，感情失禁，性格変化があり，これらの症状と対応法を妻が理解しておく必要がある．

(2) 活動
起居動作については一部介助であることは間違いないが，実際場面においてどの要素に介助が必要かを把握しておく必要がある．この事例では掛け布団をうまくはぐことができないため動作開始時から介助が必要であった．起居動作そのものはほぼ自力で可能であるが，ときおり失敗することもあるため背上げ機能つきのベッドの導入で動作を安定できると考えた．歩行はT字杖と装具装着にて見守りから一部介助であるが，それは病院施設内での評価であり，自宅環境で同様の能力かどうかはチェックが必要である．この事例では，自宅で靴を履かないためプラスチックの

装具の底が直接床に接することで歩行の安定性が低下し，介助量が増大した．排泄に関して車いすからの移乗は手すりがあれば可能であるが，更衣，後始末には介助を要し，介助者のスペースを確保する必要があった．入浴に関しては脱衣室での更衣に一部介助，装具を外しての歩行は難しく脱衣室から浴室への移動は車いすの使用が安全と考えられた．洗体は入浴用いす（シャワーチェア）を使用し一部介助，浴槽への出入りは入浴用いす（シャワーチェア）とバスボードを使用し手すりをもって座位のまま移動してもかなりの介助を必要とした．浴槽内での起立着座にも大きな介助が必要であった．

(3) 参加

退院後外出への意欲は高く，その実現は必須と考えられるが，そのためにはタクシーなどの乗り物の利用が可能かどうかの評価が必要である．実際には訓練を実施し，一部介助で車いすから車の助手席への移乗が可能となった．

(4) 物理的環境評価

図面と写真だけでは住環境の把握はできない．必ず自宅を訪問し本人の状態をイメージしながら，環境の評価を行わなければならない．この事例の場合，自宅は山の中腹に位置し周辺は坂が多く，車いすで近隣を移動するにはかなりの介護力が必要と考えられる．また，車の通る道路から自宅敷地までは階段が20段あり，外出機会を確保するにはこの問題を解決しなければならない．階段を上りきったところから玄関までの10mには飛び石が設置されており車いすでの移動を難しくしている．玄関の上がり框は2段式となっており，ここは，手すりの設置により一部介助にて昇降可能と考えられる．トイレは1畳ほどの床面積で洋式便器であるが，手すりの設置とともに介助者のスペース確保が必要である．浴室は脱衣室との間に10cmの段差があり，浴槽は和洋折衷で埋め込みタイプ，浴槽の床から上の部分は30cm程度で埋め込みすぎであった．居室（寝室）は，10畳の広さがあったが，床は畳で家具が多くベッド，車いすの使用を阻害すると考えられた．また，各部屋をつなぐ廊下の有効幅員は90cm以上と広く，車いすでの移動は可能と考えられた（図2）．

4）解釈と介入計画

(1) 利点と問題点の整理

退院後自宅で生活することに対する本人，家族の意思が強く，また，社会交流への意欲も強いことが利点として考えられる．反面，かなりの介護力が必要と考えられるが，それを妻が一人で背負っていくことになり，介護負担の問題が大きい．また，家屋構造，周辺環境が介護量をさらに増大させるとともに，外出機会の阻害因子となる．

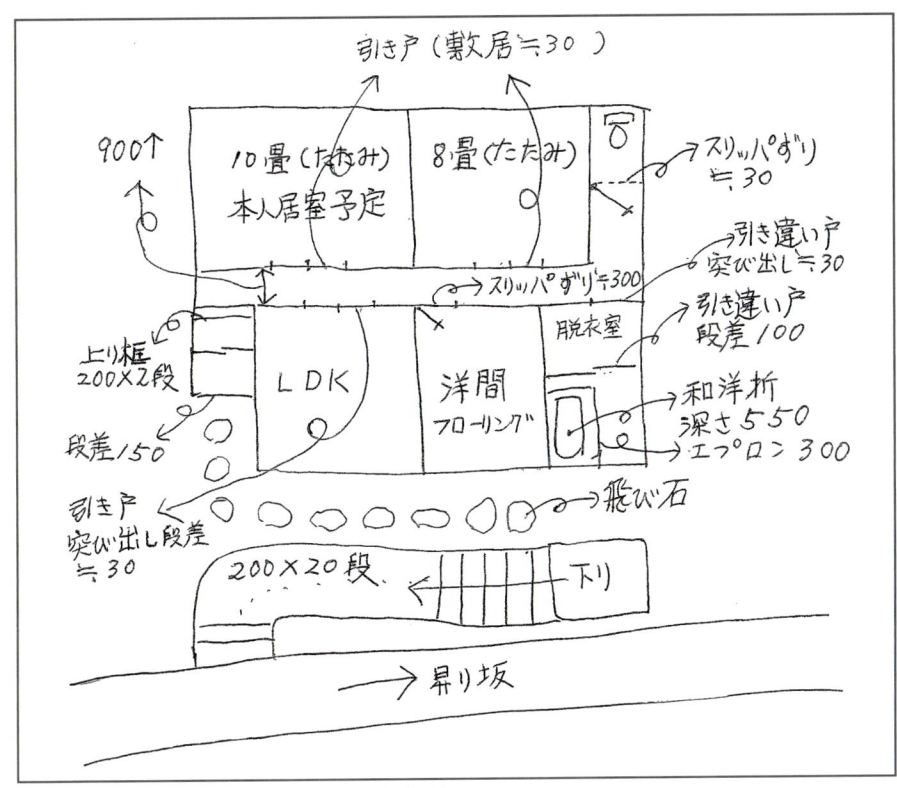

図2 フリーハンドによる家屋調査結果

(2) 解釈

物理的環境整備には一定の費用が必要である．特に浴室など水周りの改造には多額の費用が必要であり，失敗は許されない．本事例の場合経済的にはゆとりがあるが，必要な改造箇所が多く，今後建築の専門家を交え具体的な改造を検討していくなかで制度利用も含め費用の問題も一つひとつ確認していくことが必要である．また，一番大きな問題は妻の介護負担である．現状では，家屋改造を実施したとしても近い将来妻の介護負担のため生活が破綻することは明らかである．物理的環境整備ですべてを解決することは不可能で，ほかのサービスの導入も検討する必要がある．道路から敷地までの階段も大きな問題であり，外出機会確保のためには必ず解決しなければならない課題である．

(3) 介入計画

【長期目標】
①妻とともに自宅で楽しく暮らすことができる
【短期目標】
①生活機能維持・改善
②退院に向けた物理的環境整備
【プログラム】
①改造後を場面設定したADL訓練

②退院後に担当してもらう介護支援専門員（ケアマネージャー），建築設計士と本人，妻を交えた改造計画の検討

5）その後の経過

　改造計画を検討するなかで，介護負担軽減のためのサービスの導入について妻が納得し，入浴と外出時の屋外への移動介助にヘルパーを利用することとなった．また，退院後のフォローアップのため訪問リハビリテーションを導入することとした．物理的環境整備の検討を開始して2カ月後改造が完成し，退院となった．退院直後は訪問リハビリテーションと訪問介護の日程を合わせ，改造した浴室での入浴の介助法や二人対応で実施する階段昇降の介助法を伝達した．その後，通所リハビリテーションの利用も開始し，本人，家族の望む生活に近づいている．

3．事例に学ぶ評価のエッセンス

1）物理的環境評価のポイント

（1）日本家屋の特徴を知る

　わが国の住宅には洋風住宅はあっても，洋式住宅はほとんどない．洋式・和式の大きな違いは，家屋内の床に座り込む，いわゆる床座生活であるか否かである．こうした日本家屋に共通した特色を知ることが物理的環境評価の基本となる．

　①わが国では，湿気の多い気候風土であるため，床下に空間を設けるようになり，高床式構造のなかから屋外と屋内を区別し，屋内では床に座って生活することを基本とする床座生活が定着した．床座生活は，筋ジストロフィーなどの疾患の場合，床上を這って移動できる時期，また床上を座位のままずらし移動が可能な時期などには適しているが，それはわずかな期間にすぎず，車いすになると途端に床座が困難になる．また，屋内と屋外を区別する必要から，玄関には上がり框という大きな段差が発生する．問題は，家族は床座生活を続け，本人は車いす使用であるということである．したがって，車いすに適した完全洋式を取り入れることはできず，床座のなかでいかに車いすを適合させるかが課題となる．

　②木構造を基本としているため，いたるところに段差が発生しやすく，移動の障害となるだけでなく，高齢者の場合転倒の原因となっている．

　③わが国は，メートル法を採用しているが，木構造を基本とする住宅では，伝統的に3尺（910m）を基準とした尺貫法による建築方式が使用され，建築材料，建築部材の世界までも根強く残っている．このため，出入り口など必要に応じた開口幅を確保することが困難になっている．

　④わが国の住宅面積は，先進諸外国に比較し極端に小さく，少ない土地に小さな

家が基本となっている．さらに，家電など生活用品の多様化と家具類の使用が，床面積の狭小化を招いている．したがって，福祉用具の導入が極めて困難な状況が生まれている．

(2) シミュレーションの限界

在宅復帰に向けた物理的環境整備のあり方は，事前に家屋調査を実施し，その結果に基づいて施設内 ADL 室などで場面設定を行い，動作確認，あるいは訓練をした上で整備計画を決定するというのが一般的になってきた．しかし，ここで注意しなければならないのは，当然のことであるが，シミュレーションはどこまでもシミュレーションであり，実際の自宅環境を忠実に場面設定することはできないということを踏まえておく必要がある．たとえば，入浴動作の場合，ADL 室などで浴槽の底の深さや浴槽の埋め込み状況などを自宅に合わせて設定できたとしても，実際場面では浴槽にお湯が入っており，浴室全体がぬれた環境になっている．何よりも浴槽周辺の床面積が異なる場合が多い．また，介護者が家族である場合，ADL 訓練の場面に参加していただき，介助法を指導することがあるが，仮に訓練場面において家族介助で動作が完成したとしても，家族が 100％の力を出し切った上での結果であることが多く，延々と続く日々の生活で継続可能かどうかは疑問である．シミュレーションの限界がここにある．シミュレーションでの結果は，あくまでも実行可能性の有無の確認であって，最終段階では，入院中であっても外泊，あるいは外出という手段で，自宅で実際の行為を行うなかで評価し，物理的環境整備方針を決めていくことが重要である．家屋の図面や写真のみで評価し，改造計画を決定するなど論外であり，われわれの仕事は常に現場ありきであることを再確認したい．

2) 評価にあたって心がけたいこと

物理的環境整備は，最終的には自宅でその人らしい自立した生活を確保することを目的としている．しかし当然のことであるが，われわれからみて客観的に必要と考えられる住宅改造や福祉用具の導入であっても，本人や家族の生活史のなかでつくり上げられた価値観が何よりも優先され，実施にいたらないことも多い．こうした場合われわれは物理的環境整備以外の問題解決法を検討し提案する必要がある．そのためには，介護保険を中心とした活用可能な制度を把握し，家族の介護負担や将来予測なども念頭に有効利用できるさまざまなサービスを紹介していく．物理的環境評価にあたってはこうした視点ももちつつ実施することになる．

参考文献
1) 吉田誠治，犬塚美恵子：住まいのアダプテーション・障害者・高齢者のための住宅改造ハンドブック．作業療法ジャーナル，30 (11)，982-987，1996．
2) 社団法人　日本作業療法士協会：在宅ケアアセスメントとケアプラン 2003．

Chapter 3

展望編

現場に活かす評価とは

1. 客観的評価をいかに作業療法の現場に取り入れるか

展望編

Chapter 3
Section 1 客観的評価をいかに作業療法の現場に取り入れるか －今後の展望－

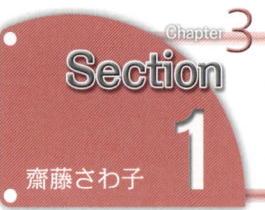

齋藤さわ子

● KEY WORD　標準化された評価法, トップダウンアプローチ, ボトムアップアプローチ

はじめに

「客観的評価をいかに作業療法の現場に取り入れるか」の問いに対する答えは, 作業療法士しか効果を出せない, あるいは作業療法士が効果を出すべき事柄について, 少なくとも1つは標準化された評価法を用い評価を行い, その結果に基づき対象者に問題を伝え, 介入計画を立て, 介入を実施し, 作業療法士の介入効果をみるため再評価し解釈・吟味し, 次の介入に反映させるということに尽きるであろう. 臨床の現場では, どの標準化された評価法を選択すればよいかがわからない, 標準化された評価法を使うことの現場における意義や重要性が感じられないということが, 標準化された評価法の臨床現場における使用を困難にしている大きな要因であろう.

1. 現場で標準化された評価法を使用する意義・重要性

作業療法を行うのに評価は不可欠であることは言うまでもない. 評価なくして, 適切な治療・介入が行えるわけがないからである. それを象徴しているのか, 学生の臨床実習では, おおよそ2週間かけて作業療法評価を行うことも少なくない. 筆者の印象では, 実習で学生は, 指導者にもよるが, 身体障害領域（特に中枢神経系疾患の後遺症としての障害）といわれる病院実習での作業療法評価の内容は多くの場合, 疾患から出現するかもしれないと考えられる症状（心身機能障害）のすべての検査・測定と姿勢, 基本動作およびADL評価は必須とされている. その他, 必要と考えられる項目の検査・測定などを行い, その相互作業を含めて解釈する. 身体障害領域でなくても, 疾患から出現するかもしれないと考えられる症状のすべての検査・測定およびADL評価は重要視され実施する場合は多い. そして, 根拠に基づく作業療法実践が強調される流れのなか, これらの評価を行う際には, 学生は, 客観評価として可能な限り標準化された評価法を使用するよう努力している.

標準化された評価法の多くは, マニュアルを読んですぐにできるというものではなく, 信頼性の高い結果を出すためには, それなりのトレーニングを必要とするものも多い. 事実, 筋力テスト, 関節可動域テストを身につけるのに, 多くの養成校ではかなりの時間を使っている. また, 代表的なADL評価法の機能的自立度評価法（以下FIM）[1]も, マニュアルを読まないで評価表を見て点数をつけるのは,

標準化された方法で点数をつけていることにならないので，点数そのものは信頼性がなく，FIM をしたことにならない．FIM は講習会に出る必要はないことになってはいるが，講習会に参加することや，ビデオでの独学は推奨されているし，実際に標準化された手順と基準に則ってきちんと評価しようとすると，マニュアルだけでは困難を感じることも多いであろう．

　作業療法士がかかわる対象者への評価項目は多岐にわたり，たとえ，心身機能に限定しても，疾患にかかわるすべての客観的評価，つまり標準化された評価法を使った評価を実施するとなれば，経験のある作業療法士であっても，学生の臨床実習のように2週間かかってしまうかもしれない．また，従来の評価法の欠点を克服した新しい評価法も次々に開発されていることもあり，よい評価法を選別し，すべての領域の評価法に精通するには，その評価技術を習得するのにかなりの時間を要する．一方で，現状の健康保険システムのなかでは，作業療法士が行う検査・測定のひとつひとつに血液検査や心理検査のように保険点数がつかないこともあり，対象者が早く治療・介入をしてほしいと望んでいる気持ちをくみ取って，評価のみ単独で時間をかけていられないと感じる作業療法士も多い．このため，標準化された評価法を使用することなしに，インフォーマルな面接評価と経験的な観察評価に基づいて治療・介入計画・変更を決めることも実際の現場では少なくない．

　対象者が現在標準化されている評価法で評価できない事柄を問題に感じており，それに対して治療・介入をするというのであれば仕方のないことであるが，それ以外は，標準化された評価法をまったく用いない治療・介入は，対象者に作業療法の治療・介入の根拠や効果を客観的に示すことができないのであるから，専門家としては避けるべきである．標準化された適切な評価法があるにもかかわらず効果があることも，ないことも，示すことなく，効果があるかのように，あったかのようにして作業療法治療・介入を継続し，特に作業療法サービスを受けている対象者が効果を感じられない状態で，対象者にお金を請求することは，「詐欺だ」と訴えられたときによほどの詳細な経過記録をつけていなければ，反論することは難しい．また，実際，現状の健康保険システムのなかで，作業療法士が行う検査・測定のひとつひとつに血液検査や心理検査のように保険点数がつかない理由のひとつは，これまでに作業療法士が行う検査・測定内容が血液検査や心理検査のように対象者にとって有益であるということを示してこられなかったからかもしれない．標準化された評価法を用いることは，臨床の目の前の対象者へ作業療法の治療・介入根拠を示し，効果を吟味するために行うだけでなく，今後，公衆にも作業療法評価が価値ある評価として認めてもらうためにも重要なことである．

2．必要最小限の標準化された評価法の選択

　現実的に考えて，作業療法士がかかわる対象者への評価項目は多岐に渡り，そのすべての項目に対して，客観的評価（本稿では標準化された評価法を使った評価のこと）の実施は無理である．では，どうしたらいいのかというと，作業療法という

展望編

枠組みのなかで対象者にとって特に重要な項目を絞り（作業療法士しか効果を出せない，あるいは作業療法士が効果を出すべき事柄について），その項目の評価を行うときには標準化された評価法を用い，結果や効果を示せばよいのである．作業療法士の役割から考えると，情報収集は必要であっても作業療法士が実際に評価法を施行する必要がない項目も多い．多くの職場では，作業療法士以外のスタッフ，たとえば医師，看護師，理学療法士，言語療法・聴覚士，心理療法士などと一緒にチームで働いている．たとえば，疾患に起因する症状に関しては，他職種も評価していることも多く，情報交換をすればよいことである．

学生実習でしばしば重要と価値づけられている，疾患から出現するかもしれないと考えられる症状のすべての検査・測定，姿勢，基本動作およびADL評価は，この評価項目は，「作業療法」特有な項目であるかというとそうではない．「疾患から出現するかもしれないと考えられる症状のすべての検査・測定」は，「医療職」として存在するのに必要な知識と技術である．姿勢，基本動作，できる・できないを基盤とするADL評価は，多くの場合「リハビリテーション医療職」として存在するのに必要な知識と技術である．別の言い方をすれば，これらは他職種ももっている知識・技術である．したがって，これらの項目が評価できることは，作業療法士にとって重要ではあることは間違いない．しかし，これができたからといって，「作業療法士」として存在するのに必要な知識と技術をもっているといえるかというと，そうではない．また，作業療法評価ができたとはいえない．

作業療法では，作業の可能化や作業遂行能力の肯定的変化への支援を行い，対象者がさまざまな作業遂行を通して健康的で満足のいく生活を構築していけることを最終的な目標としている（本稿では，作業療法の「作業」を，対象者本人が「したい，しなければならない，してもよいと思える」活動のこととする）．したがって，作業療法の枠組みのなかでは，心身機能の評価は，あくまでも，作業の可能化あるいは作業遂行能力の妨げとなっている主な要素を明らかにするために行われるものである（図1）．作業療法介入による心身機能の改善は，作業療法においては，途中経過にしか過ぎず最終目標にはなりえない．ADL評価においても，ADLが自立していない多くの対象者がADLの自立を望んでいることも事実であるものの，作業療法士はほかの作業を優先的に獲得したいと考える対象者がいることも忘れてはならない．そして，ADLが自立していなくても，ほかの対象者の生活にとって重要な作業が自立できる可能性があることも忘れてはならない．さらに，ADL自立が優先される対象者にとっても，その自立はあくまでも「自分らしい満足のいく生活を構築」するための途中経過であり，最終目標ではないことも常に作業療法士は念頭に置く必要がある．ADLや心身機能は重要とはいえ，作業療法士はこれらのみにとらわれることなく，対象者にとって「自分らしい満足のいく生活」とは何か（たとえ障害が残っても），どのような作業を可能化することでそれを達成し得るのかが明らかになる評価を行い，その作業に介入し，その作業の可能化の達成度に関する再評価は作業療法では不可欠であるし，作業療法特有の効果につながる評価といえよう．

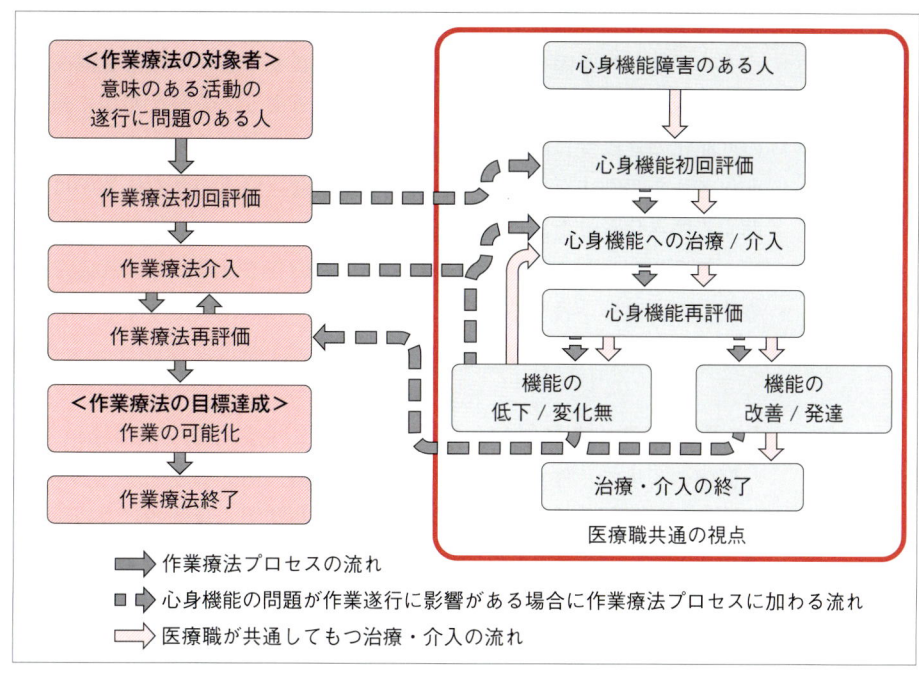

図1 作業療法プロセスと医療職に共通した治療・介入プロセスの関係

3. 実践の枠組みによる評価法選択の違い

　米国やカナダでは作業療法協会が，作業療法の実践プロセスはどうあるべきかを示しているが[2,3]，日本においては協会が指針を示していないこともあり，作業療法の現場では，さまざまな見解や価値観が存在している．作業療法理論の勉強をしていない作業療法士は，意識していようがしていまいが医学モデル[4]の枠組みを基盤にしている場合が多く，作業療法理論の勉強をしている人は，その理論の枠組みあるいは医学モデルの枠組みと融合した枠組みで実践をしている．いずれにしても，どのような作業療法プロセスを経ているかによって，作業療法士の「作業の可能化」に対する態度を決めるし，「作業の可能化」への態度は，どの作業療法プロセスを用いるかを決める．そして，どのプロセスを得ているかによって，何に介入焦点を当てるかがきまるので，何に対する評価が重要か，どの評価法を使うべきかが違ってくる．

1）トップダウンアプローチを基盤とした作業療法プロセスでの選択

　1980年代以降，作業療法の特有性を明示できるとする作業療法理論は，そのほとんどが対象者の「作業」を中心に考え，作業機能評価からはじめるトップダウンアプローチを推奨している[3,5,6]．このトップダウンアプローチに沿った作業療法プロセスでは，対象者にとって「自分らしい満足のいく生活」とは何か（たとえ障害が残っても），どの作業を可能化することで「自分らしい満足のいく生活」に達

成し得るのかの評価を行い，現在その作業がどのくらい遂行可能であるか評価し，うまくできない原因を明らかにするために必要であれば作業を構成している要素の評価を行い，その作業が効率よく習得されるように必要な要素に介入し，その作業の可能化の達成度に関する再評価を行う．このプロセスを用いた作業療法では，標準化された評価法を1つだけを選択する場合，間違いなく作業の可能化の達成度に関する標準化された評価法のなかから選ぶことになる．作業の可能化の達成度に関する標準化された評価法のなかから選ぶということは，その評価法の結果は，作業療法目標に直接一致するため，治療・介入内容がどのようなものであれ，作業療法の目標を見失うことがない．

2）医学モデルを基盤とした作業療法プロセスにおける選択

　医療の現場で，作業療法士が働く場合には，ある程度「疾患」中心に考えることが必要となることが多い．その場合には，症状や心身機能障害に焦点を当てる医学モデル（ボトムアップアプローチ）を基盤にした作業療法プロセス（初回評価，介入，再評価）を用いることがほとんどである．現状では，その作業療法のプロセスは大きく3つに分けることができる（図2）．つまり，「A．疾患から考えられる症状や心身機能障害の評価と作業機能評価」，「B．疾患から考えられる症状や心身機能障害の評価と作業の自立度のみを把握する評価（例，機能的自立度評価法（FIM）やバーセルインデックスなどでのADL評価）」，「C．疾患から考えられる症状や心身機能障害の評価のみ」である．本稿の作業機能評価とは，人生を豊かにする自己実現のできる活動に従事し自身を高めたり，仕事をしたり学ぶことを通して自身の能力を上げたり，自分自身や家族の身の回りの世話や家庭生活を維持することが，過去にどの程度できていて，現在はどうであるのか，また，対象者本人がどこにどの程度問題を感じていて，今後どうありたいかのデータを収集し解釈することとする．

　A．は医学モデルを作業療法に応用したプロセスである．まず，疾患から考えられる心身機能の問題を評価し十分に把握した上で，対象者の作業機能を評価し，現在特に問題となっている作業を明らかにする．次にその作業の遂行上問題となっている原因となる要素を明らかにし，心身機能が主となる問題の要素であると判断すれば心身機能へ介入を行い，心身機能が主でないと判断されれば，主と考えられるほかの要素（例，環境，意思，習慣）に介入を行う．そして，途中経過として介入が正しかったかどうかを判断するため，介入した要素の評価を行い，作業療法初回評価における解釈（どの要素に介入することが最も効果的に作業遂行能力をあげるか，作業の可能化につながるかに関する解釈）が正しかったかどうかを確かめるため作業機能の再評価を行う．

　B．は医学モデルを基盤にしたリハビリテーション職で行われている共通のプロセスである．疾患から考えられる心身機能の問題を評価し障害の程度を把握し，ADLの自立度を評価し，ADLが自立していない場合に，特に急性期や回復期の場合，自立していない原因を心身機能障害であると判断し，心身機能への介入を行う．途中経過として介入が正しかったかどうかを判断するため，介入した心身機能の評

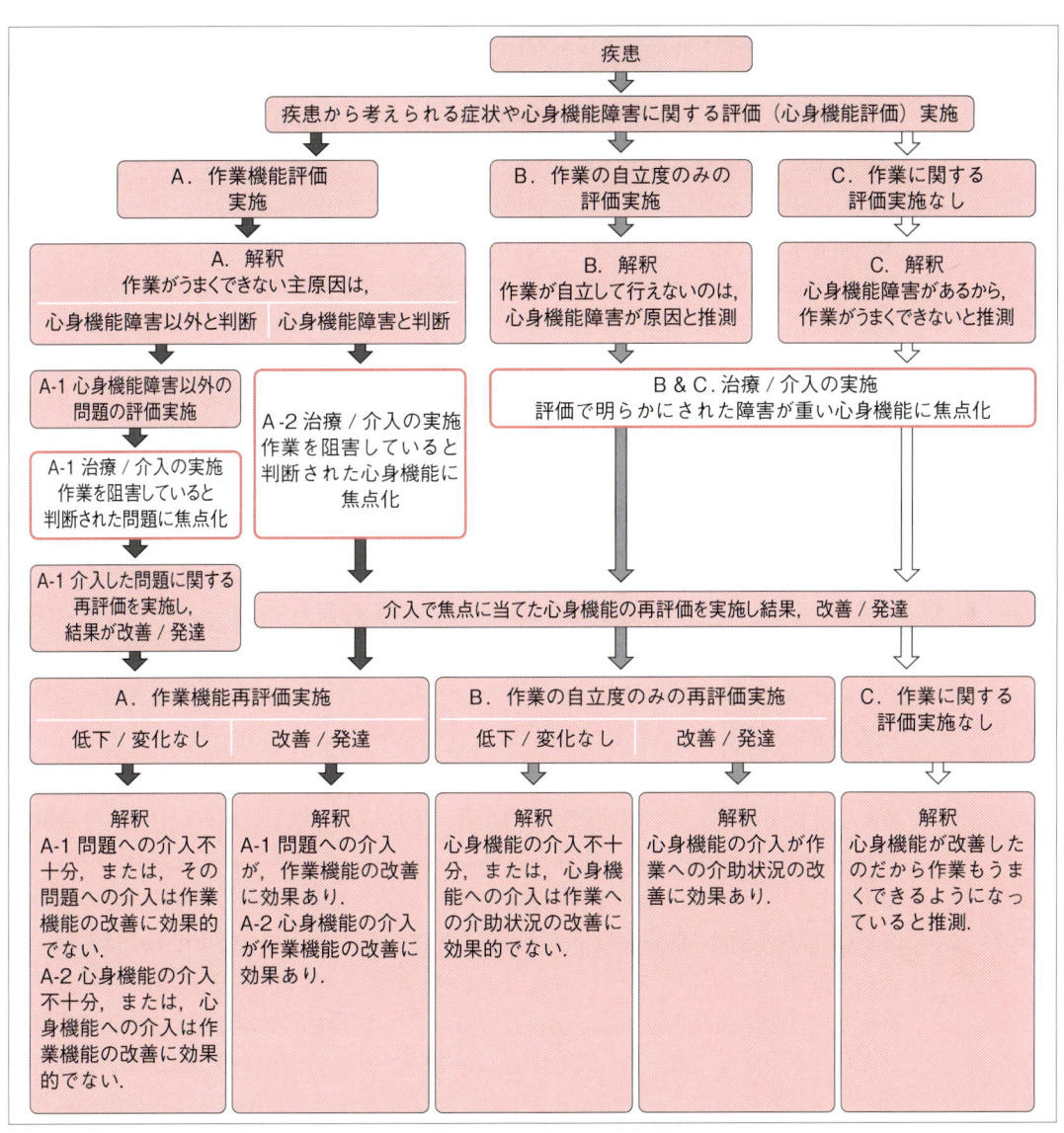

図2 医学モデルを基盤とした作業療法プロセス（介入により心身機能が改善した場合）

価を行い，本当に心身機能への介入がADL自立度に変化をもたらしたかどうかを判断するため，ADL自立度の再評価を行う．

C. は，医学モデルのプロセスである．疾患から考えられる心身機能の問題のみを評価し，心身機能に問題があれば，作業に問題が生じると考え，心身機能が改善すれば，作業の問題も改善すると信じて介入する．

本稿の冒頭で述べた，現場では「作業療法士しか効果を出せない，あるいは作業療法士が効果を出すべき事柄について，少なくとも1つは標準化された評価法を用いる」という視点からすると，これらの医学モデルに基づく作業療法プロセスを用いる作業療法士はどの標準化された評価法を選び施行するとよいのであろうか．また，医学モデルの枠組みにある医療のなかで，作業療法の特有性をアピールしたり

存在感を示しながら，医師をはじめとする他職種からの要望に応えるための評価法の選択はどうあるべきなのか．A，B，Cのそれぞれについて考えてみる．

A．の評価プロセスを用いて作業療法実践を行っている場合は，作業機能評価で，どの作業を遂行することで「自分らしい満足のいく生活」に達成し得るのかの評価を行い，現在その作業がどのくらい遂行可能であるか評価し，すでに行っている心身機能評価に追加して，うまくできない原因を明らかにするために必要であれば作業を構成している要素の評価を行う．評価結果解釈に基づき，その作業が可能となるための治療・介入後，その作業の可能化の達成度に関する再評価を行う．したがって，どの標準化された評価法を１つ選ぶかは，作業の可能化の達成度を示す評価法から選ぶことになるであろう．基本的には対象者が作業療法介入に満足したり，本人が目的としている作業が「うまくできるようになった」と感じることが最も重要であるので，対象者の作業への主観的満足感や遂行度等を測定するタイプの評価法は，作業療法サービスの効果を示すのに好ましいといえる．しかし，たとえ標準化されていても他職種や職場内から「主観的」であるとして作業療法効果を軽くみられてしまうという懸念がある場合には，「客観的」と考えられているその作業に関する標準化された観察評価や，あるいは作業療法介入で焦点を当てた要素の標準化された評価法（例，筋力低下への介入をしたのであれば筋力テスト）を併用して用いるとよいかもしれない．

B．の評価プロセスを用いて作業療法実践を行っている場合には，作業療法の強みや特有性を評価を通して他職種や対象者に示すことは難しいかもしれない．心身機能やADLは他職種も自らが行う範疇として認識し，目標として設定しているからである．言うまでもないが作業療法の視点から考えると，ADLの自立度のみの評価は，対象者が「自分らしい満足のいく生活」を送るのに必要な作業のほんの一部しか評価していないことになる．また，自立度（介護度）のみのADL評価は，必ずしも作業療法介入を敏感に反映しないので，より敏感に反映できる評価法を用いたほうがよいとされている．しかしながら，このB．の評価プロセス内で実践を主にしている場合に，作業療法士として，標準化された評価法を１つ選ぶのであれば，対象者の作業の一部にしかすぎないことを理解しながら作業療法目標である「作業の可能化」を少しでも反映するADL評価に関して選ぶべきであろう．心身機能に介入していても早々はADL自立度をあげることができないと判断される場合には，途中経過として効果を示すために作業療法介入で焦点を当てた心身機能に関する標準化された評価法（例，関節可動域制限への介入をしたのであれば関節可動域テスト）を併用するとよいかもしれない．

C．の評価プロセスを用いて作業療法実践を行っている場合には，作業療法の強みや特有性を，評価を通して他職種や対象者に示すことはできない．作業療法士自身が働いている職場内で，ほかの職種と役割分担をしてある特定の心身機能評価を行い，その介入を作業療法士が担っている場合は，その評価をすることは職場内では一定の地位を保つことはできる．しかし，その評価を通して作業療法しかできない評価や出せない効果を示しているわけではない．また，このプロセスで実践を行っ

ていると，作業療法の重要な知識や技術，たとえば，心身機能が向上しても必ずしも作業ができるようになるとは限らないこと，作業は複雑であり，作業がうまくできるようになるためには，心身機能だけでなく課題の特質，環境，習慣，意志，経験・技能などさまざまな要素を考慮する必要があること，また，たとえ心身機能が低下してもほかの要素に介入する作業が可能となることを見失いがちになるので注意したい．特に，心身機能に変化がない，あるいは低下し，今後も改善する可能性がない場合に，作業療法士自身が，あたかも心身機能だけでなく作業も今後，改善しないという印象を，対象者や他職種，公衆に与える可能性がある．ほかの要因へ作業療法介入することで作業がうまくできるよう支援し，よい結果が出せることを評価で示せないのは，そうしたサービスを作業療法士が提供できることを対象者に知ってもらう機会を逸することになり，作業療法サービスを受ける対象者にとって大きな不利益につながる．したがって，この評価プロセスで作業療法が終わるのは可能な限り避けるべきである．しかしながら，この評価プロセス内で実践を主にしている場合に，作業療法士として，標準化された評価法を1つ選ぶのであれば，自身がその対象者に主に介入した心身機能に関する標準化された評価法を選ぶとよいであろう．少なくとも自身の介入が，狙った心身機能の改善に効果があったかどうかを示すことができるからである．

おわりに

医療報酬が，理学療法しか点数が得られない，あるいは理学療法か作業療法のどちらか，というような状況となってきているなか，今後，作業療法士が作業療法の効果をいかに示していけるかが，作業療法の将来の方向性を決めていくであろう．作業療法の明るい未来のためには，研究者だけでなく，臨床家も地道に客観的評価によって対象者に介入の必要性や効果を客観的に示すことは，非常に重要である．

標準化された評価法を用いることは，信頼性のある評価をすることに配慮が必要なため，作業療法士自身もかなり勉強する必要がある．差し当たって，評価ができるようになっても，その評価結果を治療・介入に活かすことができなければ，そして作業療法効果を示すことができなれば，「治療・介入のための評価」ではなく「評価のための評価」となり，作業療法士の自己満足に終わってしまう．巧みに標準化された評価法を用い，目の前の対象者の治療・介入の示唆が得られ，その効果を示し，さらには一般大衆に作業療法の効果を知らしめていくためには，作業療法士は評価技術と評価を多角的に解釈できる自らの知識を高めるしかない．高い評価技術と解釈のための知識をもてば，客観評価を臨床の現場に取り入れることは難しいことではない．

高い評価技術と解釈のための知識を身につけるためには，客観評価の重要性を真摯に捉え，経験を積むことが重要である．作業療法の理論にもあるように，人は実際に作業を遂行することで，その作業を遂行する適切な技能を身につけることができ，その作業を遂行する手順の習慣化が生じ，容易にその作業を遂行できるように

なるのである．作業療法士も，標準化された評価法を容易に使いこなせる技術を獲得するため経験を自ら積むよう努力すべきなのである．

参考文献

1) 千野直一（監訳）：FIM 医学的リハビリテーションのための統一データセット利用の手引き（原著第3版）．慶応義塾大学医学部リハビリテーション医学教室内 FIM/UDS 事務局，1991．
2) Roley SS, DeLany JV, Barrows CJ, et al；American Occupational Therapy Association Commission on Practice：Occupational therapy practice framework：domain & practice, 2nd edition. Am J Occup Ther. 62（6）：625-683, 2008.
3) Townsend E, Polatajko H：Enabling Occupation II：Advancing an Occupational Therapy Vision for Health, Well-being & Justice through Occupation. Canadian Association of Occupational Therapists, 2007.
4) Kielhofner G：作業療法の理論（山田孝監訳）　原著第3版．医学書院，2008，pp 221-228.
5) 齋藤さわ子：作業療法評価学．作業療法士イエロー・ノート専門編（鷲田孝保編），メジカルビュー社，2007，p67.
6) Fisher AG：Occupational therapy intervention process model．Three Star Press, 2009.

Index 索引

和文

あ
- アテトーゼ 184
- アルコール依存症 100

い
- 医学モデル 284
- 意識障害 130, 141, 157
- 依存性 261

う
- 運動障害 52

お
- オピオイド 168

か
- 外空間に対する無視（extra-personal neglect） 151
- 介護予防 228
- 解釈 14
- 外出機会 270
- 覚醒変動 176
- 覚醒レベル 157
- 家族介護 268
- 家族関係 250
- 活動 29
- カナダ作業遂行モデル（CMOP） 21
- 感覚感受性 179
- 間隔尺度 11
- 感覚障害 159
- 感覚調整障害 193
- 感覚統合 200
- 感覚統合障害 193
- 環境調整 205
- 観察（observation） 2, 10
- 感情コントロール低下 260
- 感情障害 130
- 関節リウマチ 62
- がん疼痛専門看護師 168
- 観念運動失行 159
- 観念失行 159
- 鑑別診断 210
- 緩和ケア 168

き
- 記憶障害 265
- 気づき（awareness） 14
- 拮抗失行 159
- 機能訓練指導員 238
- 気分障害 91
- 基本的 ADL 230
- 境界性人格障害（Borderline personality disorder；BPD） 114

く
- 空間認知障害 122
- クモ膜下出血 130
- クライエント 17

け
- 頸髄損傷者 43
- 原因疾患 210
- 検査（test） 10

こ
- 行為機能障害 193
- 高次脳機能障害 122
- 構成障害 153
- 行動観察式評価尺度 212

索引

広汎性発達障害 …………………… 192
呼吸困難感 …………………………… 35
呼吸不全 ……………………………… 35
国際障害分類（ICIDH） …………… 8
国際生活機能分類
　（International Classification of
　Functioning, Disability and Health；
　ICF） ………………………………… 8
こどもの能力低下評価法
　（Pediatric Evaluation of Disability
　　Inventory；PEDI） …………… 186
個別機能訓練計画書 ……………… 238
コミュニケーション ……………… 170
コミュニケーション障害 ………… 192
根拠に基づいた作業療法
　（Evidence Based Occupational
　　Therapy；EBOT） ………………… 6

さ

サイコオンコロジスト …………… 168
サイコオンコロジーナース ……… 168
作業の可能化
　（enabling occupation） ………… 22
作業療法
　（Occupational Therapy；OT） … 17
査定 …………………………………… 3
酸素化能 ……………………………… 35

し

自己不全感 ………………………… 107
姿勢 ………………………………… 29
肢節運動失行 ……………………… 159
失行症 ……………………………… 159
失語症 ………………………… 142, 160
質問式評価尺度 …………………… 212
自閉性障害 ………………………… 192
社会システム ……………………… 17
社会生活能力評価自己評価表
　（Frenchay Activities Index；FAI）
　…………………………………… 240

社会的行動障害 …………………… 260
社会的役割 ………………………… 230
社会問題 …………………………… 18
尺度 ………………………………… 11
集団療法 …………………………… 20
周辺症状 …………………………… 210
主体性 ……………………………… 219
手段的ADL ………………………… 230
順序尺度 …………………………… 11
ジョイスティック型のマウス …… 76
食行動異常 ………………………… 107
触覚過敏性 ………………………… 184
神経性大食症
　（Bulimia nervosa；BN） ……… 107
神経性無食欲症
　（Anorexia nervosa；AN） …… 107
診断（Diagnosis） …………………… 3

す

随意運動障害 ……………………… 159
ストレス …………………………… 256
スピリチュアリティ ……………… 22
スピリチュアルペイン …………… 167

せ

生活機能 …………………………… 230
生活機能・障害・健康の国際分類
　（International Classification
　of Functioning, Disability and
　Health；ICF） ……………………… 8
精神腫瘍医 ………………………… 168
脊髄性筋萎縮症
　（Spinal Muscular Atrophy；SMA）
　……………………………………… 71
摂食障害 …………………………… 107
全人的苦痛 ………………………… 167
選択性緘黙 ………………………… 200

そ

躁うつ病 …………………………… 91
双極性障害 ………………………… 91

測定（measurement）……………… 11
粗大運動能力尺度
　（Gross Motor Function Measure；
　GMFM）………………………… 186
粗大運動能力分類システム
　（Gross Motor Function Classification
　System；GMFCS）……………… 186

た
退行……………………………………… 261
対人技能拙劣………………………… 261
単極性障害…………………………… 91

ち
地域環境……………………………… 268
知覚障害……………………………… 52
地誌的見当識障害…………………… 153
知的能動性…………………………… 230
着衣障害……………………………… 151
注意障害………………………… 130, 265
中核症状……………………………… 210

つ
通所リハビリテーション…………… 258

て
適応反応……………………………… 176
手の機能障害………………………… 52

と
統合失調症…………………………… 82
橈骨遠位端骨折……………………… 52
トータルペイン……………………… 167
特別支援教育………………………… 199
特別養護老人ホーム………………… 238
トップダウンアプローチ…………… 283

な
内空間に対する無視
　（personal neglect）…………… 151
難病…………………………………… 71

に
日本感覚インベントリー
　（Japanese sensory inventory
　revised；JSI-R）……………… 177
認知症………………………………… 219
認知症の行動・心理症状
　（Behavioral and Psychological Symptoms
　of Dementia；BPSD）…………… 210

の
脳外傷者の認知 − 行動障害尺度
　（TBI − 31）…………………… 261
脳卒中………………………………… 239

は
パーソナリティー障害……………… 114
パソコン操作方法……………… 71, 74
場面緘黙……………………………… 200
バリアフリー住宅…………………… 268
汎性注意障害………………………… 152
半側無視……………………………… 151
ハンディーマウス…………………… 76

ひ
評価（assessment）……………… 3, 4
病識…………………………………… 264
標準化された評価法………………… 280
標準高次動作性検査………………… 161
比例尺度……………………………… 11

ふ
不安障害……………………………… 219
不安神経症…………………………… 219
福祉用具……………………………… 268

へ
米国作業療法協会…………………… 8
閉塞性換気障害……………………… 35
ペインスケール……………………… 169
片麻痺………………………………… 184
片麻痺者……………………………… 28

索引

ほ
方向性注意障害 …………………… 152
ボディーチャート …………………… 61
ボトムアップアプローチ ………… 284

ま
慢性閉塞性肺疾患（COPD）……… 35

み
右半球症状 ………………………… 151
右向き徴候 ………………………… 157
道順障害 …………………………… 153

め
名義尺度 ……………………………… 11
面接（interview）…………………… 9

ら
ラッシュモデル（Rasch Model）… 11
ランドマーク失認 ………………… 153

り
理学療法士・作業療法士法 ……… 18
リハビリテーション医学 …………… 4
両側大脳半球 ……………………… 142

れ
霊的苦痛 …………………………… 167

ろ
老人保健施設 ……………………… 238

欧文

A
ADL 評価 …………………………… 160
AN（神経性無食欲症）…………… 107
Anorexia nervosa
　（神経性無食欲症）……………… 107
assess ………………………………… 4
assessment（評価）………………… 4
awareness（気づき）……………… 14

B
Behavioral and Psychological Symptoms of Dementia
　（認知症の行動・心理症状）…… 210
BN（神経性大食症）……………… 107
Borderline personality disorder
　（境界性人格障害）……………… 114
BPD（境界性人格障害）………… 114
BPSD
　（認知症の行動・心理症状）…… 210
Bulimia nervosa
　（神経性大食症）………………… 107

C
CMOP（カナダ作業遂行モデル）… 21
COPD（慢性閉塞性肺疾患）……… 35

D
Diagnosis（診断）…………………… 3

E
eating disorders ………………… 107
EBOT
　（根拠に基づいた作業療法）……… 6
enabling occupation
　（作業の可能化）………………… 22
evaluate ……………………………… 4
Evidence Based Occupational Therapy
　（根拠に基づいた作業療法）……… 6
extra-personal neglect
　（外空間に対する無視）………… 151

F
FAI
　（社会生活能力評価自己評価表）… 240
Frenchay Activities Index
　（社会生活能力評価自己評価表）… 240

G
GMFCS
　（粗大運動能力分類システム）… 186
GMFM（粗大運動能力尺度）…… 186

Gross Motor Function Classification System
（粗大運動能力分類システム）… 186
Gross Motor Function Measure
（粗大運動能力尺度）……… 186

H
HDS－R ………………… 154

I
IADL ……………………… 231
ICF
（生活機能・障害・健康の国際分類，
国際生活機能分類）………… 8, 225
ICIDH（国際障害分類）……… 8
International Classification of Functioning, Disability and Health
（生活機能・障害・健康の国際分類，
国際生活機能分類）………… 8
interview（面接）……………… 9

J
Japanese sensory inventory revised
（日本感覚インベントリー）…… 177
JSI-R
（日本感覚インベントリー）…… 177

M
measurement（測定）………… 11
METs ……………………… 231

O
observation（観察）…………… 10
Occupational Therapy（作業療法）… 17
OT（作業療法）………………… 17

P
pacing 障害 ………………… 158
PEDI
（こどもの能力低下評価法）…… 186
Pediatric Evaluation of Disability Inventory
（こどもの能力低下評価法）…… 186
Performance status …………… 169
personal neglect
（内空間に対する無視）………… 151
PS …………………………… 169
Pusher 様症状 ……………… 154

R
Rasch Model（ラッシュモデル）… 11

S
SMA（脊髄性筋萎縮症）……… 71
Spinal Muscular Atrophy
（脊髄性筋萎縮症）……………… 71

T
TBI－31
（脳外傷者の認知－行動障害尺度）… 262
test（検査）…………………… 10

V
VOCA ……………………… 192
Voice Output Communication Aids…… 192

W
WAB 失語症検査 …………… 161
WHO ……………………… 8

【編者略歴】

澤　俊二
- 1950年　島根県に生まれる
- 1976年　東京都立府中リハビリテーション学院作業療法学部卒業
- 同年　　慶應義塾大学月が瀬リハビリテーションセンター勤務
- 1994年　創価大学通信教育部法律学科卒業
- 1995年　茨城県立医療大学保健医療学部作業療法学科講師
- 1997年　筑波大学大学院教育研究科カウンセリング専攻リハビリテーションコース修了
  （リハビリテーション修士）
- 2001年　茨城県立医療大学保健医療学部作業療法学科助教授
- 2002年　筑波大学大学院医学研究科博士課程環境生態系修了（医学博士）
- 2003年　茨城県立医療大学保健医療学部作業療法学科教授
- 2004年　藤田保健衛生大学衛生学部リハビリテーション学科教授（作業療法専攻）
- 2007年　藤田保健衛生大学医療科学部リハビリテーション学科教授（作業療法専攻）
- 2015年　金城大学医療健康学部作業療法学科教授

鈴木　孝治
- 1957年　神奈川県に生まれる
- 1983年　東京都立府中リハビリテーション専門学校作業療法学科卒業
- 同年　　財団法人積善会曽我病院社会復帰センター勤務
- 1985年　信州大学医療技術短期大学部作業療法学科助手
- 1987年　小田原市立病院リハビリテーション室勤務
- 1997年　筑波大学大学院教育研究科カウンセリング専攻リハビリテーションコース修了
  （リハビリテーション修士）
- 2003年　茨城県立医療大学保健医療学部作業療法学科助教授
  　　　　茨城県立医療大学付属病院作業療法科兼務
- 2006年　千葉大学大学院自然科学研究科博士後期課程情報科学専攻情報システム科学講座（認知心理学）単位取得退学
- 2007年　茨城県立医療大学保健医療学部作業療法学科准教授
- 2008年　文京学院大学保健医療技術学部作業療法学科教授
- 2010年　国際医療福祉大学小田原保健医療学部作業療法学科教授
- 2015年　藤田保健衛生大学医療科学部リハビリテーション学科（作業療法専攻）
  〔現 藤田医科大学保健衛生学部リハビリテーション学科（作業療法専攻）〕

作業療法ケースブック
作業療法評価のエッセンス　　　ISBN978-4-263-21364-3

2010年12月20日　第1版第1刷発行
2021年 2月20日　第1版第4刷発行

編　集　澤　　俊　二
　　　　鈴　木　孝　治
発行者　白　石　泰　夫

発行所　医歯薬出版株式会社
〒113-8612　東京都文京区本駒込1-7-10
TEL. (03)5395-7628（編集）・7616（販売）
FAX. (03)5395-7609（編集）・8563（販売）
https://www.ishiyaku.co.jp/
郵便振替番号　00190-5-13816

乱丁，落丁の際はお取り替えいたします　　　印刷・教文堂／製本・愛千製本所
© Ishiyaku Publishers, Inc., 2010. Printed in Japan

本書の複製権・翻訳権・翻案権・上映権・譲渡権・貸与権・公衆送信権（送信可能化権を含む）・口述権は，医歯薬出版(株)が保有します．
本書を無断で複製する行為（コピー，スキャン，デジタルデータ化など）は，「私的使用のための複製」などの著作権法上の限られた例外を除き禁じられています．また私的使用に該当する場合であっても，請負業者等の第三者に依頼し上記の行為を行うことは違法となります．

JCOPY <出版者著作権管理機構 委託出版物>
本書をコピーやスキャン等により複製される場合は，そのつど事前に出版者著作権管理機構（電話 03-5244-5088，FAX 03-5244-5089，e-mail：info@jcopy.or.jp）の許諾を得てください．

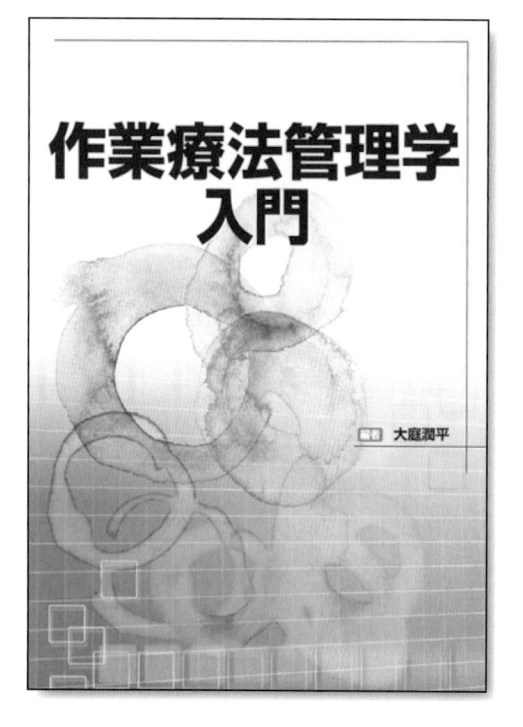

作業療法管理学入門

大庭潤平　編著
B5判　172頁　定価3,300円(本体3,000円＋税10%)
ISBN978-4-263-26568-0

- 2020年から「作業療法管理学」が作業療法養成教育課程に位置付けられるにあたり，養成校の作業療法教育と臨床実践に役立つ，作業療法管理学の入門テキストを刊行．
- 作業療法における管理学の位置付け，組織マネジメント，医療安全，医療サービスなどの管理運営に関するポイント，作業療法業務の実際，職域や職業倫理，取り巻く諸制度，臨床実習，キャリア開発に至るまで広く解説．
- 養成校学生のほか，新人作業療法士教育や指導者養成にも役立つ充実した内容！

注目の作業療法管理学を広く解説した入門書！

《主な目次》

- 第1章　作業療法とマネジメント
- 第2章　組織の成り立ちとマネジメント
- 第3章　情報のマネジメント
- 第4章　医療サービスのマネジメント
- 第5章　医療安全のマネジメント
- 第6章　作業療法業務のマネジメント①
  人・物・経済性のマネジメント
- 第7章　作業療法業務のマネジメント②
  情報・時間・ストレスのマネジメント
- 第8章　療法業務のマネジメント
  ―実践からの学び―
- 第9章　作業療法の役割と職域
- 第10章　作業療法士の職業倫理
- 第11章　作業療法をとりまく諸制度
- 第12章　作業療法臨床実習の理解と管理体制
- 第13章　作業療法士のキャリア開発

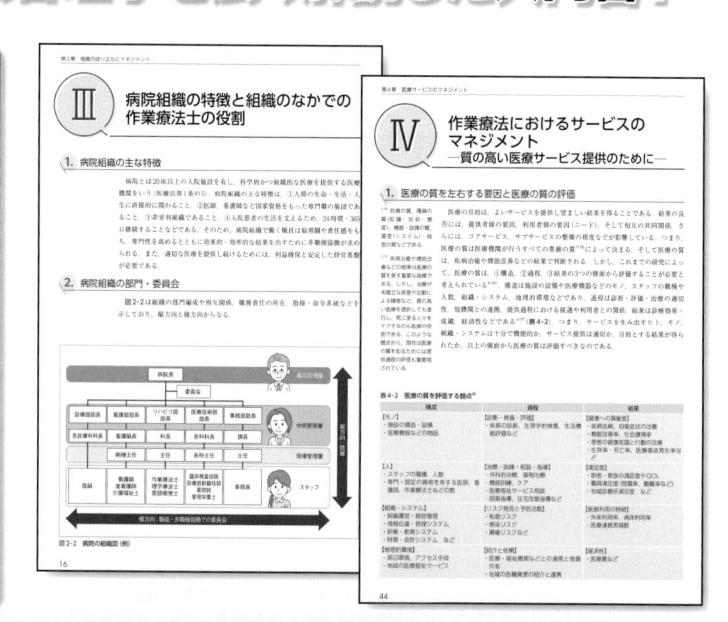

医歯薬出版株式会社　〒113-8612 東京都文京区本駒込1-7-10　TEL03-5395-7610　FAX03-5395-7611　https://www.ishiyaku.co.jp/